改訂 泌尿器悪性腫瘍治療ハンドブック

編　集

大阪医科大学　　　　　筑波大学臨床医学系
泌尿器科教授　　　　　泌尿器科教授
勝 岡 洋 治　　　　赤 座 英 之

株式会社 新興医学出版社

執筆者

東京都立府中病院 泌尿器科	山口大学医学部 泌尿器科	札幌医科大学 泌尿器科
押　　正也	内藤　克輔	高橋　　敦
札幌医科大学 泌尿器科	大阪医科大学 泌尿器科	日赤医療センター 小児外科
塚本　泰司	郷司　和男	横森　欣司
横浜市立大学医学部 泌尿器科	横浜市立大学医学部 泌尿器科	岩手医科大学 泌尿器科
野口　純男	窪田　吉信	藤岡　知昭
滋賀医科大学 泌尿器科	東京医科大学 泌尿器科	東京医科大学 泌尿器科
岡田　裕作	秋山　昭人	橘　　政昭
倉敷中央病院 泌尿器科	大阪府立成人病センター 泌尿器科	大阪府立成人病センター 泌尿器科
荒井　陽一	前田　　修	宇佐美道之
国立がんセンター中央病院 泌尿器科	国立がんセンター中央病院 泌尿器科	京都府立医科大学 泌尿器科
庭川　　要	鳶巣　賢一	三木　恒治
京都府立医科大学 泌尿器科	奈良県立医科大学 泌尿器科	奈良県立医科大学 泌尿器科
中尾　昌宏	藤本　清秀	平尾　佳彦
神戸大学医学部 泌尿器科	筑波大学臨床医学系 泌尿器科	関西医科大学 泌尿器科
荒川　創一	河合　弘二	松田　公志
関西医科大学 泌尿器科	千葉大学医学部 泌尿器科	千葉大学医学部 泌尿器科
川喜田睦司	赤倉功一郎	伊藤　晴夫
岡山大学医学部 泌尿器科	名古屋大学医学部 泌尿器科	名古屋大学医学部 泌尿器科
那須　保友	大島　伸一	服部　良平
日本大学医学部 麻酔科	東京大学医学部 薬剤疫学講座	筑波大学臨床医学系 泌尿器科
小川　節郎	樋之津史郎	武島　　仁

（執筆順）

序

　前書の出版以来，早6年が経過した。21世紀に移行した現在，泌尿器系悪性腫瘍の治療の在り方，考え方も変化してきた。残念ながら，その変化の基盤となる情報の多くは欧米から発したものである。私たちは，今後，これらの情報を日本あるいは日本人の患者という"パラダイム"によって吟味することが必要である。

　また，一方では，日本発の"エビデンス"を積極的に構築していくことが重要である。

　悪性腫瘍の治療において，国の内外を問わず普遍的なものは，"手術療法のみで根治できる対象は限られており，多くは全身的疾患として治療体系を構築する必要がある。"という概念であろう。

　そのため，アジュバント，ネオアジュバント療法を含め，さまざまな補助的療法に関する研究がなされている。しかし，悪性腫瘍に関する手術療法以外の治療法には，一般に標準的治療法とよべるものは少ない。癌化学療法や放射線療法，あるいは免疫療法は，ある意味では，常に臨床試験の繰り返しといえる。われわれ治療者側は，このことを認識して，十分な informed consent のもとに治療計画を立てる必要がある。また，欧米では，効果が確認され使用されている薬剤が日本では保険適用になっていないということで使用できない状況が少なくない。当該薬品のメーカーが承認申請のための治験を行わない限り，使用が承認されないという一元的な承認システムに問題があるといえよう。厚生労働省の抗腫瘍薬および支持療法薬の承認に対する基本的姿勢が改善され，高いエビデンスの認められるデータがあれば，それが製薬会社のデータでなくても，それをもとに適用追加され，保険使用できるようなシステムへの早急な改善が望まれる。

　本書は前書，泌尿器悪性腫瘍治療ハンドブック：勝岡洋治，赤座英之編集，1995年出版の改訂であり，各章の構成は前書を踏襲している。しかし，時代の進歩に応じて，いくつか新しい項を興した。

　前立腺癌については，手術療法と手術療法以外にわけ，多様な治療法を理解し易くまとめた。抗癌化学療法については，併用および強化化学療法および副作用対策に重点を置いた。また，腹腔鏡下手術の項をさらに充実させ，放射線療法の項を新たに興した。さらに，泌尿器科癌に対する遺伝子治療とクリニカルパスの実践の項を興した。悪性腫瘍治療のアウトカムの評価に不可欠な予後判定の概念と統計学的処理の項を興した。医療情報の開示は今後ますます推進されていくことと考えられる。今後，一層カルテの記載には慎重にならなければならない。そのため，新たに医療情報開示に向けてのカルテの記載法の項を興した。

　以上，盛り沢山の内容になったが，各章いずれも簡潔な記述がされており，手軽で最新の案内書として多忙な日常診療の中で大いに役立つことができると確信している。

短期日のうちに玉稿をお寄せいただいた先生方に心より謝意を表します．また，本書改訂の企画に快く賛同され，本書発刊に多大のご尽力をいただいた新興医学出版社の服部秀夫社長に深甚の謝意を表します．

2001年7月吉日

編　者

第一版　序文

　この20年間，悪性腫瘍に対する治療は長足の進歩がみられており，尿路性器腫瘍についてもその例外ではない。そうした発展の要因には，早期発見率の向上，正確な病期診断と治療法の適切な選択，強化（大量）化学療法の導入，集学的治療法の確立などが挙げられる。さらに特筆すべき点は，これら多様な展開をもたらした背景として，ハイテク機器の開発やバイオテクノロジーの進歩など計り知れない恩恵を受けたことである。結果として尿路性器腫瘍に対する治療成績は格段に改善してきているが，いまだ未解決の問題も多く，それらの解決への道は間近にひかえた21世紀にゆだねなければならないのが現状である。そこで，泌尿器悪性腫瘍の中で，代表的なものを取り上げて今日私達が当面している治療上の諸問題点と将来展望を要約してみる。

　1）腎細胞癌：超音波やCTによって容易に診断されるようになったが，発見率の向上が腎細胞癌全体の治療成績の改善に必ずしも寄与していない。その理由には手術以外に有効な方法がなく，根治的腎摘除術のみで治癒が期待できるのは進展度がT1-2N0M0の症例に限られるからである。他疾患の精査中あるいは健康診断の際に偶然に発見される，いわゆる偶然発見癌は，腫瘍径が比較的小さく一般にlow gradeのことから根治的腎摘除術の必要はなく腎温存手術が提案されているが，いまだその是非は確定されていない。手術以外の治療として，インターフェロン療法や，LAK療法の導入により，一定の効果が認められたが，生存率の向上に貢献していないとの見解が一般的である。しかし，一時期の寛解が得られれば，転移巣に対する手術療法の適応拡大や，化学療法剤や他のBRM製剤との併用により有効率の改善が見込まれる。また新しい分野ではGM-CSF産生遺伝子を組み込んだ遺伝子治療の試みが進行している。

　2）膀胱癌：表在性膀胱癌には膀胱保存的療法を選択するのが標準的であるが，high gradeや多発性腫瘍あるいはCISの場合にTUR-BT単独では予後不良である。抗癌剤の再発予防注入療法は再発率の抑制に役立っていることが認められているが，生存率に差はないとの報告もあり，注入療法の限界も考慮しなければならない。現在，日本でもBCGやサイトカインによる治療の試みが進行中である。浸潤性膀胱癌ではリンパ節転移を有する可能性が高く，術前または術後補助化学療法の必要性が強調されているが，生存率の向上に関しては長期的結果を待たなければならない。進行性膀胱癌に対しM-VAC療法が優れているが，可能な限り原法に忠実な薬剤投与を施行することが有効率向上につながるといえる。化学療法の有効性が証明され，副作用の克服ができたときはじめて膀胱保存の可能性が生まれてくるだろう。

　3）前立腺癌：PSAの測定によってマス・スクリーニングが一段と一般化されつつあり，わが国においてもstage C以下の症例が増加しつつある。TNM分類のT1cに属する症例も増加し，これら超早期に属する症例に対して，根治的前立腺摘除術の適否について議論が起こっている。これらの症例の中には患者の一生を通じて決して生命予後に影響しない潜在癌も含

まれる可能性があるからである。また，進行癌に対する内分泌療法も日進月歩をとげ，選択の幅が広がる一方である。LH・RH agonist は，エストロゲンの副作用や除精術の精神的影響を克服したが，一方治療コストの上昇を招いた。新しい非ステロイド系抗アンドロゲン剤の登場は単剤で用いた場合，libido の低下や impotence を防ぎ，QOL の維持には最適の治療法を可能にするかもしれない。前立腺癌の治療においても抗アンドロゲン剤と除精術，またはLH・RH agonist の併用による neoadjuvant 療法の概念が確立しつつあり，原発巣の縮小，PSA の低下に加えて組織学的効果も認められている。

  4）精巣腫瘍：これまでの確立した化学療法のプロトコールで完全寛解（CR）が実現できる stage IIA 以下の "good risk" 群以外にも stage IIB や III といった進行した症例で完全治癒を目指した化学療法が実施されているが，CR に至らない症例や再発例など "poor risk" 群に対する治療法については手術や放射線療法など多様な治療が工夫されているが，いまだ確立されたものはない。いずれの併用化学療法も副作用が重篤で治療の遂行にあたっては注意深い全身管理が必要である。G-CSF，自家骨髄移植，末梢血幹細胞移植により超大量化学療法が可能になってきたが，現時点ではそれらの成績の良否を評価するのは時期尚早であろう。

  本書発刊の目的は本書の第1版ともいうべき 1989 年出版された「泌尿器悪性腫瘍管理マニュアル」（勝岡洋治，馬場志郎編，医典社，絶版）以降の治療上の進歩を紹介することである。執筆者の方々が，本書の意図するところを十分に理解され，類書には見られない治療ハンドブックが完成した。

  各章の構成は前書を踏襲したものであるが，腎細胞癌は手術療法と非手術療法に分け，膀胱癌には尿路変向術を，前立腺癌では手術療法と放射線療法を独立した章とした。腹腔鏡下骨盤リンパ節郭清術と大量化学療法の実際の項も新しく加わった。さらに，UCLA 大学の J. G. Trapasso & J. B. deKernion 共同執筆による "米国における尿路性器腫瘍の治療の現況" と題する特別寄稿論文を原文のまま掲載した。日米比較の有益な資料となるはずである。

  巻末には日本泌尿器科学会・金原出版のご好意により，治療効果判定基準を載せた。本書が座右にあって，日常診療の手引書として，とりわけ治療指針を決定する際に大いに活用されることを願って止まない。

  最後に，本書の企画に快く賛同され，短期間に執筆いただいた執筆者諸兄に衷心より感謝申し上げるとともに，本書発刊に終始ご尽力いただいた新興医学出版社，服部秀夫社長に深甚の謝意を表します。

1995 年 3月吉日

編　者

目　次

1. 副腎腫瘍の治療 ……………………………………………………………………（押　正也）1
    I. 副腎皮質癌 ……………………………………………………………………………………1
        1. 外科的治療 …………………………………………………………………………………1
        2. 補助療法 ……………………………………………………………………………………3
        3. 副腎皮質癌の治療における問題点 ………………………………………………………4
    II. 悪性褐色細胞腫 ………………………………………………………………………………4
        1. 外科的療法 …………………………………………………………………………………4
        2. 補助療法 ……………………………………………………………………………………5
        3. 褐色細胞腫の治療における問題点 ………………………………………………………5

2. 腎盂尿管腫瘍の治療 ………………………………………………………………（内藤克輔）7
    I. 質的診断と病期診断 …………………………………………………………………………7
        1. 質的診断 ……………………………………………………………………………………7
        2. 病期診断 ……………………………………………………………………………………9
    II. 病期分類 ……………………………………………………………………………………10
    III. 病期別治療方針 ……………………………………………………………………………10
        1. 腎尿管全摘除術 …………………………………………………………………………10
        2. 尿管部分切除術 …………………………………………………………………………12
        3. 腎部分切除術または腎盂切開腫瘍切除 ………………………………………………13
        4. 内視鏡的手術（経皮的および経尿道的） ……………………………………………13
        5. 腎盂内薬剤注入療法 ……………………………………………………………………13
        6. 全身化学療法 ……………………………………………………………………………14
        7. 放射線療法 ………………………………………………………………………………14
    IV. 患者の follow up ……………………………………………………………………………14
    V. 治療成績と予後 ……………………………………………………………………………14
    VI. 治療上の諸問題 ……………………………………………………………………………14
    VII. その他の事項 ………………………………………………………………………………14

3. 腎細胞癌の手術療法 ………………………………………………………（高橋　敦，塚本泰司）18
    I. 原発巣に対する手術療法 …………………………………………………………………18
        1. 根治的腎摘除術 …………………………………………………………………………18

2．腎温存手術(nephron-sparing surgery) ……………………………………………………………21
　　3．腹腔鏡下腎摘除(ハンドアシストによる腹腔鏡下腎摘除を含む) …………………………23
　　4．cryosurgery, radiofrequency ……………………………………………………………………24

4．腎細胞癌の治療(手術療法以外) ……………………………………………(郷司和男) 26
　Ⅰ．免疫療法 ……………………………………………………………………………………………26
　　1．IFN療法 …………………………………………………………………………………………26
　　2．IL-2療法 …………………………………………………………………………………………27
　Ⅱ．制癌剤 ………………………………………………………………………………………………27
　Ⅲ．Cytokine と制癌剤および Cytokine 同志の併用療法 …………………………………………28
　　1．IFN-α と VBL の併用療法 ……………………………………………………………………28
　　2．IFN-α と IL-2 併用療法 ………………………………………………………………………29
　　3．IFN-α，5-Fu および IL-2 併用療法 …………………………………………………………29
　　4．IFN-α および IFN-γ 併用療法 ………………………………………………………………29
　Ⅳ．患者の follow up および外来での治療について ………………………………………………30
　Ⅴ．放射線療法 …………………………………………………………………………………………32
　　1．脳転移巣に対する治療 …………………………………………………………………………32
　　2．骨転移巣に対する治療 …………………………………………………………………………32
　Ⅵ．治療上の諸問題 ……………………………………………………………………………………32

5．ウィルムス腫瘍の治療 ……………………………………………………………(横森欣司) 35
　Ⅰ．ウィルムス腫瘍の臨床像 …………………………………………………………………………35
　　1．症状 ………………………………………………………………………………………………35
　　2．臨床検査 …………………………………………………………………………………………35
　Ⅱ．ウィルムス腫瘍の鑑別診断 ………………………………………………………………………36
　Ⅲ．ウィルムス腫瘍の病理組織分類 …………………………………………………………………37
　　1．Favorable Histology (FH) 群 …………………………………………………………………37
　　2．Unfavorable Histology (UH) 群 ………………………………………………………………38
　Ⅳ．ウィルムス腫瘍の病期分類 ………………………………………………………………………39
　Ⅴ．ウィルムス腫瘍の治療 ……………………………………………………………………………41
　　1．外科治療 …………………………………………………………………………………………41
　　2．化学療法 …………………………………………………………………………………………41
　　3．放射線治療 ………………………………………………………………………………………45
　　4．摘除不能例(巨大腫瘤)の治療方針 ……………………………………………………………46

	5. 両側腫瘍例の治療方針 … 41
	6. CMN 治療上の注意点 … 46
	7. MRTK に対する治療法 … 46
Ⅵ.	ウィルムス腫瘍の予後 … 47

6. 表在性膀胱癌の治療 ……………………（野口純男, 窪田吉信）48

- Ⅰ. 表在性膀胱癌の定義 … 48
- Ⅱ. 表在性膀胱癌の頻度 … 48
- Ⅲ. 表在性膀胱癌に対する外科的治療 … 49
    1. 経尿道的膀胱腫瘍切除術(TUR-BT) … 49
    2. その他の外科的治療法など … 50
- Ⅳ. 表在性膀胱癌(CIS も含む)に対する膀胱内薬剤注入療法 … 50
    1. 抗癌剤の注入療法 … 50
    2. BCG の注入療法 … 51
- Ⅴ. 表在性膀胱癌の進展および予知 … 52
- Ⅵ. 表在性膀胱癌の Follow up の実際 … 52
- Ⅶ. 表在性膀胱癌の外来治療の実際 … 53

7. 浸潤性膀胱癌の治療 ………………………………（藤岡知昭）56

- Ⅰ. 器質的診断と病期診断 … 56
- Ⅱ. 病期別治療方針 … 56
    1. 根治的膀胱全摘除術 … 56
    2. 抗癌化学療法 … 59
    3. 放射線療法 … 60
- Ⅲ. 患者の follow up … 61
- Ⅳ. 治療成績と予後 … 61
- Ⅴ. 治療上の諸問題 … 61
    1. 補助化学療法 … 61
    2. 膀胱温存 … 62
    3. 今後期待される化学療法剤 … 62

8. 尿路変向・再建術 …………………………………（岡田裕作）64

- Ⅰ. 総論 … 64
    1. 分類 … 64

2. 適応 ··· 65
　Ⅱ. 各手術術式 ·· 66
　　1. 経皮的腎瘻造設術(Percutaneous Nephrostomy：PNS) ···································· 66
　　2. 尿管皮膚瘻術(Cutaneous Ureterostomy) ·· 66
　　3. 導管型尿路変更(Conduit type Urinary Diversion) ·· 67
　　4. 非失禁型(自己導尿型)尿路変向(Continent Urinary Diversion：CUD) ················ 67
　　5. ネオブラダー(Neobladder)，自然排尿型尿路再建(Orthotopic Urinary Ressrvoir：OUR) ··· 69
　　6. その他 ·· 70

9. 非移行上皮性膀胱癌の治療 ···〈秋山昭人，橘　政昭〉73
　Ⅰ. 扁平上皮癌 ·· 73
　Ⅱ. 腺癌 ·· 74
　　1. 原発性膀胱腺癌 ·· 74
　　2. 尿膜管癌 ·· 75
　Ⅲ. 小細胞癌(未分化癌) ·· 75
　Ⅳ. Carcinosarcoma (Sarcomatoid carcinoma) ·· 76

10. 前立腺癌の手術療法 ···〈荒井陽一〉79
　Ⅰ. 手術適応 ·· 79
　Ⅱ. 「臨床的に重要でない癌」とインフォームドコンセント ······································ 79
　Ⅲ. 神経温存の適応 ·· 80
　Ⅳ. Partin ノモグラム ·· 80
　Ⅴ. 手術療法と合併症 ··· 80
　　1. 周術期合併症 ··· 80
　　2. 前立腺全摘術と尿失禁 ·· 82
　　3. 前立腺全摘術と性機能 ·· 83
　Ⅵ. 患者 follow up と PSA 生化学的再発 ··· 84
　　1. 術後 follow up はどのようにするか？ ··· 84
　　2. PSA 生化学的再発とその定義 ··· 85
　　3. PSA 無再発率(bNED) ·· 85
　Ⅶ. PSA 生化学的再発時の治療選択 ·· 85
　　1. PSA 再発と自然史 ··· 85
　　2. PSA 再発と PSA 倍加時間 ··· 86
　　3. PSA 再発時の治療 ··· 87

Ⅷ．手術療法と QOL 評価 ··· 87

11．前立腺癌の治療法（手術療法以外）····························（前田　修，宇佐美道之）90
　　Ⅰ．治療法の概略 ··· 90
　　Ⅱ．各種治療法 ·· 91
　　　1．内分泌療法 ·· 91
　　　2．放射線療法 ·· 93
　　　3．化学療法 ··· 95
　　　4．免疫療法，遺伝子治療 ·· 95
　　　5．無治療経過観察 ··· 95

12．精巣腫瘍の治療 ···（庭川　要，鳶巣賢一）98
　　Ⅰ．病期Ⅰの治療 ··· 99
　　Ⅱ．病期Ⅱaの治療 ·· 99
　　Ⅲ．病期Ⅱb以上の治療 ·· 99
　　　1．治療計画 ··· 100
　　Ⅳ．Poor risk 群の治療 ··· 102
　　Ⅴ．根治症例における問題 ·· 102

13．陰茎癌の治療 ··（三木恒治，中尾昌宏）105
　　Ⅰ．質的診断と病期診断 ·· 105
　　Ⅱ．病期別治療方針と問題点 ··· 105
　　Ⅲ．患者の follow up ·· 107
　　Ⅳ．予後 ··· 107

14．尿道癌の治療 ··（藤本清秀，平尾佳彦）109
　　Ⅰ．病理 ··· 109
　　Ⅱ．尿道癌の自然史と予後因子 ·· 110
　　Ⅲ．臨床症状と診断法 ·· 111
　　Ⅳ．鑑別診断 ·· 111
　　Ⅴ．治療 ··· 112
　　　1．原発巣に対する外科療法 ·· 112
　　　2．リンパ節に対する外科療法 ··· 113
　　　3．放射線療法 ·· 114

15. 後腹膜腫瘍の治療 ………………………………………………（荒川創一）117

- I. 後腹膜腫瘍の組織型別特徴 …………………………………………117
  1. 中胚葉性悪性後腹膜腫瘍 …………………………………………117
  2. 悪性神経原性腫瘍 …………………………………………………118
  3. その他の後腹膜腫瘍 ………………………………………………118
- II. 後腹膜腫瘍の診断 ……………………………………………………118
- III. 後腹膜腫瘍の治療 ……………………………………………………118
- IV. 横紋筋肉腫について …………………………………………………119
- V. 腹腔鏡下手術による後腹膜腫瘍の摘除 ……………………………121

16. 抗癌剤の併用および強化化学療法の現状と副作用対策 …………（河合弘二）123

- I. 精巣腫瘍の標準化学療法 ……………………………………………123
  1. 治療方針 ……………………………………………………………123
  2. 副作用対策 …………………………………………………………123
- II. 精巣腫瘍の強化化学療法 ……………………………………………125
  1. 治療方針 ……………………………………………………………125
  2. 副作用対策 …………………………………………………………125
- III. 精巣腫瘍化学療法の最近の研究動向 ………………………………126

17. 泌尿器癌における腹腔鏡下手術 ……………………（松田公志, 川喜田睦司）129

- I. 副腎悪性腫瘍に対する腹腔鏡下副腎摘除術 ………………………129
- II. 腎癌に対する腹腔鏡下手術 …………………………………………130
- III. 腎盂尿管癌に対する腹腔鏡下手術 …………………………………132
- IV. 腹腔鏡下前立腺全摘除術 ……………………………………………133
- V. 腹腔鏡下骨盤リンパ節郭清術 ………………………………………134
- VI. 腹腔鏡下後腹膜リンパ節郭清術 ……………………………………135

18. 泌尿器癌に対する放射線療法 ………………………（赤倉功一郎, 伊藤晴夫）138

- I. 前立腺癌に対する放射線療法 ………………………………………138
  1. 根治的放射線療法 …………………………………………………138
  2. 術後照射 ……………………………………………………………140

（上部）
4. 化学療法 ……………………………………………………………114
5. 集学的治療 …………………………………………………………114

II. 膀胱癌に対する放射線療法 ……………………………………………………………… 141
1. 術前放射線照射 …………………………………………………………… 141
2. 根治的放射線療法 ………………………………………………………… 141
3. 全身化学療法と放射線療法の併用 ……………………………………… 141
4. 動注化学療法と放射線療法の併用 ……………………………………… 141
III. 精巣腫瘍に対する放射線療法 ………………………………………………… 141
IV. その他の腫瘍に対する放射線療法 …………………………………………… 142
1. 陰茎癌に対する放射線療法 ……………………………………………… 142
2. 腎盂尿管癌に対する放射線療法 ………………………………………… 142
3. 腎癌に対する放射線療法 ………………………………………………… 142
V. 緩和治療としての放射線療法 ………………………………………………… 142
1. 局所照射 …………………………………………………………………… 142
2. 転移巣への照射 …………………………………………………………… 142

19. 泌尿器科癌に対する遺伝子治療 ……………………………………（那須保友）144
I. 癌に対する遺伝子治療の戦略 ………………………………………………… 144
1. 免疫遺伝子治療 …………………………………………………………… 144
2. 癌遺伝子の抑制ならびに癌抑制遺伝子の導入 ………………………… 145
3. 自殺遺伝子の導入 ………………………………………………………… 145
II. 遺伝子の導入方法（ベクターについて）……………………………………… 146
1. レトロウイルスベクター ………………………………………………… 146
2. アデノウイルスベクター ………………………………………………… 147
3. アデノ随伴ウイルスベクター …………………………………………… 147
4. リポソーム ………………………………………………………………… 147
III. 前立腺癌に対する遺伝子治療 ………………………………………………… 148
1. 免疫遺伝子治療 …………………………………………………………… 148
2. 癌遺伝子の抑制ならびに癌抑制遺伝子の導入 ………………………… 148
3. 自殺遺伝子治療 …………………………………………………………… 149
IV. 腎癌に対する遺伝子治療 ……………………………………………………… 150
V. 遺伝子治療の実施手順と患者管理 …………………………………………… 150
1. 計画の立案，申請から承認まで ………………………………………… 151
2. ベクターの入手 …………………………………………………………… 151
3. ベクターの取り扱い ……………………………………………………… 151
4. 患者の管理とフォロー …………………………………………………… 151

Ⅵ．治療上の諸問題(社会的側面について) ……………………………………………………151

20. クリニカルパスの実践 ……………………………………………(大島伸一，服部良平) 153
　Ⅰ．クリニカルパスの実際 …………………………………………………………………………154
　　1．経尿道的膀胱腫瘍切除術 ……………………………………………………………………154
　　2．膀胱全摘出術，回腸導管造設術 ……………………………………………………………154
　　3．MVAC療法 ……………………………………………………………………………………156

21. 癌性疼痛患者の管理 ……………………………………………………………(小川節郎) 162
　Ⅰ．WHO方式癌疼痛治療指針 ……………………………………………………………………162
　　1．癌の痛みの特徴 ………………………………………………………………………………162
　　2．WHO方式癌疼痛治療指針の基本方針 ……………………………………………………162
　　3．鎮痛薬の3段階ラダー ………………………………………………………………………163
　　4．癌疼痛治療の実際的目標 ……………………………………………………………………163
　　5．麻薬への誤解 …………………………………………………………………………………163
　　6．WHO方式癌疼痛治療指針：実際の方法 …………………………………………………163
　　7．モルヒネの効かない痛み ……………………………………………………………………166
　　8．神経破壊薬を用いた神経ブロック …………………………………………………………166
　　9．薬物投与法の進歩 ……………………………………………………………………………168
　　10．全人的疼痛と家族のケアー …………………………………………………………………168

22. 予後判定の概念と統計学的処理 ………………………………………………(樋之津史郎) 170
　Ⅰ．生存時間解析 ……………………………………………………………………………………170
　　1．イベントと打ち切り …………………………………………………………………………170
　　2．イベントと打ち切りに関するデータ管理 …………………………………………………171
　　3．生存曲線 ………………………………………………………………………………………171
　　4．生存曲線推定におけるデータ管理 …………………………………………………………173
　　5．生存時間解析 …………………………………………………………………………………173
　　6．生存時間解析に関するデータ管理 …………………………………………………………174
　Ⅱ．多変量解析 ………………………………………………………………………………………175
　　1．ハザード ………………………………………………………………………………………175
　　2．比例ハザードモデル …………………………………………………………………………175
　　3．Cox回帰適用時の注意点 ……………………………………………………………………176
　Ⅲ．データ管理について ……………………………………………………………………………177

1. テーブルの設計 …………………………………………………………………178
  2. フォームの設計 …………………………………………………………………178
  3. バックアップ ……………………………………………………………………178
  4. データーのチェック ……………………………………………………………179

23. 医療情報開示にむけてのカルテの記載法 ………………………………（武島　仁）180
  I. 診療録作成の目的 …………………………………………………………………180
   1. 法律に定められた義務 …………………………………………………………180
   2. 医療の継続性の保証 ……………………………………………………………180
   3. 行われた医療行為の監査可能性の保証 ………………………………………180
   4. 診療報酬請求上の根拠 …………………………………………………………180
   5. 医療従事者間での情報の共有 …………………………………………………181
   6. 研究資料としての診療録 ………………………………………………………181
   7. 教育資料としての診療録 ………………………………………………………181
  II. 診療録の内容 ………………………………………………………………………181
   1. 医療行為の判断の根拠資料を記述する ………………………………………181
   2. 医療行為を行うにいたる判断の思考過程を記述する ………………………182
   3. 行われた医療行為の事実を記録する …………………………………………182
  III. POMR（Problem-Oriented Medical Record）について ………………………182
   1. 基礎データベース ………………………………………………………………182
   2. 完全問題リスト …………………………………………………………………182
   3. 初期計画 …………………………………………………………………………182
   4. 経過記録 …………………………………………………………………………182
   5. ノート・退院要約 ………………………………………………………………183
  IV. POMRによる診療録作成の実際上の問題点 ……………………………………183
   1. 書式のうち記入されることが少ない部分がある ……………………………183
   2. 個々の問題に対応するかたちでの経過記録がなされていない ……………183
   3. 基礎データベースが機能していない …………………………………………183
   4. 内部審査・同僚審査が必ずしも十分でない …………………………………183

1. 副腎腫瘍の治療

　副腎の悪性腫瘍には皮質から発生する皮質癌と，髄質から発生する悪性褐色細胞腫とがある。皮質癌も悪性褐色細胞腫もまれな疾患ではあるが，近年画像診断の進歩，人間ドック・各種健診の普及に伴い，副腎腫瘍の発見頻度が高まっており，比較的早期の副腎悪性腫瘍の治療の機会が増加することが予測される。

I. 副腎皮質癌

　副腎皮質癌に対しては化学療法や放射線療法の効果が期待できないので，外科的摘出が原則である。

1. 外科的治療

1) 術前管理

　症状・内分泌学的検査・画像診断（エコー，CT，MRI，副腎シンチ，血管造影）などにより，副腎腫瘍の診断は比較的容易である。しかし，良性と悪性との鑑別が難しい。周囲組織への浸潤や転移巣の存在にて悪性腫瘍の診断が可能となる。腫瘍が大きければ悪性腫瘍の可能性が高くなるが，その明確な診断基準は定まっていない。必ずしも術前診断が可能であるわけではないが，癌が疑われたら早期に手術を行うべきである。

　他の癌と同様に術前に腫瘍の位置・大きさ・周囲臓器との関係・血管支配の状態を十分把握しておくことが最も重要である。図1-1に副腎の解剖学的関係を示した。右側では肝・下大静脈・十二指腸・結腸・腎など，左側では膵・脾・大動脈・腎などとの関係に注意する。

2) 手術

a) アプローチ

　副腎皮質癌は大きく増大していることが多いので，十分な視野が得られるアプローチが好ましい。このためには経胸腹式が最も広い視野が得られる。次いで経腹式であろう。

b) 体位

　経胸腹式アプローチで行う場合，一般的な側臥位でもよいが，われわれが行っている半側臥位（図1-2）においては，内側の腹部大動脈，下大静脈の展開が良好となり，血管の処理ならびに周囲臓器に対する処理も行いやすいこと，患者の体位にも無理がかからない点などの利点がある。患側を上にして約30度くらい傾け，患側上肢は反対側やや頭側に固定する。術中ローテーションが行えるように十分クッションなどを使いしっかり固定する。

c) 手術の実際

　第10肋間または第11肋骨上を，背筋辺縁から正中まで皮膚切開を加え，患側の腹直筋を切断する。腹部筋層をまず2層切開する。ついで第11肋骨を切除する。骨膜を十分剝離し，胸膜および肺に損傷を加えないように肋骨を切断する。後方において腹膜越しに動いている肺を観察し，胸膜の折り返し部分を確認する。前方へ筋および腹膜の切開を進める。ここで壁側腹膜を通して大きな副腎腫瘍が観察可能となる。周囲組織との関係を十分に観察し，胸腔を開けることなく摘出可能であればそのまま摘出を進める。腫瘍が大きかったり周囲組織への浸潤が認められたりすれば開胸する。この際，腫瘍が他臓器に浸潤していても，合併切除可能であれば，積極的に摘出を進める。なぜならば摘出以外に皮質癌に対して有効な他の補助療法がないからである。

1. 副腎腫瘍の治療

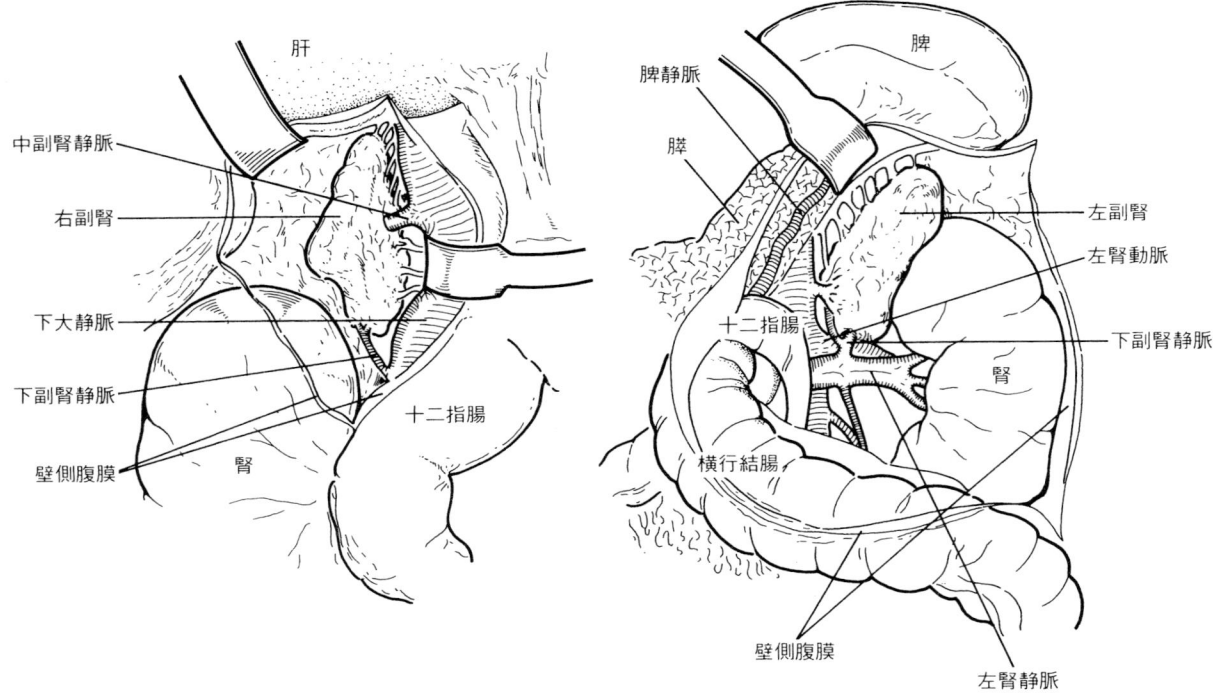

図 1-1　副腎の外科的解剖図

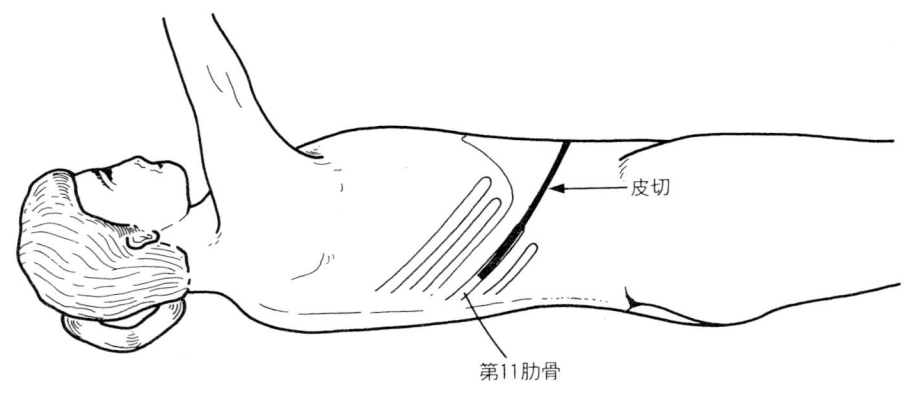

図 1-2　体位（半側臥位）と皮切

開胸：肺の動きに合わせて肺実質を損傷しないように，胸膜に小切開を加えて，肺が収縮虚脱した後に胸膜の切開線を延長する。次に横隔膜を内側に切開することにより良好な視野が得られる。

右側：右結腸曲の直上から十二指腸外側へ壁側腹膜を切開する。腹膜と癒着していれば，腹膜ごと副腎を摘出する。腎とともに摘出するのであれば根治的腎摘出術と同様に行う。右副腎で最も太い血管は下大静脈に入る中副腎静脈である。この血管は確実に結紮・切断する。よってこの部を最後に処理するように，副腎の外側から剥離を進め，小血管を含め結合織を順次結紮・切断していく。

左側：左結腸曲の直上で脾結腸靱帯を切断して，横行結腸上方の壁側腹膜を切開する。腫瘍の広がりを観察し，必要があれば胸腔を開き横隔膜を切開して視野を広げる。左副腎の最も太い血管である下副腎静脈が腎静脈に流入するので，腎とともに摘出する場合にはこの流入部より中枢側で腎静脈を結紮・切断する。副腎の剝離は右側と同様に血管の少ない外側から進めるが，特に左側で注意が必要な点は，隣接する脾臓を損傷しないことである。

リンパ節郭清は横隔膜下から大動脈分岐部まで行う。

閉創：壁側腹膜は切除面積が大きい場合には無理に修復する必要はない。死腔にドレーンを留置する。胸腔内の血液などの貯留をとり除き，胸膜は横隔膜あるいは肋骨筋とともに閉じる。横隔膜に浸潤している場合には合併切除し，欠損部をメッシュなどを用いて修復する。最後に完全に閉胸する直前に肺を加圧し，肺が十分に膨らんだことを確認しつつ一次的に閉胸する。通常胸腔ドレーンは不要である。術直後の胸部撮影で気胸が認められたらトラカールにて脱気する。1〜2日にて抜去可能である。その後は通常の術後と同様に早期離床を促す。

d）腹腔鏡下副腎摘出術

現在のところ副腎の悪性腫瘍に対しては腹腔鏡手術は適応でないとされている。

3）術後管理

a）ステロイドホルモン補充療法[1]

副腎皮質癌，特に内分泌活性癌では対側副腎が萎縮している。この場合，萎縮した副腎機能が回復するまで副腎皮質ステロイドホルモンの補充療法を行う。この補充療法のおおよその目安は表1-1に示した。通常根治的摘出がなされた場合には2〜3カ月で対側の機能が正常に回復することが多い。

クッシング症候群を呈する皮質癌の場合，術後に著明な利尿をきたし，電解質異常を示すことがあるので注意を要する。この利尿期にはグルココルチコイドだけでなく，ミネラルコルチコイド（DOCAまたは9-fluorohydrocortisone）を併用する。

b）再発・転移のチェック

内分泌活性の皮質癌であっても，再発時にはホルモン分泌能を欠如することあるので，術後の再発を発見するためにはホルモン値を過信することなく，転移好発部位である肝や肺などおよび局所の画像診断を定期的に施行することが重要である。

4）病理組織学的検索

術前に確定診断が困難な場合，術後の病理組織学的検索が重要となる。しかし，病理組織学的にも良性・悪性の鑑別が難しいのが副腎腫瘍の特徴である。Heinbeckerら[2]は，悪性の基準として，1）核分裂像・核異型性および多型性を高率に認めること，2）出血巣・壊死巣ならびに石灰化巣，3）静脈浸潤，4）被膜への浸潤を挙げている。

2．補助療法

1）薬物療法

薬物療法としてop'-DDDがよく知られているが，基本的には延命効果はないと考えられている[3]。

a）op'-DDD〔1,1-dichloro-2（o-chlorophenyl）-2-（p-chlorophenyl）-ethane〕（ミトタン）

表1-1 クッシング症候群を呈する副腎皮質癌摘除後のステロイド補充療法プロトコール[1]

経過（日）	手術	1	2	3	4	5	6	7	8	9	10	11	12	13	14	15	16	17	18	19	20
hydrocortisone 静注（mg）	適宜																				
hydrocortisone 筋注（mg）	200	150	100	75	75	50	25														*
hydrocortisone 経口（mg）						25	50	50	37.5	37.5	37.5	25	25	12.5	12.5	10	10	5	5		

＊原則としては20日以後は dexamethasone 0.25 mg（経口）とし尿中17-OHCS測定，ACTH投与による血中コルチゾールの反応で対側副腎機能を検討し，投薬を中止する。実際には臨床症状と血中，尿中電解質値を参考にして中止にもっていく。

op'-DDD はステロイド合成過程において，おもに 3-βhydroxysteroid dehydrogenase を阻害するといわれており，内分泌型，特にクッシング症候群を呈する副腎皮質癌の症状を軽減する。

投与法：通常 1 日 1～2 g より内服開始し，効果と副作用を観察しながら 8～10 g/日まで増量する。逆に術直後より大量投与，あるいは副作用の少ない少量長期投与の有効性も報告されている[3~5]。しかしミトタンによるアジュバントに否定的な説もある[6]。

長期・大量投与した場合，副腎不全をきたし，ステロイドホルモンの補充療法が必要となる。

b) 抗癌剤

抗癌剤の単独ではシスプラチンを中心とした多剤併用でも，その効果は不十分である[7]。近年進行副腎皮質癌に対しミトタンとの併用療法により成績の向上が報告されており[5,8]，期待されるところである。

c) 放射線療法

転移巣の疼痛や骨病変に対して有効性が報告されているに過ぎない。

3. 副腎皮質癌の治療における問題点

副腎皮質癌の予後は現在のところ不良である。その診断時にすでに遠隔転移のあるものが約半数もあるとされ[9]，早期診断の難しさが予後を悪化させる原因の 1 つでもある。また，外科的治癒切除がなされた症例でも 5 年生存率は 50% 以下と報告されている[3]。

これらより副腎皮質癌の実際の治療としては，単独の治療だけでは効果が期待できず，集学的治療を行うことが必要となる。しかし，下記のごとき問題点があり，これらを今後解決していかなければならない。

(1) 診断時すでに進行した症例が多い。
(2) 術前に良性か悪性かの鑑別が困難である。
(3) 治癒切除したと思われても再発が多い。
(4) 有効な補助療法がない。
(5) 頻度が少なく，まとまった治療効果が比較できない。

II. 悪性褐色細胞腫

10% disease といわれるように，褐色細胞腫の約 10% に悪性褐色細胞腫が認められる。治療の原則は皮質癌と同様に外科的摘出であるが，特に本症は術前・術中・術後の循環器系の管理が重要である。

1. 外科的療法

1) 術前管理

症状・内分泌学的検索ならびに画像診断（MRI 上，T 2 にて高信号）にて褐色細胞腫の診断は比較的容易である。しかし，皮質癌と同様，良性と悪性との鑑別は困難である。非クロム親和性組織への遠隔転移，腫瘍周囲への浸潤が認められた場合のみ診断が可能となる。

131 I-MIBG (metaiodobenzylguanidine) シンチはクロム親和性細胞に特異的によく取り込まれるため診断とともに転移巣の診断にも有用である。

本症では慢性的なカテコールアミンの過剰産生により，末梢血管の収縮が生じている。その結果，高血圧とともに循環血液量の減少をきたしている。したがって術前管理として，血圧のコントロールと循環血液量を補正し，腫瘍摘出直後の末梢血管床の拡張によるショックに備えることが重要である。この目的において α-blocker の投与が術前管理の基本になる。

① prazosin（ミニプレス®），bunazosine（デタントール®）：α_1 受容体特異的な競合的遮断剤，初回 0.5～1 mg を投与し，1 日 6～10 mg（分 4）まで漸増する。

② labetalol（トランデート®）：特異的 α_1 と非特異的 β 遮断作用を有する。β 作用が優位のため，特に adrenaline 分泌型では逆に血圧上昇，心不全などの危険性もある。

50～100 mg/日（分 3）より開始し 800 mg/日まで漸増する。

③ propranol（インデラル®）：β-blocker，必ず

α-blocker とともに投与する。

30 mg/日（分3）から80〜120 mg/日まで漸増する。

④ nifedipine（アダラート®）：Ca-channel blocker。血管拡張作用とともに副腎髄質からのカテコールアミンの放出抑制も考えられており，褐色細胞腫の血圧管理に有用である。

⑤ α-MT（α-metyl-para-tyrosine）；カテコールアミン合成阻害剤であり，悪性褐色細胞腫に特異的治療剤であるが，本邦では一般的にはまだ使用できない。

循環血液量を直接増加させる術前過剰輸血が従来行われていたが，最近では必ずしも行われていない。α-blocker 投与後の貧血を補正する程度でよいと思われる。

2) 手　術

腫瘍が大きく周囲臓器への浸潤や癒着が見られることが多いので，皮質癌と同様に十分な視野を得ることが重要である。特に本症では術中腫瘍を操作することによりカテコールアミンの放出が急激に増加するので，術中血圧コントロールが重要となる。

手術法は皮質癌と同様であるが，できるだけ腫瘍には直接触れないように心がけることが重要である。また，根治的切除が不可能であったり，遠隔転移が認められても，可及的広範囲に切除を行う。これは悪性褐色細胞腫では腫瘍の浸潤や転移そのもので死亡するより，過剰なカテコールアミンにより死亡することが多いからである。

3) 術後管理

a) 輸血・昇圧剤投与

術中から術直後にかけて，カテコールアミンの減少に伴う末梢血管の拡張による循環血液量の不足が生じる。適切な輸血並びにドーパミンやノルアドレナリンなどの昇圧剤を投与し，tapering していく。

b) 再発・転移のチェック

血中・尿中カテコールアミンを定期的に測定し早期に再発転移を発見し，手術的に摘出することが重要である。好発転移部位は肝・骨・肺・リンパ節などである。

4) 病理組織学的検索

核分裂像や脈管浸潤の存在が悪性の診断に重要な所見であるが，組織学的検索のみでは悪性の診断は困難であることが多い。

2. 補助療法

下記のごとき補助療法の有効例が報告されているが，まだ十分に確立されたものはない。手術を基本に集学的治療が必要である。

1) 化学療法

各種化学療法が報告されてきたが，いずれも十分な効果は得られていない。近年比較的多くの施設で CVD 療法が行われており，著効例も散見される[11,12]。

CVD（cyclophosphamide＋dacarbazine＋vincristine）療法：day 1 に3剤を，day 2 に DTIC を投与し，21日間を1クールとする。

2) ^{131}I-MIBG 大量投与[13]

1回100〜200 mCi を2〜6回静注。
放射線防護室の整備や高額な点などが問題。

3) 腫瘍塞栓術

施行後の腫瘍細胞崩壊に伴う急激なカテコールアミン放出に注意。

4) 放射線療法

骨転移巣に有効例が多い。

5) 対症療法

本症における直接死因は心血管系合併症によることが多い。よって血圧のコントロールが良好であれば長期生存も期待できる。先に述べた降圧剤により，十分な血圧コントロールに努めることが肝要である[13]。

3. 褐色細胞腫の治療における問題点

前に述べた副腎皮質癌における問題点とほぼ同様である。

実際の治療においては手術を基本として，上記の補助療法を併用することになる[14,15]。

文　献

1) 阿曽佳郎，簑和田滋：副腎癌―外科療法，日本臨床，46（増刊）：1044―1047, 1988.
2) Heinbecker, P., Lawrence, W. O., Lauren, V. A., et al.: Functioning and nonfunctioning adrenal cortical tumors. Surgery. Gynecol.

Obstet., 105 : 21-33, 1957.
3) Haak, H. R., Hermans, J. van de VeldeC. J. H. et al. : Optimal treatment of adrenocortical carcinoma with mitotane : results in a consecutive series of 96 patients. Br. J. Cancer, 69 : 947-951, 1994.
4) Dickstein, G., Shechner, C., Arad, E., et al. : Is there a role for low doses of mitotane (0, p'-DDD) as adjuvant therapy inadrenocortical carcinoma? J. Clin. Endocrinol. Metab. 83 : 3100-3103, 1998
5) Berruti, A., Terzolo, M., Pia, A., etal., : Mitotane associated with etoposide, doxorubicin, and cisplatin in the treatment of advanced adrenocortical carcinoma, Cancer, 83 : 2194-2200, 1998.
6) Barzon, L., Fallo, F., Sonino, N., et al. : Comment-Is there a role for low doses of mitotane (0, p'-DDD) as adjuvant therapy inadrenocortical carcinoma? J. Clin. Endocrinol. Metab. 84 : 1488. 1999.
7) Norton, L. A. : Adrenal tumors. In cancer Principles and Practis of Oncology, 5th ed., De Vita, Hellman, S., Rosenberg, S. A. editors, 1997, pp. 1657-1677.
8) . Bonacci, R., Gigliotti, A., Baudin, E., et al. : Cytotoxic therapy with etoposide and cisplatin in advanced adrenocortical carcinoma. Br. J. Cancer, 78 : 546-549, 1988
9) Schulick, R. D., and Brennan. M. F. : Adenocortical carcinoma. World J. Urol., 17 : 26-34, 1999.
10) Averbuch, S. D., Steakley, C. S., Young, R. C., et al. : Malignant pheochromocytoma : Effective treatment with a commbination of cyclophosphamide, vincristine and decarbazine. Ann. Intern. J. Med., 109 : 267-273, 1988.
11) 田中礼子，小原孝男：悪性褐色細胞腫に対するCVD療法：著効を示した自験4例の報告と本邦報告例の集計．内分泌外科，16：199-203，1999．
12) Thompson, N., Allo, M., Shapiro, B., et al., : Extraadrenal and metastatic pheochromocytoma : The role of ^{131}I metaiodobenzylguanidine (^{131}MIBG) in localization and management. World J. Surg., 8 : 605-611, 1984.
13) Werfel, S. S., Ober, K. P., : Pheochromocytoma. Update on diagnosis, localization, and management. Med. Clin. North. Am., 79 : 131-153, 1995.
14) Tada, K., Okuda, Y., Yamashita, K. : Three cases of malignant pheochromocytoma treated with Cyclophosphamide, vincristine, and decarbazine combination chemotherapy and alfa-p-tyrosine to control hypercatecholaminemia. Horm. Res., 49 : 295-297, 1998.
15) Takahasi, K., Ashizawa, N., Minami, T., et al. : Malignannt pheochromocytoma with multiple hepatic metastasis treated by chemotherapy and transcatheter arterial emmbolization. Intern. Med., 38 : 349-36-54, 1999.

（押　正也）

2. 腎盂尿管腫瘍の治療

　尿路上皮腫瘍の90％以上は移行上皮癌であり，本稿では移行上皮癌について記載する。腎盂腫瘍はまれであり，腎腫瘍全体の4.5～9％，全尿路腫瘍の約5～6％を占めるにすぎない。尿管腫瘍はさらにまれであり腎盂腫瘍の3分の1ないし4分の1の頻度である[1]。腎盂尿管腫瘍全体では約2.4～3.2：1の割合で男性に多く，年齢分布では61～65％が60～79歳代の高齢者に発生する[2,3,4]。腎盂のみまたは尿管のみに腫瘍が存在する頻度はそれぞれ36.3％および35.9％である[4]。腫瘍が腎盂と尿管，腎盂と膀胱，尿管と膀胱，さらに腎盂，尿管および膀胱に同時に併存する頻度はそれぞれ9.5％，5.7％，9.3％，および5.2％である[4]。尿管腫瘍の発生部位は上部尿管では少なく，下部尿管に多い[5]。下部尿管，中部尿管，上部尿管での腫瘍発生頻度は，それぞれ73％，24％および3％である[6]。また，本腫瘍の治療後に膀胱腫瘍が続発する頻度は25～26％であり[2,7]，腎盂と尿管に同時に腫瘍が発生した場合の膀胱腫瘍発生の可能性は約75％と高頻度となり[8]，対側上部尿路腫瘍の発生率は2～5％である[6,9]。

I. 質的診断と病期診断

1. 質的診断

1) 臨床症状
　主な臨床症状としては，約75％に無症候性間歇的肉眼的または顕微鏡的血尿および約30％に側腹部鈍痛が認められる。

2) 腹部超音波断層法
　腎盂腎杯の拡張や拡張した腎盂内の腫瘤性病変または尿管の拡張が認められる。

3) 膀胱鏡検査
　本法は肉眼的血尿が認められる症例においては，出血側の確定に有用であると同時に膀胱腫瘍の合併の有無を知るうえで必須である。しかし，排泄性尿路造影法が施行された直後に膀胱鏡検査を施行しても，造影剤による浸透圧利尿により血尿が希釈されて血尿を確認できない場合がよく経験されるので注意を要する。また，膀胱腫瘍の併発部位は，膀胱を正中にて左右に分けると腎盂尿管腫瘍の患側に多い。

4) 排泄性尿路造影法
　腎盂腎杯および尿管の陰影欠損像が重要な所見であり（図2-1），質的診断とともに病期診断の一助にもなる。約50～70％の症例にて，腎盂腎杯や尿管の壁と連続する辺縁不整な陰影欠損像が認められる[2]。一つの腎杯が完全に腫瘍にて占拠され腎盂には腫瘍が存在しない場合には，明らかな陰影欠損像として判読しにくく，注意深い判読が必要である。対側腎盂腎杯像と比較することは診断の一助となる良い方法である。約10～30％の症例ではnonfunctioning kidneyを呈するが[7]，尿管癌の場合には浸潤性癌が疑われるが[10]，腎盂癌では必ずしも腎実質への浸潤を示唆する所見ではない[11]。

5) 逆行性腎盂造影法
　腎盂腎杯，尿管全体を造影すべきである。本法は排泄性尿路造影法に比較し，尿管，腎盂腎杯の造影は明瞭であり，上部尿路腫瘍が疑われた場合には是非施行されるべき検査法である。造影剤の濃度が高すぎると陰影欠損部が濃い造影剤によっ

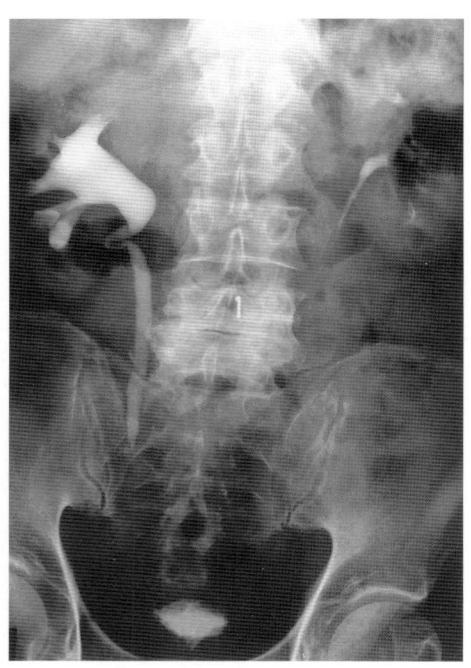

図 2-1 排泄性尿路造影
68歳, 男性 (右尿管 CIS, grade 3)
排泄性尿路造影では造影剤は右仙腸関節部で停滞し右上部尿管および腎盂腎杯の拡張を認め骨盤内尿管の病変が推測された.

て不明瞭になる場合がある. 使用する造影剤濃度は60〜76%のものを約3倍に希釈したものが良い (図 2-2). また, 逆行性腎盂造影施行時には造影剤が腎実質に逆流し, 痛みのために副交感神経緊張を生ずることがあるので, X線透視監視下に行うことが望ましい. X線写真撮影は前後方向のみならず, 患者の体位をそれぞれ左右に傾けた斜位像をも撮影するとより多くの情報が得られる. さらに, 造影剤注入後, 上記撮影が終了し, 尿管カテーテルを抜去したあと20分後に仰臥位および立位にて撮影すると, 狭窄や腫瘍を有する症例ではその部位より上部に注入された造影剤が残存し, 陰影欠損像や狭窄部位がより明確になることが多い. さらに, 本検査時には同時に尿管または腎盂よりの尿を採取し, 細胞診に供することが可能であり, 尿が得られない場合は, 生理食塩水による洗浄液を検体として提出する.

6) 経皮的順行性腎盂造影法

何らかの理由により逆行性腎盂造影が不可能な場合や上部尿路の十分な所見が得られない場合に行う (図 2-3). もちろん, 本法においても尿を採取し細胞診の検体として提出する. この場合に腫瘍細胞が穿刺ルートに沿って播種される危険性もあることを十分に考慮に入れるべきで, 穿刺に用いる針は細いものを使用すべきである[12].

7) 膀胱粘膜生検

明らかな膀胱腫瘍が認められなくても, 多発性上部尿路腫瘍の症例や下部尿管腫瘍では尿管口周囲の生検を施行すべきである[8].

8) 経尿道的尿管腎盂鏡検査

肉眼的血尿が認められるが尿細胞診が陽性でない場合には本法で腫瘍の有無を確認すべきである. Blute ら[13] によれば腎盂腫瘍の86%, 尿管腫瘍の90%が尿管鏡により診断可能で, 検査に伴う合併症は7%とされている. また, Guarnizo ら[14] も尿管鏡を用いた上部尿路の multi-biopsy を行ない, 89%に癌との組織診断, 78%に病理組織学的悪性度を診断できると報告している (図 2-4). しかし, 尿管の穿孔や尿管粘膜の剥離により腫瘍細胞の播種, 尿管断裂の危険性もあり, さらに検査時に灌流液の圧力により腫瘍細胞を粘膜下の静脈またはリンパ管に逆流させる危険性に注意を払う必要がある. Lim ら[15] は腎尿管全摘除術前に確定診断法として逆行性尿管鏡検査を施行したところ, 摘出標本の病理組織学的検索にて腎盂粘膜下の静脈, リンパ管内に逆流したと思われる腫瘍細胞塊を認めている. 本検査法は従来の画像診断法および細胞診にても確実な診断を下せない場合に適応となる.

9) 細胞診

腎盂尿管腫瘍における尿中剥離細胞診の陽性率は膀胱腫瘍におけるそれと同様に high grade 腫瘍では陽性率が高く, low grade 腫瘍では陽性率は低い. grade 2 で 45%, grade 3 で 78%, grade 4 で 83% に陽性であるが, 多くの患者は膀胱腫瘍を併発していた[2]. 尿管カテーテル法にて採取した尿での細胞診陽性率は 60〜80% であり[16,17], ブラッシングを行った場合の細胞診の sensitivity は 91%, specificity は 88%, accuracy は 89% との報告がある[18]. ブラッシングは

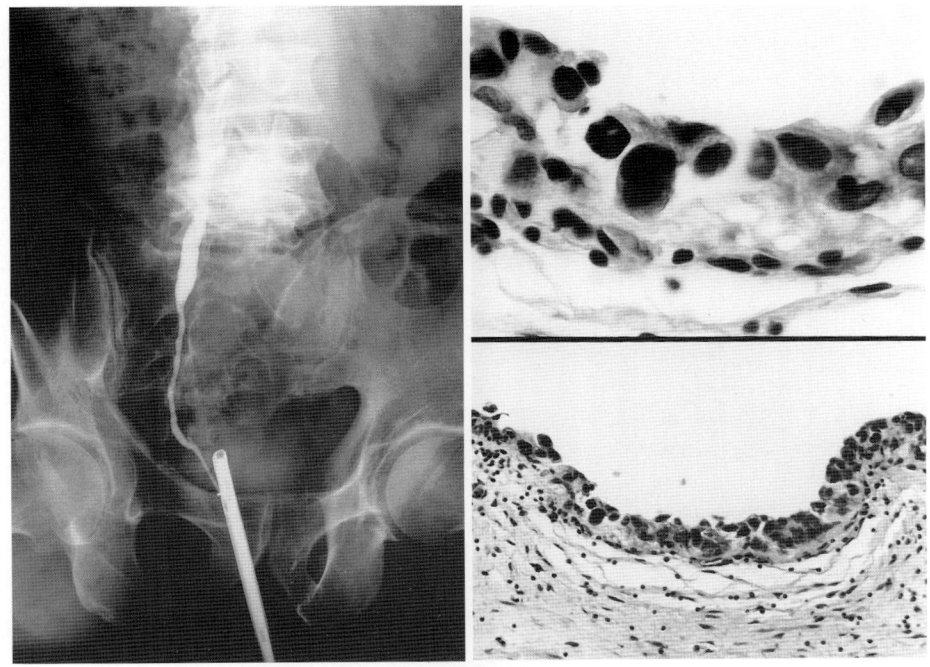

図 2-2 逆行性腎盂造影（図 2-1 と同一症例）
A：逆行性腎盂造影：骨盤内尿管は狭小化し辺縁は不整であり，中部尿管より上部の尿路の拡張を認めた．右尿管尿の細胞診の結果は class IV.
B：同一症例の病理組織学的所見：骨盤内尿管に grade 3 の CIS が認められた（HE 染色　400 倍および 100 倍）．

容易に施行できる方法であるが，ブラッシング後に大量の出血を伴うことが多く，Gittes[19]は次のような症例には適応がないとしている．1）画像診断にて明らかな病変が認められるもの，2）単腎でかつ単一の明らかな病変がみとめられるもの，3）上部尿路の細胞診陽性例，4）画像診断にて病変が明らかであるかどうかにかかわらず経皮的にアプローチできる症例．

10）腫瘍マーカー

腎盂尿管腫瘍の明らかな腫瘍マーカーはないが，まれに血清 CA 19-9 が高値を示し癌細胞が免疫組織化学染色で CA 19-9 陽性を示す症例が報告されている[20]．CA 19-9 が高値を示す症例では根治手術後正常範囲値にまで下降するので，CA 19-9 高値を伴う腎盂尿管腫瘍患者の治療効果判定には有用であるが，スクリーニングには用いることはできない．

2．病期診断

1）Computed tomography（CT）

本法は腎盂腎杯，尿管腫瘍の診断および staging に有用である[21]．また，本検査法は尿酸結石などの X 線陰性結石との鑑別に特に有用であり，尿酸結石の radiodensity は 80～250（平均 100）Houndsfield units（HU）であり移行上皮癌のそれは 10～70（平均 46）HU とされている[22]．

2）Magnetic resonance imaging（MRI）

腎盂尿管腫瘍の診断における MRI の有用性はまだ確立されてない．

3）骨スキャン

脊椎骨に転移しやすいが，転移の有無を知るのには良い方法である．

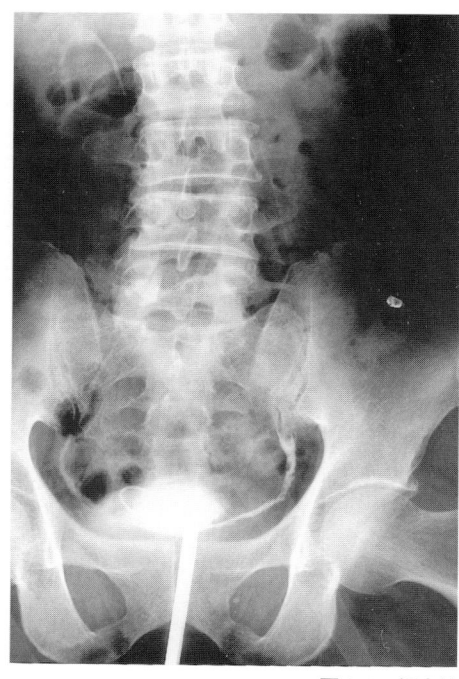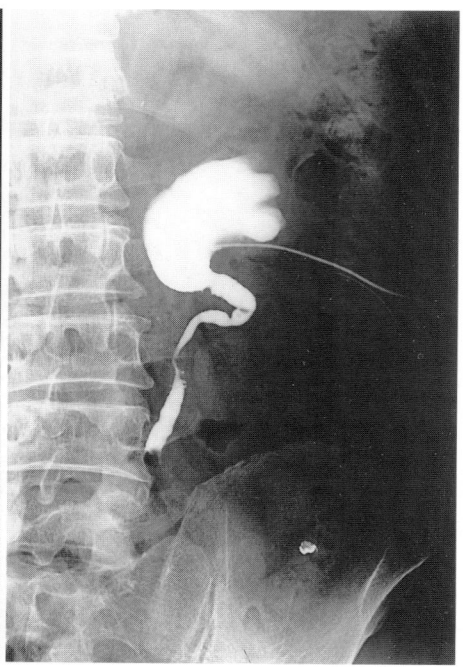

図2-3　経皮的順行性腎盂造影

67歳，男性（左尿管腫瘍，TCC, G2, pT1で全尿管，腎盂に同じ病変を認めた）

A：排泄性尿路造影で左はnonfunctioning kidney．左逆行性腎盂造影では，尿管は仙腸関節下端までしか造影されず，杯状の陰影欠損を認め，小骨盤内の尿管の辺縁に不整な陰影欠損像が認められた．しかし，仙腸関節下端部から上部の尿路の情報は得られない．

B：経皮的順行性腎盂造影では，腎盂腎杯，上部尿管の拡張が認められ，L4の高さで造影剤は停滞し，上部尿管の辺縁にも小さな陰影欠損像が認められた．

II. 病期分類

TNM Classification[23]（表2-1）または日本泌尿器科学会・日本病理学会の腎盂尿管腫瘍取扱規約[24]に従うが，正確な術前診断が困難な場合が多い．

III. 病期別治療方針

腎盂尿管腫瘍の治療法は腫瘍のgrade, stage, location, multiplicityにより決定される。一般的に腎盂腫瘍や多発性，high grade, high stageの尿管腫瘍に対しては腎尿管全摘除術が，low gradeでlow stageかつ単発の尿管腫瘍であれば尿管部分切除術も適応となる。各治療法を列記し，それぞれの適応につき述べる。

1. 腎尿管全摘除術

本術式はGerota筋膜内の脂肪組織と共に腎臓，尿管を剝離し，尿管口を含めて膀胱壁を切除して腎尿管を一塊にして摘除する術式であり副腎の切

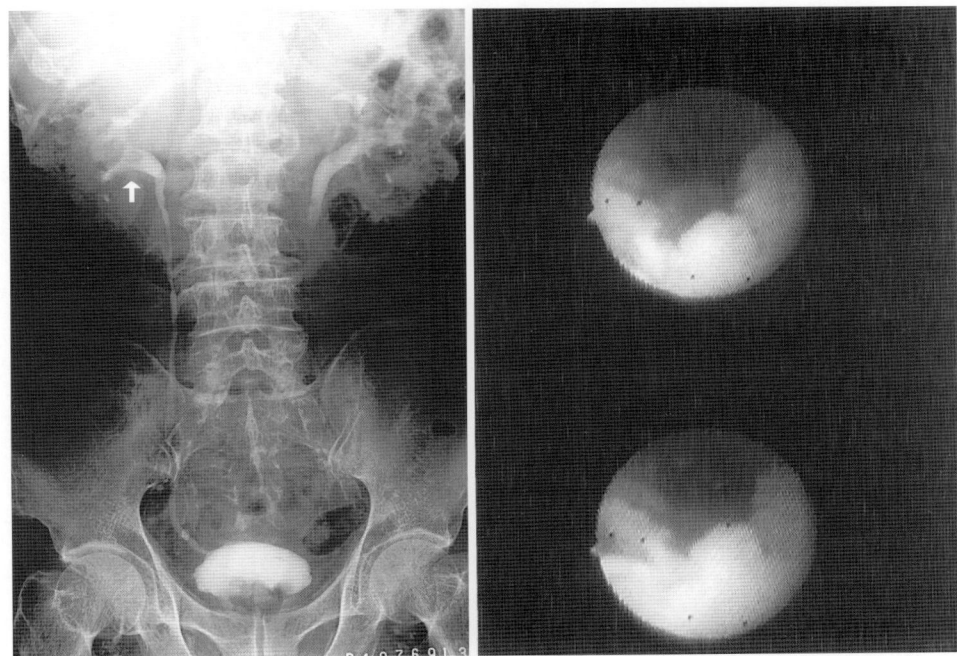

図2-4 経尿道的尿管腎盂鏡検査

76歳，男性（右腎盂腫瘍，TCC, G2, pTa）

A：排泄性尿路造影では右腎盂内に辺縁平滑な円形陰影欠損像を認め，膀胱癌に対する前治療の副作用として右上部尿路は全体に軽度拡張している。尿細胞診は class I。腎盂腫瘍の確定診断は得られなかった。

B：経尿道的尿管腎盂鏡検査では尿管内には著変なく，腎盂内に直径約1cmの乳頭状腫瘍を認め，洗浄液の細胞診は class V。

除やリンパ節郭清の有無は問わない[24]。通常，腰部斜切開にて腎摘除術を行い，尿管は切断しないで（絶対に尿管を切断しない。low grade tumor でも後腹膜腔に tumor cell を播種する危険性が高い），総腸骨動脈の交差部直下まで剥離したあと，下腹部正中切開または Gibson 切開にて尿管膀胱移行部に到達する。尿管が膀胱壁を貫通する直上にて膀胱壁を切開し，対側尿管口を確認し，患側尿管口を含めて膀胱壁を切除する。high stage tumor では副腎摘除と後腹膜腔のリンパ節郭清を同時に行い，さらに Gerota 筋膜を含めた腎尿管全摘除術が推奨される。high stage tumor を有する症例に本法を用いた場合の5年生存率は74%であり，従来の conventional 法でのそれは37%との報告がある[25]。腎摘除術のみにて一部の尿管を残した場合，残存尿管における腫瘍の発生率は20〜60%である[8]。尿管口の cuff が完全に摘除された場合の膀胱内腫瘍発生率は26%であるが，cuff が残された場合のそれは46%である[26]。

膀胱腫瘍が同時に存在している症例では，TUR-bt とともに膀胱粘膜の生検を行い，CIS や dysplasia が併存しないことを確認する。腫瘍が併存している場合には，腎尿管全摘除術と膀胱全摘除術を一期的に施行するか，膀胱内病変の治療後に腎尿管全摘除術を施行する（図2-5）。

両側上部尿路に多発性腫瘍や浸潤性腫瘍が認められる症例には両側腎尿管全摘除術および膀胱全摘除術，血液透析が必要となる。

腎摘後に尿管を切断し経尿道的に尿管に挿入されたカテーテルに末梢側尿管を固定し，膀胱内に引き出し内視鏡的に尿管周囲を切断する方法が報

表2-1 TNM分類（1997年）

日本泌尿器科学会，日本病理学会 編 腎盂・尿管取扱い規約（1990年7月）に記載されている1987年版のTNM分類と内容は同じであるが記載法が異なる箇所に下線を付けた。

TNM分類

1．T（原発巣の壁内深達度）
　Tx：不詳
　T0：腫瘍なし
　Ta：非浸潤性の乳頭状癌
　Tis：上皮内癌
　T1：粘膜固有層までの浸潤
　T2：筋層までの浸潤
　T3：(腎盂) 腫瘍は筋層を越えて腎盂周囲脂肪または腎実質に浸潤
　　　(尿管) 腫瘍は筋層を越えて尿管周囲脂肪に浸潤
　T4：腫瘍は隣接臓器または腎を越えて腎周囲脂肪に浸潤

2．N（所属リンパ節）
腎茎部，腹部傍大動脈，腹部傍大静脈そして尿管では骨盤内リンパ節を加える。患側か反対側かはN分類に影響しない。
　NX：不詳
　N0：所属リンパ節転移なし
　N1：最大径2cm以下の1個の転移
　N2：最大径2cmを越えるが5cm以下の1個の転移，または最大径5cm以下の2個以上の転移
　N3：最大径5cmを越える1個以上の転移

3．M（遠隔転移）
　MX：遠隔転移の有無不詳
　M0：遠隔転移なし
　M1：遠隔転移あり

臨床病期分類（Stage Grouping）

Stage 0a	Ta	N0	M0
Stage 0is	Tis	N0	M0
Stage I	T1	N0	M0
Stage II	T2	N0	M0
Stage III	T3	N0	M0
Stage IV	T4	N0	M0
	すべてのT	N1, N2, N3	M0
	すべてのT	すべてのN	M1

告されているが[27]，前述したように尿管は切断しないのが腎尿管全摘除術の基本であり推奨される方法ではない。

2．尿管部分切除術

本手術法の適応は単発性，乳頭状，low grade, low stage（T1以下）のすべての条件を満たした症例のみと考える。しかし，これらの正確な術前診断はきわめて困難であり，慎重に症例を選択する必要がある。また，手術中に尿管断端を迅速病理検査にて癌細胞が認められないことを確認することは当然である。尿管腫瘍に対して尿管部分切除を施行した場合の患側尿管における再発率は25〜40％と高頻度であり[28〜29]，患者に再発の危険性，厳密な経過観察が必要であることを十分に説明し，理解を得られた後に施行すべきと考える。

2. 腎盂尿管腫瘍の治療

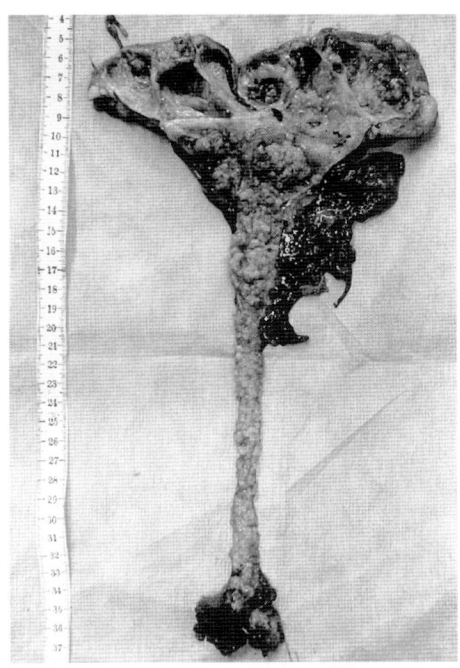

図2-5 腎盂, 尿管, 膀胱腫瘍の同時診断症例
82歳, 男性
肉眼的血尿を主訴に受診. 膀胱鏡検査で左尿管口外側に1cm大の乳頭状, 広基性腫瘍を, 左尿管口より乳頭状腫瘍の突出を認めた. 膀胱粘膜生検では肉眼的正常部粘膜には著変なく, TURされた膀胱腫瘍はTCC, G3, pTaであった. 左腎尿管全摘除術を施行した. 腎盂より全尿管にわたり小さな乳頭状腫瘍が多数認められ, TCC, G2>G3, pT1であるが, 一部にCISが認められた. 術後4カ月で, 再発, 転移なく外来通院中である.

3. 腎部分切除術または腎盂切開腫瘍切除

腎盂腫瘍に対して腎部分切除術または腎盂切開腫瘍切除術を14例に施行した報告もみられるが, いずれの症例も機能的単腎症例である[30]. 最長観察期間は6年であるが, 14例中5例(36%)に再発が認められたが, 6例は6カ月より5年生存している. しかし, 本術式は腎不全を避けなければならない症例にのみ適応があるであろう.

4. 内視鏡的手術（経皮的および経尿道的）

本治療法の適応はlow grade, low stageかつ1cm以下の乳頭状腫瘍と思われる. 本療法が確立されれば, 患者への侵襲はきわめて低く, 入院期間も短くなり有用なものとなる. 経尿道的アプローチは尿管腫瘍および腎盂腫瘍を対象に, また, 経皮的アプローチは腎盂腫瘍および上部尿管腫瘍が適応となる. しかし, 後者のアプローチの場合にはnephrostomy trackに沿ったtumor cellの播種, さらには後腹膜腔への播種を十分に考慮しなければならない. また, 前者のアプローチでは, 尿管鏡の粗雑な操作による尿管の穿孔, さらには腫瘍細胞の後腹膜腔への播種の危険性がある. Bluteら[13]の尿管鏡を用いた尿管腫瘍の治療成績は21カ月の観察期間であるが, 13例中2例(15%)に局所再発を認めている. 本療法はminimally invasive therapyとしては意義深いが, 手技を十分習熟した上で施行すべきである.

5. 腎盂内薬剤注入療法

腎盂尿管のCISに対するBCG注入療法が試みられている. Studerら[31]は8例の上部尿路CIS(2例は両側CIS)患者にBCGを経皮的に腎盂内に注入し, 4例において1サイクル治療後18〜28カ月間尿細胞診が陰性であったと報告している. 彼らの方法は9Frの経皮的腎瘻管を通して150 mlの生理的食塩水に溶解された360 mgのBCGを2時間かけて, 20 cm H_2Oの圧にて注入する方法である. この注入は週1回とし, 6回注入を1サイクルとする. BCG注入療法の重篤な合併症として敗血症, さらには多臓器不全があげられる[32]. この方法をmodifyし, 尿管CISに対してMMCを生理的食塩水に溶解し, 20 cm H_2Oの圧にて注入する報告もある[33,34]. このBCG注入療法にて注意すべき点は, 1) nephrostomy trackは必ず腎杯先端より挿入する, 2) 腎瘻より造影剤を注入し造影剤が腎盂内を充満してから尿管に流れることを確認する, 3) 腎瘻管の先端を尿管内または腎盂尿管移行部に置かない（長期留置による慢性的刺激により尿管の浮腫, 狭窄が生じる）, 4) 腎瘻管の太さは9Frとする（細い

チューブを用いると，BCGの溶解液の粘稠度が高いため自然滴下しない），5）腎瘻造設後約1週間後，すなわちnephrostomy trackが十分に完成されてからBCG注入療法を開始する，などである。

6. 全身化学療法

転移巣や手術不能例に対して施行されるが，膀胱癌に対する治療法と全く同様である。MVAC療法やCISCA療法が選択されるが，膀胱癌ではMVAC療法が有効との報告[35]もある。腎盂尿管腫瘍に対するneoadjuvant chemotherapyの報告はまだなされていない。術後補助療法としてCMV療法またはM-VAC療法を施行した報告[36]もあるが，いまだ確立されていない。

7. 放射線療法

根治的手術がなされたT3腫瘍に37～60 Gyの照射がなされた報告[37,38]では有意差は認められないが5年生存率がやや改善されている。しかし，術後放射線療法の有用性は証明されていない。

IV. 患者のfollow up

術後5年間は3カ月に1回の膀胱鏡検査，尿細胞診を施行し，その後は6カ月に1回施行する。遠隔転移の有無については術後3カ月に胸部X線写真およびCTを行い，5年間は6カ月に1回，その後は1年に1回としている。全身骨スキャンも適宜施行する。経過観察する上で膀胱鏡検査，画像診断，尿細胞診も重要であるが，患者の理学的所見をとることも重要である。特に腹部の触診，頸部リンパ節の触診は重要である。

V. 治療成績と予後

前述した治療法による治療成績と予後を表2-2および2-3にまとめて示す。

VI. 治療上の諸問題

最近，内視鏡を用いた腎尿管摘除術の成績が報告されるようになった[39,40]。まだ術後の長期観察がなされてないが，今後習熟しなければならない手技であり，また本法の適応基準も決定されなければならない。

VII. その他の事項

膀胱癌の治療後または治療中に腎盂尿管腫瘍の発生は2～4％にみられる[41,42]。職業癌では13％と高率である[43]。しかし，前述したように腎尿管全摘除術後の膀胱内腫瘍発生率は26％と高率である[26]。しかも膀胱癌に対する膀胱全摘除術時に下部尿管にみられるCISは約10％と比較的高頻度である。これらの頻度の違いの原因の一つとして，浸潤性膀胱癌患者の生存期間が短いために，腎盂尿管腫瘍発生の時期まで生存しないためとされている。また，Herrら[44]は膀胱腫瘍のTUR後に随伴した膀胱のCISに対してBCG注入療法を施行し，1年以上の完全解緩が得られた66例中19例（29％）にBCG注入療法後13ヵ月から30ヵ月に尿管のCISを認めている。さらに，彼

表 2-2 腎盂・尿管腫瘍の予後（手術未施行例，術後補助化学療法例も含む）

	3 年	5 年	10 年
累積生存率 (n=611：文献 4)	58.2	48.0	30.3
相対生存率 (n=611：文献 4)	81.6	57.0	47.7
相対生存率 (n=406：文献 3)	―	71.2	64.1
深達度別生存率（相対生存率：文献 4）			
Ta (n=57)			107.3
T1 (n=152)			66.1
T2 (n=69)			71.2
T3 (n=116)			21.3
T4 (n=84)			22.9

表 2-3 腎盂・尿管腫瘍の手術法による予後の改善

	直接法による最小 5 年生存率
全症例	
Gerota 筋膜を含めた腎尿管全摘除術 　＋副腎摘除術＋リンパ節郭清	32 / 38 (84 %)
Gerota 筋膜内での腎尿管全摘除術	36 / 70 (51 %)
High grade 症例	
Gerota 筋膜を含めた腎尿管全摘除術 　＋副腎摘除術＋リンパ節郭清	17 / 23 (74 %)
Gerota 筋膜内での腎尿管全摘除術	19 / 51 (37 %)

(Johansson, S. and Wahlqvist, L : Cancer, 43 : 2525-2532, 1979)

らは CIS を随伴した浸潤性膀胱癌にて膀胱全摘除術を受けた 105 例において，摘出標本の尿管を retrospective に検討すると，37 例（35％）において膀胱壁内尿管，下部尿管の 8〜10 cm に亘って CIS を認めている．すなわち膀胱の CIS が認められた時には，29〜35％ の症例においては全尿路 CIS の状態を考える必要がある．CIS を伴った膀胱癌患者の経過観察時には常に上部尿路のチェックが必要である．

鎮痛剤とし繁用されているフェナセチンを長期服用すると腎盂尿管腫瘍が発生する[9,45]．4 kg 以上フェナセチンを服用すると発癌するといわれている（1 日 500 mg 内服するとして，毎日服用しても 22〜23 年を要する）．病歴を聞く時に，本剤の長期服用の有無を調べ発病の原因を調べることも大切であると同時に，日頃の診療でも本剤への中毒患者を作らないように指導することも重要である．

文 献

1) Huben, R. P., Mounzer, A. M. and Murphy, G. P. : Tumor grade and stage as prognostic variables in upper tract urothelial tumors. Cancer, 62 : 2016, 1988.
2) Murphy, D. M., Zincke, H. and Furlow, W. L. : Manegement of high grade transitional cell cancer of the upper urinary tract. J.Urol., 125 : 25, 1981.
3) Akaza, H., Koiso, K. and Niijima, T. : Clinical evaluation of urothelial tumors of the renal

pelvis and ureter based on a new classification system. Cancer, 59 : 1369, 1987.

4) 栗山　学，小幡浩司，林　秀治，島谷政佑，加藤次朗，小野佳成，朴木繁博，加藤雅史，米田勝紀，増田宏昭，北川元昭，中野　優：腎盂尿管腫瘍の臨床的検討：―東海地方会腫瘍登録611例の解析と治療成績の変遷に関して―．日泌尿会誌，84：1839，1993．

5) Anderstrom, C., Johansson, S. L., Pettersson, S. and Wahlqvist, L. : Carcinoma of the ureter : a clinocopathologic study of 49 cases. J. Urol., 142 : 280, 1989.

6) Babaian, R. J. and Johnson, D. E. : Primary carcinoma of the ureter. J. Urol., 123 : 357, 1980.

7) Das, A. K., Carson, C. C., Bolick, D and Paulson, D. F. : Primary carcinoma of the upper urinary tract. Fffect of primary and secondary therapy on survival. Cancer, 66 : 1919, 1990.

8) Kakizoe, T., Fujita, J., Murase, T., Matsumoto, K. and Kishi, K. : Transitional cell carcinoma of the bladder in patients with renal pelvic and ureteral cancer. J. Urol., 124 : 17, 1980.

9) Steffens, J. and Nagel, R. : Tumours of the renal pelvis and ureter. Observation in 170 patients. Brit. J. Urol., 61 : 277, 1988.

10) Bloom, N. A., Vidone, R. A. and Lytton, B. : Primary carcinoma of the ureter : a report of 102 new cases. J. Urol., 103 : 590, 1970.

11) Grabstald, H., Whitmore, W. F. and Melamed, M. R. : Renal pelvic tumors. JAMA, 218 : 845, 1971.

12) Sinner, W. N. and Zajicek, J. : Implantation metastasis after percutaneous transthoracic needle aspiration biopsy. Acta Radiol. Diag., 17 : 473, 1976.

13) Blute, M. L., Segura, J. W., Patterson, D. E., Benson, Jr., R. C. and Zincke, H. : Impact of endourology on diagnosis and management of upper urinary tract urothelial cancer. J. Urol., 141 : 1298, 1989.

14) Guarnizo, E., Pavlovich, C. P., Seiba, M., Carlson, D. L., Vaughan, Jr., E.,D. and Sosa R. E. : Ureteroscopic biopsy of upper tract urothelial carcinoma : improved diagnostic accuracy and histopathological considrations using a multi-biopsy approach. J. Urol., 163 : 52, 2000.

15) Lim, D. J., Shattuck, M. C. and Cook, W. A. : Pyelovenous lymphatic migration of transitional cell carcinoma following flexible ureterorenoscopy. J. Urol. 149 : 109, 1993.

16) Hawtrey, C. E. : Fifty-two cases of primary ureteral carcinoma : a clinical‐pathologic study. J. Urol., 105 : 188, 1971.

17) Sarnacki, C. T., McCormack, L. J., Kiser, W. S., Hazard, J. B., McLaughhlin, T. C. and Belovich, D. M. : Urinary cytology and the clinical diagnosis of urinary tract malignancy : a clinicopathologic study of 1,400 patients. J. Urol., 106, 1971.

18) Sheline, M., Amendola, M. A., Pollack, H. M., Banner, M. P., de las Morenas, A. and Wein, A. J. : Fluoroscopically guided retrograde brush biopsy in the diagnosis of transitional cell carcinoma of the upper urinary tract : results in 45 patients. Am J. Roetgenol., 153 : 313, 1989.

19) Gittes, R. F. : Retrograde brushing and nephroscopy in the diagnosis of upper-tract urothelial cancer. Urol. Clin. North Am., 11 : 617, 1984.

20) 毛利　淳，高井公雄，内藤克輔，星井嘉信，高橋睦夫：CA19―9が高値を示した尿管腫瘍の1例．山口県医学会誌，33：136，1999．

21) Planz, B., George, R., Adam, G., Jakse, G., Planz, K. : Computed tomography for detection and staging of transitional cell carcinoma of the upper urinary tract. Eur. Urol., 27:146, 1995.

22) Lantzn E. J. and Hattery, R. R. : Diagnostic imaging of urothelial cancer. Urol. Clin. North Am., 11 : 567, 1984.

23) Sobin, L. H. and Wittekind, Ch. : TNM Classification of Malignant Tumours. , 5th ed., Wiley-Liss, New York, 1997.

24) 日本泌尿器科学会，日本病理学会編：泌尿器科・病理，腎盂・尿管癌取扱い規約，金原出版，東京，1990．

25) Johansson, S. and Wahlqvist, L. : A prognostic study of urothelial renal pelvic tumors : comparison between the prognosis of patients treat-

ed with infrafascial nephrectomy and perifascial nephroureterectomy, Cancer, 43 : 2525, 1979.
26) Williams, C. B. and Mitchell, J. P. : Carcinoma of the ureter—a review of 54 cases. Brit. J. Urol., 45 : 377, 1973.
27) Angulo, J. C., Hontoria, J. and Sanchez-Chapado, M. : One-incision nephroureterectomy endoscopically assisted by transurethral ureteral stripping. Urology, 52 : 203, 1998.
28) Hatch, T. R., Hefty, T. R. and Barry, J. M. : Time-related recurrence rates in patients with upper tract transitinal cell carcinoma. J. Urol., 140 : 40, 1988.
29) Ghazi, M. R., Morales, P. A. and Al-Askari, S. : Primary carcinoma of ureter : Report of 27 new cases. Urology, 14 : 18, 1979.
30) Ziegelbaum, M., Novick, A. C., Streem, S. B., Montie, J. E., Pontes, J. E. and Straffon, R. A. : Conservative surgery for transitional cell carcinoma of the renal pelvis. J. Urol., 138 : 1146, 1987.
31) Studer, U. E., Casanova, G., Kraft, R. and Zingg, E. J. : Percutaneous bacillus Calmette-Guérin perfusion of the upper urinary tract for carcinoma in situ. J. Urol., 142 : 975, 1989.
32) 馬場良和, 石津和彦, 城嶋和孝, 城甲啓治, 中村金弘, 瀧原博史, 内藤克輔 : BCG膀胱内注入療法後の多臓器不全の1治験例. 泌尿紀要, 38 : 1063, 1992.
33) Amano, T., Naito, K., Koshida, K., Kunimi, K., Morishita, H. and Hisazumi, H. : Percutaneous mitomycin C perfusion of bilateral ureteral carcinoma in situ. Urol. Int., 51 : 46, 1993.
34) Eastham, J. A. and Huffman, J. L. : Technique of mitomycin C instillation in the treatment of upper urinary tract urothelial tumors. J. Urol., 150 : 324, 1993.
35) Logothetis, C. J., Dexeus, F. H., Finn, L., Sella, A., Amato, R. J., Ayala, A. G. and Kilbourn, R. G. : A prospective randomized trial comparing MVAC and CISCA chemotherapy for patients with metastatic urothelial tumors. J. Clin. Oncol., 8 : 1050, 1990.
36) Michael, M., Tannock, I. F., Czaykowski, P. M. and Moore, M. J. : Adjuvant chemotherapy for high-risk urothelial transitional cell carcinoma : the Princes Margaret Hospital experience. Brit. J. Urol., 82 : 366, 1998.
37) Brookland, R. K. and Richter, M. P. : The postoperative irradiation of transitional cell carcinoma of the renal pelvis and ureter. J. Urol., 133 : 952, 1985.
38) Cozad, S. C., Smalley, S. R. and Austenfeld, M. : Adjuvant radiotherapy in high stage transitional cell carcinoma of the renal pelvis and ureter. Int. J. Radiat. Oncol. Biol. Phys., 24 : 743, 1992.
39) McDougall, E. M., Clayman, R. V. and Elashry. O. : Laparoscopic nephroureterectomy for upper tract transitional cell cancer : the Washington University experience. J. Urol., 154 : 975, 1995.
40) Salomon, L., Hoznek, A., Cicco, A., Gasman, D., Chopin, D. K. and Abbou, C. C. : Retroperiotneoscopic nephroureterectomy for renal pelvic tumors with a single iliac incision. J. Urol., 161 : 541, 1999.
41) Oldbring, J., Glifberg, I., Mikulowski, P. and Hellsten, S. : Carcinoma of the renal pelvis and ureter following bladder carcinoma : Frequency, risk factors and clinicopathological findings. J. Urol., 141 : 1311, 1989.
42) Zincke, H., Garbeff, P. J. and Beahrs, J. R. : Upper urinary tract transitional cell cancer after radical cystectomy for bladder cancer. J. Urol., 131 : 50, 1984.
43) Shinka, T., Uekado, Y., Aoshi, H., Hirano, A. and Ohkawa, T. : Occurrence of urothelial tumors of the upper urinary tract after the initial diagnosis of bladder cancer. J. Urol., 140 : 745, 1988.
44) Herr, H. W. and Whitmore, Jr., W. F. : Ureteral carcinoma in situ after successful intravesical therapy for superficial bladder tumors : incidence, possible pathogenesis and management. J. Urol., 138 : 292, 1987.
45) Rathert, P., Melchior, H. and Lutzeyer, W. : Phenacetin : a carcinogen for the urinary tract ? J. Urol., 113 : 653, 1975.

(内藤克輔)

3. 腎細胞癌の手術療法

腎細胞癌に対する非外科的治療法（化学療法，放射線療法，免疫療法など）の治療効果はいまだ十分満足できるものではなく，現時点でも腎細胞癌の治療において外科的療法が依然として大きな比重を占めている。外科的療法においては，根治的腎摘除術から腎温存手術，さらに最近では非侵襲の腹腔鏡を用いた手術が台頭してきており大きな変遷が見られる。これらの負の適応に関してはいまだ議論があるが，本稿では現在の問題点を含め概要する。

I. 原発巣に対する手術療法

1. 根治的腎摘除術

Robsonらによって発表されて以来，根治的腎摘除術は腎細胞癌の標準的手術として定着してきた。根治的腎摘除術は，原則として最初に腎動・静脈を処理し，Gerota筋膜を含め周囲脂肪組織を一塊に摘出し，同時に同側副腎摘出する術式である。同時に所属リンパ節郭清を行うことがある。根治的腎摘除術および所属リンパ節郭清に関する問題点としては従来より，(1)全例に対して副腎摘出術が必要か？，(2)所属リンパ節郭清術の意義は？，(3)腎静脈あるいは下大静脈腫瘍塞栓の対する腫瘍塞栓摘除術の意義は？，(4)転移巣を有する場合の根治的腎摘除術の意義は？，などが挙げられている。

ここでは当施設で施行している手術手技を簡単に説明した後，これらの問題点の現状について触れる。

1) 術　式

根治的腎摘除術における到達方法としては，経腰式（腹膜外），経腹式（経腹腔），経胸腹的がある。これらの方法の選択は術者の好み，患者の身体的状態や合併症，腫瘍の局在，大きさなどに依存するが，到達法にあまり固執する必要はなく慣れている方法を採用するべきと考えている。当施設では，原則として経胸腹的到達法を用いている。経胸腹的到達法の欠点としては，開胸による患者への侵襲が大きくなることがあげられるが，開胸による大きな合併症をこれまで経験していない。一方，利点としては大きな視野が得られることで，特に横隔膜直下の視野が良好であり腎上極に存在する大きな腫瘍に対しては安全に手術を施行できる。詳細な手術手技については他に譲り[1]，要点のみを記載する。

・患者を45度程度斜めの腎摘位としjack knife positionとする。通常は第9あるいは10肋骨を切除し胸腔内に到達し，横隔膜をやや内側に切開する。腹腔内に達した後，

右腎細胞癌の場合；

・上行結腸付着部の腹膜と肝結腸靱帯との間を切断し上行結腸を内下方に圧排し，同時に十二指腸下行脚を十分内側圧排し，右腎静脈および下大静脈を露出する。次いで，腎動脈を露出し（その際，右腎静脈を血管テープで軽く上方に引き上げると見いだしやすい），3重結紮し切断する。その後，右腎静脈に血管鉗子をかけ切断した後中枢側断端を4-0血管縫合糸で連続縫合するか，あるいは腎静脈を3重結紮した後切断する。右腎静脈が短いときには前者の操作が安全である。

左腎細胞癌の場合；

・Treiz靱帯の左側で後壁側腹膜を切開して左腎静脈，大動脈を見い出し，腎静脈に流入してい

表 3-1 副腎転移（直接浸潤を含む）の頻度

報告者（年）	症例数	転移症例数（％）
Robson (1982)	88	4 (4.5)
Angervall and Wahlqvist (1978)	58	6 (10)
Hohenfellner and Zingg (1982)	429	5 (1.2)
Robey and Schellhammer (1986)	82	2 (2.4)
Winter et al. (1990)	138	8 (5.8)
Jaschke et al. (1982)	111	3 (2.8)
O'Brien and Lynch (1987)	72	4 (5.5)
Jaeger and Vahlensieck (1985)	161	9 (5.6)
Haab et al. (1991)	119	6 (5)
Saussine et al. (1992)	156	12 (8.3)
Coulange (1993)	233	9 (3.9)
Shalev et al. (1995)	285	11 (3.8)
Sagalowsky et al. (1994)	695	30 (4.3)
Kletscher et al. (1996)	100	2 (2.0)
Sandock et al. (1997)	57	3 (5.3)
von Knobloch et al. (1999)	589	19 (3.2)
Tsui et al. (1999)	511	29 (5.7)
合　計	3884	162 (4.2)

文献 2) を改編

る副腎静脈，性腺静脈，腰静脈を確認し結紮切断する。腎動脈を大動脈起始部で明らかにし結紮切断する。次いで腎静脈を既述の要領で結紮切断する。下行結腸付着部の腹膜と脾結腸靱帯との間を切開し，下行結腸を内側に圧排して後腹膜腔に入る。

・その後 Gerota 筋膜を含め腎周囲脂肪組織および副腎を一塊として摘出する。なお，左右とも尿管は術野の最遠位端まで剝離し結紮切断する。

2) 副腎摘出は全例で必要か？

これまでの報告をまとめると，副腎転移（および直接浸潤）の頻度は 1.2～10 ％（平均 4.2 ％）とされている（**表 3-1**）[2,3]。副腎転移（および直接浸潤）の危険因子としては，腫瘍の stage，腫瘍の局在（上極の存在），腎静脈（特に左腎静脈）浸潤があげられている[2]。一方，腫瘍サイズとの相関関係は明らかでないと報告されている。以上の結果を踏まえ，腎に限局し（T1-2）かつ中下極に存在する腫瘍では副腎転移の頻度は 1 ％以下であり，このような症例に対しては必ずしも副腎摘出は必要ではないという意見が一般的である。さらに，術前の CT や MRI の有用性は高いとされている。最近の UCLA の報告では CT の特異度は高く（99.6 ％），CT で異常がなければ副腎転移の頻度はきわめて低いことが示されており[2]，副腎摘出を施行するか否かの際の補助になり得る。

3) 所属リンパ節郭清は必要か，治療的意義はあるのか？

当施設でのリンパ節郭清の範囲としては，右腎細胞癌の場合には右腎茎部および傍大静脈および大動静脈間リンパ節を横隔膜脚下方から大動脈分岐部の高さまで，左細胞癌の場合には左腎茎部および傍大動脈リンパ節を右側と同様な高さで行っている[1]。

リンパ節郭清はいわゆる split and roll 法を用い郭清する。右腎細胞癌の場合には大静脈前面直上で血管を露出するようにして上方から下方へ（あるいは逆方向でもよい）リンパ節を摘出する。この場合，リンパ節組織の断端を把持し上方へ軽く牽引しながら結紮切断する。下腸管膜動静脈は切断しない。次いで，大動静脈間直上を切開し同様な操作で行う。なお，腎茎部のリンパ節は動静脈を露出する際に摘出するようにするが，摘出腎の血管周囲に含まれていることがあるので，術後この部分のリンパ節の有無を確認する。右腎細胞癌の場合には大動脈前面直上を同様に split　and

表 3-2 Elective Case（正常対側腎症例）の再発と予後

報告者（年）	症例数	局所再発(%)	癌特異生存率(%)	平均腫瘍サイズ(cm)	平均観察期間(月)
Bazeed et al. (1986)[14]	23	0	100	3.3	35.8
Carini et al. (1988)[14]	10	0	90	3.5	29.9
Brisset et al. (1989)[14]	15	0	100	3〜5.5	40
Morgan and Zincke (1990)[14]	20	0	100	3.1	45.6
Petritsch et al. (1990)[14]	52	N.A.[a]	96	N.A.	60
Van Poppel et al. (1991)[14]	21	0	95	3.2	41.2
Selli et al. (1991)[14]	20	0	90	<3.5	2〜31
Provet et al. (1991)[14]	19	0	100	2.6	35
Steinbach et al. (1992)[14]	72	3	96	3.2	40
Moll et al. (1993)[15]	105	0	100	4	42
Butler et al. (1995)[16]	46	2	100	2.5	48
Herr et al. (1999)[17]	70	1	97	3	10(年)
Belldegrun et al. (1999)[18]	63	0	100	3.6	57

[a]Not avaiable，文献 14）を改編，追加

roll 法にて切開し摘出する。

一般的に遠隔転移のない腎細胞癌の所属リンパ節転移の頻度は 10％前後とされる[4]。これまで所属リンパ節郭清術の意義として(1)正確な病期診断，(2)局所のコントロール（再発の防止），(3)結果的に生存率の向上に結びつく治療効果が挙げられてきた。所属リンパ節転移の有無は最も重要な予後規定因子であり，リンパ節転移陽性症例の臨床経過はきわめて不良である[5]。このことから，リンパ節転移の有無を正確に知ることは臨床経過を予測する上で有用と考えられ，(1)に関する妥当性はあるであろう。(2)(3)に関しては一般的には明らかな治療効果があるとする意見は少ないが，一部の症例には治療的意義があるという報告もある[4,6]。しかし，これらの検討はすべて retrospective な検討であり，結論を導きだすのは prospective な randomized study が必要であろう。現在，EORTC での randomized study が行われているが観察期間がいまだ短く結論には至っておらず，この結果が待たれる[7]。われわれはこれまでは原則的に所属リンパ節郭清を施行している。手術時間が 30〜40 分延長するが，所属リンパ節郭清により手術全体の合併症の頻度を上昇させてはいない。しかし，後述するように最近では腫瘍径の小さな腫瘍に対して腎温存手術や腹腔鏡下手術が施行されるようになってきており，必ずしも全例に所属リンパ節郭清術をルーチンに施行すべきかどうかは今後の課題といえる。

4）腎静脈あるいは下大静脈腫瘍塞栓に対する腫瘍塞栓摘除術の意義は？

初診時腎静脈あるいは大静脈に腫瘍塞栓を認める頻度は 20〜30％といわれているが，一般的にこれらを有する症例の予後は不良である。この理由としては，腫瘍塞栓が認められるような症例では既に遠隔転移を有していたり，仮に遠隔転移を認めなくても同時に局所浸潤や所属リンパ節転移を伴っていることが多いためである。今までの検討において，予後規定因子として，遠隔転移の存在に加え原発巣の病理学的 stage および所属リンパ節転移の存在が重要であることがわかっている[6]。一方，遠隔転移および所属リンパ節転移のない症例に対し腫瘍塞栓摘除術を含め根治的治療が可能であった場合の 5 年生存率は 50〜69％と良好であった[6,8]。したがって，腎あるいは大静脈に腫瘍塞栓があってもリンパ節転移および遠隔転移がない症例に対しては積極的なアプローチが望まれる。特に最近では，腫瘍塞栓に対する拡大手術の一部として右心房にまで達するような拡大手術も安全に施行できるとする報告も少なくない。腫瘍塞栓のレベルによる生存率の差はないとする報告もある[6]。

5）転移巣を有する症例に対する（根治的）腎摘除術に意義あるのか？

転移巣のある症例に対する（根治的）腎摘除術

の意義についてもいまだ議論のあるところである。これまでは，(1)腎摘除術後に転移巣の消失を誘導する可能性がある，(2) reduction surgery によりその後の免疫療法の反応を促進させる，(3)局所症状を改善し quality of life を高める（いわゆる palliative surgery）などが腎摘除の意義として考えられてきた。(1)に関しては現在では否定的である。(2)については，実際に原発巣を摘出することにより免疫療法の反応が促進され生存率向上の可能性を示唆する報告も見られる[9]。原発巣から産生される IL-6, TGF-beta などが免疫状態を抑制しており，腎摘除術によりこれらの物質が除去されることにより免疫療法の効果が得られると推測されている。このように，転移巣を有していても腎摘除術によりある程度臨床的に恩恵を受ける可能性のある症例がいる。一方で，腎摘除術により恩恵を受けない症例がいることも事実である。われわれの検討では，1)術前の腎静脈および下大静脈内の腫瘍塞栓の存在，2) 多臓器転移巣の存在，3) acute phase reactant の異常（陽性）がこの順で有意な予後因子となっており，これらすべてを有する症例では腎摘除術後全例 7 カ月以内に死亡していた（図 3-1）。したがって，これらの factor をすべて有する症例に対する腎摘除術の意義は少ないと考えられる[10]。

2．腎温存手術（nephron sparing surgery）

近年の腎細胞癌の特徴としては，画像診断の進歩，普及により偶然発見される腎細胞癌が増加していることである。当施設の検討では，1975 年から 1982 年までの 8 年間では偶然発見例が 6 ％であったのに対し，1983 年から 1993 年まででは 31 ％，さらに 1994 年から 1997 年までの 3 年間では全体の過半数（61 ％）を越えるようになってきている[11]。国内外の他施設でも同様な傾向を認め，1990 年台に入ってからは偶然発見例の頻度が 60〜70 ％と過半数を越えるとする報告が多い[11,12]。偶然発見例の特徴としては，一般に low grade, low stage（腫瘍径が小さい）であり，予後が良好である（5 年生存率：60〜100 ％），といわれている[11,13]。この事が手術手技の向上ともあいまって腎温存手術が普及した大きな要因になっ

ている。ただし，偶然発見例と非偶然発見例との病理組織学的な比較検討では，組織学的異型度，DNA ploidy に差はなく，同 stage で見ると生存率に差がないという報告もある[13]。この事は偶然発見例の腫瘍自体の生物学的悪性度が低いというより，単に早期発見による結果を示しているとも推測できる。

適応：従来は 1)両側発生，2)単腎などの imperative indication 症例および 3) 健側の腎疾患などの relative indication 症例であった。しかし，近年では健側腎の機能が正常の場合（elective indication）でも腎温存手術が施行されるようになってきている。その理由としては，後述するように適切な症例を選択すれば，根治的腎摘除術の成績と遜色ないことが示されてきたからである。その適応基準としては，腫瘍サイズが重要であることがわかっており，およそ 4 cm 未満とするのが妥当であろう。

術式：上極あるいは下極の腫瘍の場合には腎部分切除術（polar partial nephrectomy）を，腎門部の高さの腫瘍に対しては楔状切除術（wedge resection）を用いることが多い。腫瘍核出術（enucleation）は腎表面に位置する腫瘍に対してのみ用いている。

手術手技：根治的腎摘除術と同様に患側の側腹部を進展させた jack knife position とする。第 11 肋骨先端を切除し（開胸を避ける），後腹膜に至る腰部斜切開を用いる。開腹せずに腹膜後葉を上方内側に圧排し，腎茎部を露出する。腎静脈に流入する静脈を可能な限り温存し，腎動脈とともに血管テープで確保しておく。次いで，腫瘍部以外で Gerota 筋膜を切開し，周囲脂肪組織を剥離し腎を露出する。腫瘍周囲の脂肪組織は剥離せずに腎に付着させておく。術中エコーで腫瘍の進展度を確認し，腫瘍の辺縁から約 1 cm 離れた想定切開線上に電気メスでマーキングする。20 ％ マンニトールを 50〜100 ml 点滴静注した後，腎動脈を冠状動脈用のブルドック鉗子あるいは血管用ターニケットでクランプする。なお，腫瘍の部位，大きさなどで阻血時間が 20〜30 分を越えることが予想される場合には，腎表面冷却のために ice slush をサージカルドレープとともに用意しておく。電気メスでマーキングした切開線に沿って，メスによ

表 3-3 腎温存手術と根治的腎摘除術の比較

報告者(年)	症例数	癌特異生存率(%)	局所再発(%)	観察期間	手術合併症
Butler et al. (1995) (Cleveland Clinic)[16]					
—腫瘍径 4 cm 以下—					
腎温存手術	40	100	1/46(2.2)	40(月)	7/46(15.2%)手術死 0
根治的腎摘除術	42	97	—	66(月)	6/42(14.3%)手術死 0
Lerner et al. (1996) (Mayo Clinic)[19]					
—腫瘍径 4 cm 以下—					
腎温存手術	113	92	5/113(4.4%)	3.7(年)	7/169(4.1%)手術死 1[a]
根治的腎摘除術	64	96	—	5.1(年)	4/209(2.0%)手術死 3[a]
Belldegrun et al. (1999) (UCLA)[18]					
—stage T1—					
腎温存手術	98	100	1/98(1.0%)	57(月)	8/146(5.5%)手術死 2
根治的腎摘除術	79	97.5	—	55(月)	10/125(8%)手術死 1[b]

[a] stage II 以下，[b] T 1-3

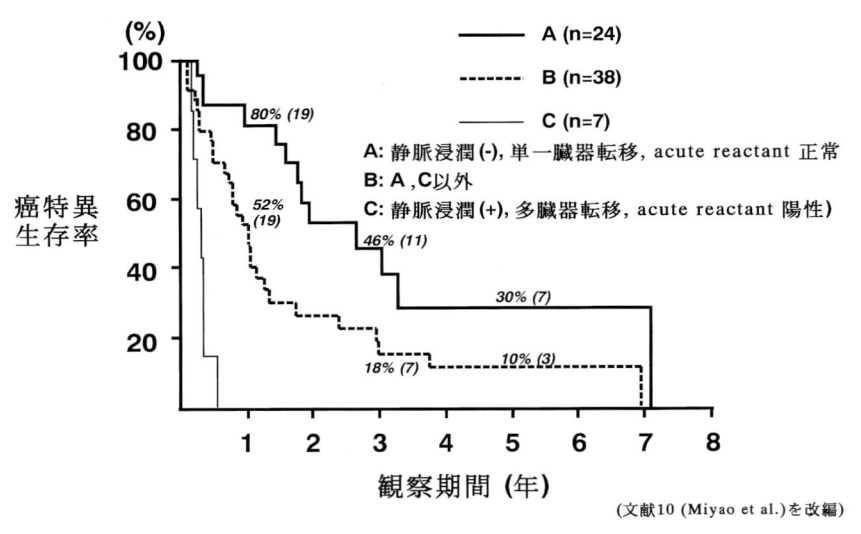

図 3-1 グループ別による癌特異生存率

A: 静脈浸潤(-)，単一臓器転移，acute reactant 正常
B: A，C 以外
C: 静脈浸潤(+)，多臓器転移，acute reactant 陽性

(文献10 (Miyao et al.)を改編)

る鋭的操作で腎被膜を含めて実質を切開する。腎切除面の止血は，血管断端が見えるものは小児用モスキート鉗子でそれをつかみ，4-0吸収糸(PDS)で結紮止血する。実質内に潜り込んだ血管はZ縫合し止血する。この際，静脈からの woozing が手術操作の妨げになるようであれば，腎静脈にかけた血管テープで軽く圧迫するか，あるいはターニケットでクランプする。腫瘍の位置によっては腎杯あるいは腎盂の一部を開放せざるを得ないが，この時には開放部位を4-0吸収糸で連続縫合する。なお，最後に腎盂より逆行性に生食20 ml で希釈したインジゴカルミン1液(1A)を注入し，尿漏れがないことを確認する。腎動脈(および腎静脈)を開放後出血の有無を確認するが，出血があれば指で腎実質を圧迫して出血をコントロールしながらZ縫合し止血する。出血がコントロール可能であれば切開面をそのままにしておいてよいが，多くの場合，部分切除では切開部の，楔

表3-4 多中心性（multifocality）の頻度

報告者	検索数	随伴腫瘍の頻度(%)	腫瘍径3cm以下の主腫瘍における随伴腫瘍の頻度(%)
Whang et al.	44	11(25%)	N.D.[a]
Kletsher et al.	100	16(16%)	5(5%)
Oya et al.	108	7(6.5%)	2(1.9)
Cheng et al.	100	7(7%)	0
Mukamel et al.	66	13(19.7%)	2(3%)
Niseenkorn et al.	27	3(11.1%)	1(3.7%)
Gohji et al.[21]	64	19(15.6%)	2/23(8.7%)
Baltaci et al.[22]	103	22(21.4%)	3/9(33.3%)
Miller et al.[23]	245	69(8.7%)	2/23(8.7)（<2.5cm）

[a] No data, 文献20）を改編、追加

状切除では腎実質同士のマットレス縫合を行う。この際，吸収性縫合糸に心臓手術用に用いられているポリエステルのフェルト（細片したもの）を介在させると腎実質が裂けることなく縫合しやすい。

腎温存手術の成績：表3-2にはelective症例の再発率と生存率をあげたが成績は良好である[14〜18]。また，根治的腎摘除術との比較検討でも先に述べたように生存率，再発率および合併症ともに差がないことが示されている（表3-3)[16,18,19]。腎温存手術の際に最も問題になるのは，多中心性（多発性）(multicentricity）の問題であろう。これまでの検討では，頻度は6〜25%，平均で18%と報告されている（表3-4)[20〜23]。腫瘍サイズが小さいほど，多中心性の率が低くなる傾向があるとする報告がある一方で，腫瘍サイズとの相関関係がないとする報告もある。これまでの報告では局所の再発率と多中心性の頻度とに多少の開きがあり，この理由として亀山[24]が指摘しているように単に術後の観察期間によるものなのか，あるいはこれらのsatellite tumorが将来的にすべてがclinical cancerにならないでoccult cancerのままでいるものもある，などが考えられる。今後の腎温存手術を考える意味で大きな課題といえる。

3. 腹腔鏡下腎摘除（ハンドアシストによる腹腔鏡下腎摘除を含む）

近年の非侵襲手術の傾向は，泌尿器科領域にも浸透しつつある。根治的腎摘除術あるいは腎部分切除術においても腹腔鏡下に施行されつつあり，徐々に成績が蓄積されてきている。腹腔鏡下腎摘除術の最大の長所は，切開する皮膚，筋肉が少ないため術後の疼痛が少なく，そのため回復が早く，結果的に患者のQOLを向上させることである。短所として考えられることは，癌手術の根治性を損なわないかということであるが，これに関しては近年，再発率，生存率ともに開腹による根治的腎摘除術に劣らないことが示されてきている[25]。現時点では，比較的小さなサイズ（4〜5cm未満）が適応とされている。今後さらに施行される機会が多くなってゆき，いずれ標準的治療法になり得る可能性がある。腹腔鏡下腎摘除術の手術方法の詳細については他に譲る[25]が，われわれの施設ではハンドアシストによる腹腔鏡下腎摘除術を症例を選択した上で施行している。これは，腹腔下において術者の片方の手を術野に挿入し，もう一方の手でポートより挿入した器具を操作しながら行うものである。この手技の長所は，(1)触診，牽引，剥離が容易で外科的な感触が保たれること，(2)手術時間が短く，出血量が少ない低侵襲手術であること，(3)腎を粉砕することなく取り出せること，(4) Handportを使用するためport-site metastasisを防ぐことができる，などがあげられる。これまで10例に対してハンドアシストによる腹腔鏡下腎摘除術を施行し，平均手術時間，平均出血時間はそれぞれ217分，114mlであった。手術時間に関しては開腹手術とほぼ同等，出血量は，開

腹手術に比して少なく施行できた。食事，歩行開始はほぼ手術翌日から可能であった。今後，再発率，生存率について長期的な観察が必要であるが，開腹手術に比較して手術時間，出血量に遜色なく，安全で容易に行われる低侵襲手術であることより，今後，適応のある症例に対しては標準術式になりうるものと考えている。われわれの施設では，T1症例が良い適応と考えている。

4. cryosurgery, radiofrequency

近年，腫瘍サイズが小さく，腎外に突出している腫瘍に対しては主に腹腔鏡下でcryosurgeryが試みられている。現時点では，観察期間も短いため，治療効果に関して結論をだすことはできないが，現在のところ良好な成績が報告されている[26,27]。また，合併症がほとんどなく，現時点では特に基礎疾患を有し手術のリスクの高い症例がよい適応になるかもしれない。Cryosurgeryの他にも，腹腔鏡下あるいはエコー下におけるラジオ波による治療も施行されつつあり[28]，今後の長期成績に期待がもたれる。

文 献

1) 塚本泰司，佐藤隆志，竹田孝一：腎細胞癌の手術―私はこうやっている―．泌尿器外科，9：925-929, 1996.
2) Shalev, M., Cipolla, B., Guille F., et al.: Is ipsilateral adrenalectomy a necessary component of radical nephrectomy? J. Urol., 153: 1415-1417, 1995.
3) Tsui, K. H., Shvarts, O., Barbaric, Z., et al.: Is adrenalectomy a necessary component of radical nephrectomy? UCLA experience with 511 radical nephrectomies. J. Urol., 163: 437-441, 2000.
4) 里見桂昭：腎癌の治療の現状と今後の課題．日泌尿会誌，81：1-12, 1990.
5) 高橋敦，熊本悦明，塚本泰司，ほか：腎細胞癌の再発に関与する因子の検討．日泌尿会誌，83：59-65, 1992.
6) Russo, P.: Renal cell carcinoma: Presentation, staging, and surgical treatmen. Semin, Oncol., 27, 160-176, 2000.
7) Blom, J. H. M., van Poppel, H., Marechal, J. M., et al.: Radical nepherectomy with and without lymph node dissection: Preliminary results of the EORTC randomized phase III protocol 30881. Eur. Urol., 36, 570-575, 1999.
8) Swierewski, D. J., Swierewski, M. J., Libertino, J. A.: Radical nephrectomy in patients with renalcell carcinoma with venous, venal caval, and atrial extension. Am. J. Surg., 168: 205-209, 1994.
9) Fujiwara, K., Matsui, Y., Oka, H., et al.: Serum c-reactive protein level and the impact of cytoreductive surgery in patients with metastatic renal cell carcinoma. 162, 1934-1937, 1999.
10) Miyao, N., Oda, T., Shigyou, M., et al.: Preoperatively determined prognostic factors in metastatic renal cell carcinoma. Eur. Urol., 31, 292-296, 1997.
11) 塚本泰司，柳瀬雅裕：偶然発見される腎細胞癌―最近の傾向―．田島惇編，最新腎移植と腎癌手術―可能性と問題点―，pp85-90, 1997.
12) Jayson, M., and Sanders, H.: Increased incidence of serendipitously discovered renal cell carcinoma. Urology, 51, 203-205, 1998.
13) Pantuck, A. J., Zisman, A., Rauch, M. K., et al.: Incidental renal tumors. Urology, 56, 190-196, 2000.
14) Licht, M. R., Novick, A. C.: Nephron sparing surgery for renal cell carcinoma. J. Urol., 149: 1-7. 1993.
15) Moll, V., Becht, E., Ziegler, M.: Kidney preserving surgery in renal cell tumors. J. Urol., 150: 319-323. 1993.
16) Butler, B. P., Novick, A. C., Miller, D. P., et al.: Management of small unilateral renal cell carcinoma: Radical versus nephron-sparing surgery. Urology, 45: 34-40, 1995.
17) Herr, H. W.: Partial nephrectomy for unilateral renal cell carcinoma and a normal contralateral kidney: 10-year followup. J. Urol., 161: 33-

35. 1999.
18) Belldegrun, A., Tsui, K-H., deKernion, J. B., et al.: Efficacy of nephron-sparing surgery for renal cell carcinoma: Analysis based on the new 1997 tumor-node-metastasis staging system. J. Clin. Oncol., 17: 2868-2875, 1999.
19) Lerner, S. E., Hawkins, C. A., Blute, M. L., et al.: Disease outcome in patients woth low stage renal cell carcinoma treated with nephron-sparing or radical surgery. J. Urol., 155: 1868-1873, 1996.
20) Van Poppel, H. P., Bamelis, B. F., Baert, L. C.: Non-metastatic renal cell carcinoma. Current Opinion in Urology, 6: 241-244, 1996.
21) Gohji, K., Hara, I., Gotoh, A., et al.: Multifocal renal cell carcinoma in Japanese patients with tumors with maximal diameters of 50 mm. or less. J. Urol., 159: 1144-1147, 1998.
22) Baltaci, S., Orhan D., Soyupek, S., et al.: Influence of tumor stage, size, grade, vascular involvement, histological cell type and histological pattern on multifocality of renal cell carcinoma. J. Urol., 164: 36-39, 2000.
23) Miller, J., Fischer, C., Freese, R., et al.: Nephron-sparing surgery for renal cell carcinoma -Is tumor size a suitable parameter for indication? Urology, 54, 988-993, 1999.
24) 亀山周二, 山崎哲: Nephron sparing surgery の限界. 田島惇編, 最新腎移植と腎癌手術―可能性と問題点―, pp 109-115, 1997.
25) 絹川常郎, 小野佳成, 大島伸一: 腹腔鏡下根治的腎摘術. 泌尿器外科, 13: 17-21, 2000.
26) Gill I. S., Novick, A. C., Soble, J. J., et al.: Laparoscopic renal cryoablation: Initial clinical series. Urology, 52: 543-551, 1998.
27) Rodriguez, R., Chan, D. Y., Roland, B., et al.: Renal ablative cryosurgery in selected patients with peripheral renal masses. Urology, 55: 25-30, 2000.
27) McGovern, F. J., Wood, B. J., Goldberg, S. N., et al.: Radio frequency ablation of renal cell carcinoma via image guided needle electrodes. J. Urol., 161, 599-600, 1999.

（高橋　敦，塚本泰司）

4. 腎細胞癌の治療（手術療法以外）

　腎細胞癌は尿路性器悪性腫瘍のなかで第3位の罹患率を示し，約25%の例では初診時既に遠隔転移を有しており，これら進行例の生存期間中央値はおよそ1年で2年以上生存するのは僅か10%の例にすぎないとされている。本症に対し外科的切除が最も有用で，遠隔転移を有する例のうち単発の転移巣を有する例ではその転移巣の外科的切除により長期生存が得られる場合がある。しかし，進行例に対しては通常手術療法以外の治療法が選択される。ところが，本症に対し一般に化学療法剤あるいは放射線療法は有効性に乏しく，interferon（IFN）および interleukin-2（IL-2）といった免疫療法が主に行われている。また，抗腫瘍効果に乏しいものの骨転移巣に起因する疼痛に対し除痛あるいは脳転移巣に対し患者のQOLの改善を目的として放射線療法も施行されているのが現況である。本稿では遠隔転移を有する進行性腎細胞癌の免疫療法，制癌化学療法および放射線療法の現況と問題的について概説する。

I. 免疫療法

1. IFN 療法
1) IFN-α 療法

　諸家により報告された転移を有する進行期腎細胞癌1042例に対する IFN-α の有効率は約12%と決して高いものではない（表4-1)[1]。ただし，その他の報告でも0〜38%とその治療成績に違いがあり，その原因として薬剤の投与量，投与方法がさまざまであることが考えられる。一般にIFN療法が奏効し，complete response（CR）あるいは partial response（PR）を呈する症例について検討されており，1）患側腎が摘出されている，2）全身状態が良好である，3）数個の肺転移巣をのみ有していることなどが挙げられいる[2]。本療法での効果発現時期は治療開始より平均3〜4カ月と緩徐で，効果持続期間が2年を越えるものはまれである。以前より IFN-α 療法が転移を有する進行性腎細胞癌患者の生存に寄与するか否かは不明で，文献上4つの prospective randomized study の成績が報告されており，そのうち2つの報告では IFN＋vinblastine（VBL）併用療法は VBL 単独療法に比べ（図 4-1 A)[3]，また，IFN 療法は medroxyprogesterone 療法に比べて生存期間の延長がみられた[4]としている（表 4-2)。中でも Medical Research Council の報告は症例数も多く（各群 160〜170 症例）信頼できるもののように思われる[4]。

2) IFN-γ 療法

　IFN-γ についてもその有効率は約12%と IFN-α とほぼ同程度かやや低いものと考えられる（表 4-1）。

表4-1　遠隔転移を有する腎細胞癌に対する IFN, IL-2 単独療法および2剤併用療法の治療成績

薬剤	患者数	CR+PR (%)
IFN-α	1042	12
IFN-γ	234	12
IL-2		
高用量	537	19
低用量	104	20
IFN-α＋IL-2	607	19

表 4-2 遠隔転移を有する腎細胞癌に対する IFN-α 単独療法と IFN-α と他剤との併用療法の randomized study

薬剤	患者数	CR（%）	CR+PR（%）	生存期間（中央）・月	P値
Pyrhönen et al.[3]					
IFN-α+VBL	79	8.9	16	17	0.0049
VBL	81	1.2	2	10	
Medical Research Council collaborators[4]					
IFN-α	167	2	16	8.5	0.011
Medroxyprogesteron	168	0	2	6	
Fosså et al.[13]					
IFN-α	53	2	11	Not stated	NS
IFN-α+VBL	66	2	24		
Neidhart et al.[12]					
IFN-α	82	2.4	12	Not stated	NS
IFN-α+VBL	83	3.6	8		
deMulder et al.[18]					
IFN-α	54	1	13	11	0.73
IFN-α+IFN-γ	48	0	4	8.5	

NS ; No significant difference

2. IL-2 療法

IL-2 は IFN-α，-γ と共に現在腎細胞癌に保険適応のある薬剤である。IL-2 は IFN と異なり腫瘍細胞に対する直接作用は有していないが，生体でリンパ球を活性化することにより抗腫瘍効果を発揮するとされている。本邦での1日投与量は $3.5 \sim 21 \times 10^5$ JRU（1 JRU=1 IU）で欧米での投与量の 1/6～1/30 倍と非常に少ない。1995年，Fyfe らは転移性腎細胞癌 255 例を対象に high-dose IL-2 療法（$60 \times 10^4 \sim 72 \times 10^4$ IU/kg を15分のうちに静注し，これを8時間ごとに5日間施行）を施行し，CR；4％，PR；8％，効果持続期間中央値；23カ月，治療関連死；4％と報告した。その多くは intensive care units（ICU）での患者管理を必要としている[5]。その後，low-dose IL-2 療法が試みられ，その成績は high-dose IL-2 療法と比べて遜色ないものであった（表4-1）。また，low-dose IL-2（12×10^6 IU/day を週4回）を皮下投与することで副作用の軽減を図り在宅・外来での治療が可能となっている[6]。本邦での phase II study の結果を見ると IFN 抵抗性転移性腎細胞癌に対する有効率は約14％であった[7]。

II. 制癌剤

1990年代に入り施行された各種制癌剤の進行性腎細胞癌の Phase II Study（N=1347）では floxuridine あるいは fluorourcil を用いたものがあるが，その有効率も0～14％と決して高いものではない[8]。また，腎細胞癌では高率に多剤耐性遺伝子（MDR 1）とその産物である p-glicoprotein の発現が高率に認められることより，この MDR 1 の克服を目的として verapamil や cyclosporin A と VBL との併用療法が検討されたが，VBL 単独療法と効果に差を認めず，共にその有効率は3％程度であったとされている[9,10]。Tamoxifen などのホルモン剤も用いられているが効果に乏しいようである[11]。

A) IFN-α, VBL併用療法

a.

WeeK	1			2			3			4		
Day	1	3	5	1	3	5	1	3	5	1	3	5
IFN-α	○	○	○	○	○	○	○	○	○	○	○	○
VBL	△									△		

○：3×10⁶ IU Subcutaneous (SC)., △：0.1 mg/kg Intraveneous (IV)
Pyrhönen et al., J Clin Oncol., 17：2859, 1999)

b.

WeeK	1			2			3			4		
Day	1	3	5	1	3	5	1	3	5	1	3	5
IFN-α	○	○	○	○	○	○	○	○	○	○	○	○
VBL	△									△		

○：18×10⁶ IU Intramusclar (IM)., △：0.1 mg/kg IV
(Fosså et al., Annals Oncol., 3：301, 1992)

B) IFN-α, IL-2併用療法

a.

WeeK	1				2				3				4				5				6			
Day	1	2	3	4	1	2	3	4	1	2	3	4	1	2	3	4	1	2	3	4	1	2	3	4
IFN-α	○				○				○				○											
IL-2	△	△	△	△	△	△	△	△	△	△	△	△	△	△	△	△								

○：9×10⁶ IU SC., △：4×10⁶ U SC
(Vogelzang et al., J Clin Oncol., 11：1809, 1993)

b.

WeeK	1					2	3					4
Day	1	2	3	4	5		1	2	3	4	5	
IFN-α	○	○	○	○	○		○	○	○	○	○	
IL-2	△	△	△	△	△		△	△	△	△	△	

○：3×10⁶ U/m² 1日3回, 8時間ごとに borous IV., △：14.4×10⁶ IU/m² 1日3回, 8時間ごとに borous IV
(Atkins et al., J Clin Oncol., 11：661, 1993)

図4-1　IFN-αとVBL, IL-2併用療法

III. Cytokineと制癌剤およびCytokine同志の併用療法

1. IFN-αとVBLの併用療法 (図4-1)

　IFN-αとVBLの併用療法について1990年代初めにIFN-α単独療法との間での2つのprospective randomized studyの成績が報告されている（図4-1A）[12,13]。その有効率はIFN単独療法で12％, 11％, 他方, IFNとVBL併用療法施行群では8％, 24％と一つの報告では併用療法群で有効率は高いもののいずれの報告でもCR例は2％程度と共に少ない。また, 両治療群間に生存率に差を認めず, 併用治療群で消化器系の

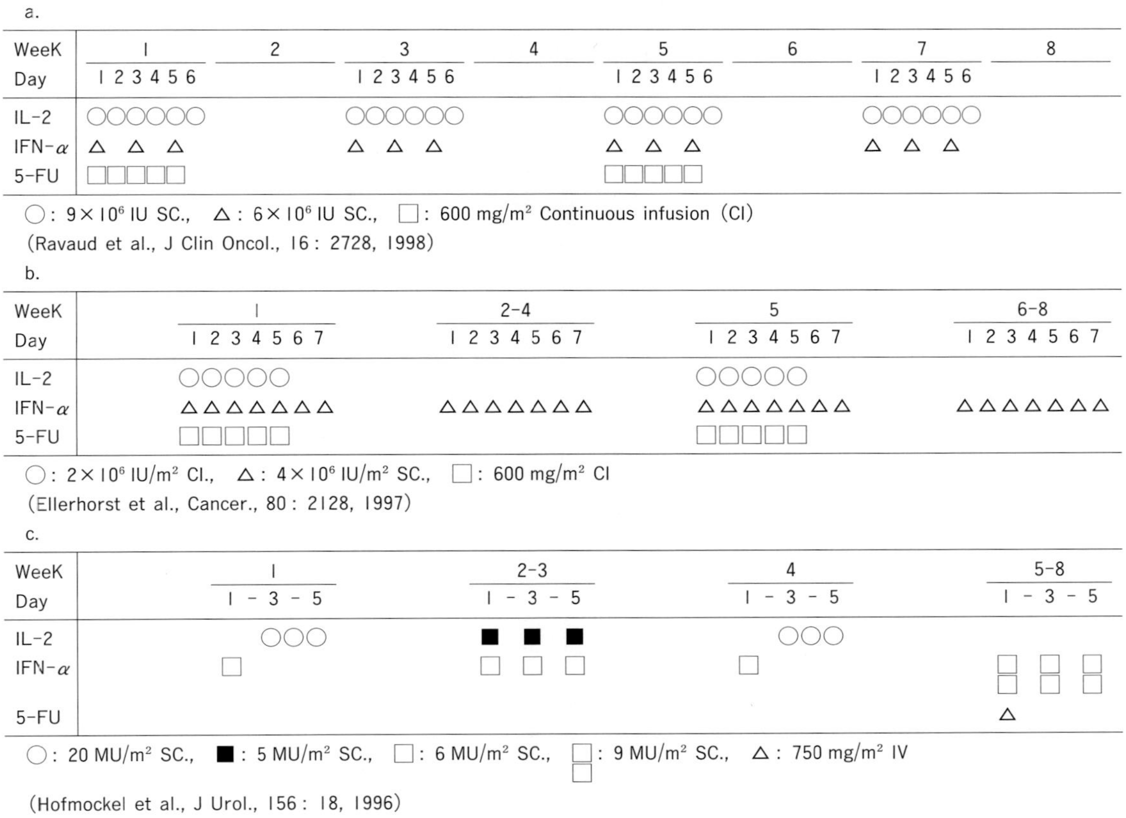

a.

Week	1	2	3	4	5	6	7	8
Day	1 2 3 4 5 6		1 2 3 4 5 6		1 2 3 4 5 6		1 2 3 4 5 6	
IL-2	○○○○○		○○○○○		○○○○○		○○○○○	
IFN-α	△ △ △		△ △ △		△ △ △		△ △ △	
5-FU	□□□□□				□□□□□			

○ : $9×10^6$ IU SC., △ : $6×10^6$ IU SC., □ : 600 mg/m² Continuous infusion (CI)
(Ravaud et al., J Clin Oncol., 16 : 2728, 1998)

b.

Week	1	2-4	5	6-8
Day	1 2 3 4 5 6 7	1 2 3 4 5 6 7	1 2 3 4 5 6 7	1 2 3 4 5 6 7
IL-2	○○○○○		○○○○○	
IFN-α	△△△△△△△	△△△△△△△	△△△△△△△	△△△△△△△
5-FU	□□□□□		□□□□□	

○ : $2×10^6$ IU/m² CI., △ : $4×10^6$ IU/m² SC., □ : 600 mg/m² CI
(Ellerhorst et al., Cancer., 80 : 2128, 1997)

c.

Week	1	2-3	4	5-8
Day	1 - 3 - 5	1 - 3 - 5	1 - 3 - 5	1 - 3 - 5
IL-2	○ ○ ○	■ ■ ■	○ ○ ○	
IFN-α	□	□ □ □	□	□ □ □
5-FU			△	

○ : 20 MU/m² SC., ■ : 5 MU/m² SC., □ : 6 MU/m² SC., □ : 9 MU/m² SC., △ : 750 mg/m² IV

(Hofmockel et al., J Urol., 156 : 18, 1996)

図 4-2 IFN-α, IL-2 および 5-FU 併用療法

副作用や骨髄抑制が多くみられたとされている(表 4-2)。

2. IFN-α と IL-2 併用療法 (図 4-1 B)

進行期腎細胞癌に対するこれら 2 剤の併用療法の有用性を検討した 23 件, 計 607 例の臨床研究の結果は有効率 19 % と IL-2 単独療法の有効率, 生存率とほぼ同等であり, 他方, 副作用の発現頻度の増加がみられ, 2 剤併用療法の有用性を示唆するものではない[14,15] (表 4-1)。

3. IFN-α, 5-Fu および IL-2 併用療法 (図 4-2)

IFN-α, 5-Fu および IL-2 の 3 剤併用療法における PR 以上の有効率は 4 %〜38 % と報告されているが, その効果持続期間の中央値は 4〜17 ヵ月と短いものである (表 4-3)。現在, これら 3 種の薬剤併用療法と IFN-α および IL-2 の 2 剤併用療法との間で prospective randomized study が行われているが, その有効率は共に 8 % 程度と両群間に差を認めていない[16]。これら併用療法が有効か否かは他の randomized study の結果が待たれる。

4. IFN-α および IFN-γ 併用療法 (図 4-3)

緒家により IFN-α と IFN-γ の併用療法について報告されている。Ernstoff らは 36 例の進行期腎細胞癌を対象に, CR : 2 例, PR : 6 例, 奏効率 22.2 % と報告している[17]。また, IFN-α 単独療法群と IFN-α および IFN-γ の 2 剤同日

表 4-3 遠隔転移を有する腎細胞癌に対する IFN-α, IL-2 および 5-FU 併用療法

報告者	患者数	CR (%)	CR+PR (%)	効果持続期間（中央値）・月
Kirchner et al. (Proc Am Soci Clin Oncol., 17 : 310, 1998)	246	11	33	Not stated
Hofmockel et al. (J Urol., 156 : 18, 1996)	34	26	38	12
Ellerhorst et al. (Cancer., 80 : 2128, 1997)	52	8	31	17
Jofte et al. (Brt J Urol., 77 : 638, 1996)	38	0	24	Not stated
Dutcher et al. (Proc Am Soci Clin Oncol., 16 : 327, 1997)	50	2	16	9
Gitlitz et al. (Proc Am Soci Clin Oncol., 15 : 248, 1996)	23	0	26	7
Olencki et al. (Proc Am Soci Clin Oncol., 15 : 263, 1996)	18	0	0	Not stated
Tourani et al. (J Clin Oncol., 16 : 2505, 1998)	62	2	19	13
Ravaud et al. (J Clin Oncol., 16 : 2728, 1998)	111	0	2	4

投与治療群との間で phase III study が行われ，その有効率はそれぞれ 13％，4％ と有意差はないもののむしろ IFN-α 単独療法群で良好であったが，生存率に差を認めず 2 剤併用療法の有用性は否定されている（表 4-2, 図 4-3 a）[18]．しかし最近，藤井らは 20 例の進行期腎細胞癌に対し天然型 IFN-α $3-5×10^6$ IU，IFN-γ $3×10^6$ JRU（1 JRU＝1.5 IU）を原則として交互に週 5 日間投与 2 日間休薬し，CR：3 例（15％），PR：2 例（10％），奏効率 25％，また効果発現時期の中央値は 2 ヵ月（1〜7 ヵ月），効果持続期間中央値は 12 ヵ月（10〜37 ヵ月）と報告している（図 4-3 b）[19]．他の報告とは薬剤の投与スケジュールに違いもあり，今後の各 IFN 単独療法との prospective randomized study での評価が期待される．

IV. 患者の follow up および外来での治療について

現在，癌患者の治療を考えるうえで患者の QOL および高騰する医療費の問題は決して無視できるものではなく，これらの問題を十分に考慮した治療法の確立が強く望まれている．幸い IFN-α については自己注射が保険上認められており，患者本人あるいは家族により在宅で投与可能である．われわれは以下のようなプロトコールに従って IFN 療法を行っている．すなわち，入院中に外来通院，在宅治療が可能となるように IFN-α による臨床検査値異常を含めた副作用を把握し，投与回数も含めた maximum tolerance dose を決定する．

① 当初 IFN-α は $3〜5×10^6$ IU/body を 2〜3 回/週から開始し，発熱，全身倦怠感，食思不振などの出現の有無とその程度および臨床検査値異常の有無とその程度を把握する．

② WHO の Grade 0 および 1 程度の副作用（GOT, GPT：正常値の 1.26〜2.5 倍まで，白血球：3000/μl 台，血小板：7.5〜9.9×10^4/μl）あるいは血清クレアチニン値：1.8 mg/ml 未満であれば，引き続いて投与回数を 5 回/週（5 日間投与，2 日間休薬）に増やしこれを可能であれば病状が進行と判断されるまで投与を継続する．もし，grade 3 以上の副作用（GOT, GPT：正常値の 5.1〜10 倍まで，白血球：1000/μl 台，血小板：2.5〜4.9×10^4/μl）あるいは血清クレアチニン値：2.5 mg/ml 以上 5.0 mg/ml 未満が出現するならば投与を一時中止しこれらの値が治療前

a.

Week	1		2		3		4		5	
Day	1	3	1	3	1	3	1	3	1	3
IFN-α	○	○	○	○	○	○	○	○	○	○
IFN-γ	△	△	△	△	△	△	△	△	△	△

○：$10×10^6$ IU／m^2 SC.,　　△：$2×10^6$ IU／m^2 SC
週2回，2剤を同時に異った部位に皮下注にて投与
(DeMulder et al., Br J Cancer., 71：371, 1995)

b. Low dose therapy

Week	1			2			3			4			4		
Day	1	2	3	1	2	3	1	2	3	1	2	3	1	2	3
IFN-α	○	○		○	○		○	○		○	○		○	○	
IFN-γ		△			△			△			△			△	

High dose therapy

Week	1					2					3					4				
Day	1	2	3	4	5	1	2	3	4	5	1	2	3	4	5	1	2	3	4	5
IFN-α	○		○		○	○	○	○	○		○	○	○	○		○	○	○	○	
IFN-γ		△		△			△		△			△		△			△		△	

○：$3-5×10^6$ IU／body SC.,　　△：$3×10^6$ JRU／body SC（1 JR＝1.5 IU）
就寝前に皮下注にて投与

```
            Low dose therapy
             (1-2 週間)
    ┌──────────┬──────────┬──────────┐
*Grade 0 or 1   Grade 2    Grade 3   Grade 4
    ↓            ↓          ↓          ↓
High dose therapy  Low dose therapy  中断  中止
                              ↓
                          Low dose
                           therapy
```

＊WHO 副作用 Classification

(Fujii et al. Brt J Urol. 84：399, 1999)

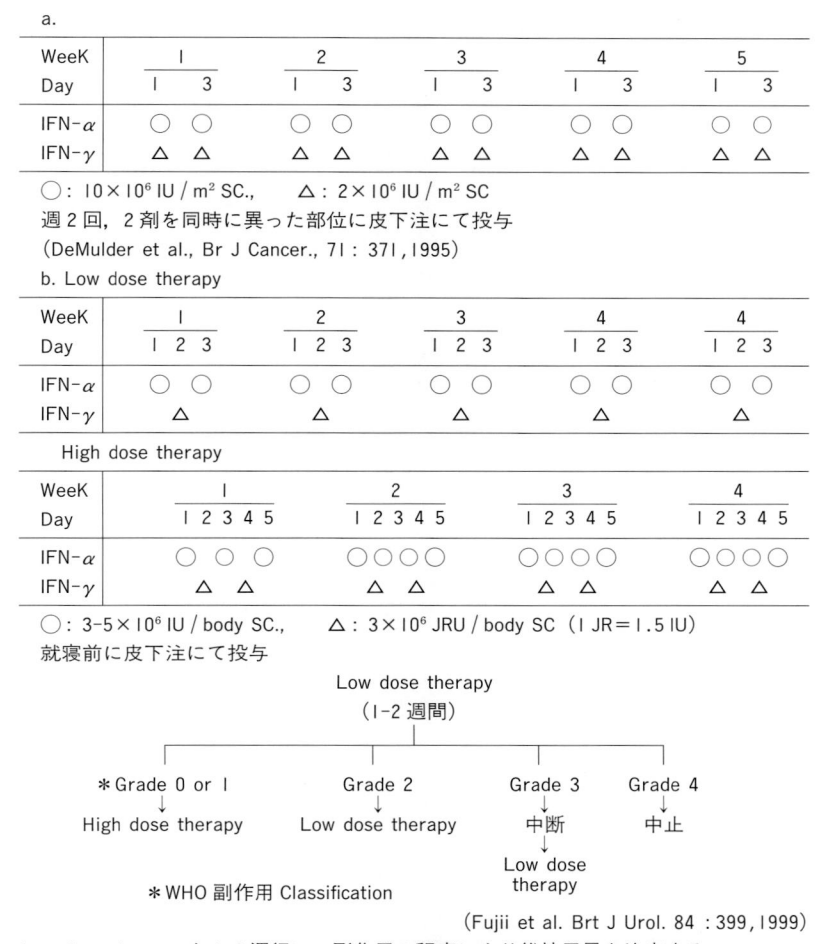

Low dose therapy を1-2週行い，副作用の程度により維持用量を決定する．いずれの治療も臨床的に明らかにPDと判定されるかGrade 4の副作用が出現するまで継続．

図 4-3　IFN-α，IFN-γ併用療法

値に回復するまで待ち，回復後再度2～3回/週から投与を再開する．

③WHOのgrade 2の副作用（GOT, GPT：正常値の2.6～5倍まで，白血球2000/μl台，血小板：5～$7.4×10^4/\mu l$）あるいは血清クレアチニン値：1.8 mg/ml 以上 2.5 mg/ml 未満であれば投与回数を2～3回/週のままで病状が進行と判定されるまで投与を継続し，grade 3の副作用が出現するようであれば，上記と同様に投与を一時中止する．

④WHOのGrade 4の副作用（GOT, GPT：正常値の10倍以上，白血球：1000/μl 未満，血小板：$2.5×10^4/\mu l$ 未満）あるいは血清クレアチニン値：5.0 mg/ml 以上が出現するようであればIFN療法は施行不可能と判断する．

⑤IFN-αの投与は自己注射として投与時刻は就寝前投与とし，必要により入眠剤を投与し安眠を図る．

⑥IFN-αの投与により38℃を超える発熱がみられる例ではIFN-α投与約1時間前に解熱坐薬剤を用いるかアスピリンなどの解熱剤を処方する．

従来から行われている昼間投与と厳格な比較検討はしていないが，就寝前投与により副作用の軽減，患者のQOLの向上と治療のコンプライアンスは著しく改善したとの強い印象を受けている。そして，自己注射を導入することで通院回数も減らすことができるので，われわれは2週間に1度の通院で治療を行っている。

一方，IFN-γおよびIL-2は共に欧米では自己皮下注射での投与が行われているが，本邦ではこれらの薬剤の自己注射および皮下投与は健康保険上まだ認められていない。IFN-γおよびIL-2もIFN-αと同様に自己注射ができれば治療上のコンプライアンスも向上すると考えられる。1日も早くこれらの薬剤がIFN-αと同様の投与方法が保険適応となることを切望する。

V. 放射線療法

1. 脳転移巣に対する治療

腎細胞癌の脳転移は一般に他臓器への転移も有している進行例であることが多い。それゆえ，通常患者の全身状態も不良でしばしば治療に難渋しその予後はきわめて不良である。腎細胞癌の脳転移症例に対して頭部への外照射（whole radiation）が行われておりその約60％の例では中枢神経症状の改善がみられ，約30％の例で転移巣の縮小が得られたが予後は不良であったとしている[20]。Flickingerらは，放射線抵抗性の腎細胞癌の脳転移巣に対してγ-knifeは副作用が少なく有効であると報告したが，彼らの報告も患者のQOLを改善するものの生存期間の延長には結びつかないようである[21]。いずれにしても放射線療法のみでは予後の延長は期待できず，これに脳転移巣の外科的切除を併用することで予後が改善される可能性が残されている。

2. 骨転移巣に対する治療

放射線療法は骨転移に起因する疼痛を軽減する効果はあるが抗腫瘍効果を期待できるものではないとされる。

VI. 治療上の諸問題

腎細胞癌の生物学的特性はまだ不明な点が多い。すなわち，遠隔転移が発見されて注意深い観察（surveillance）のみで10％以上の例では転移巣の増大を認めないと報告されている。したがって，cytokineを用いたsystemic therapyを施行する際にその副作用を回避するためにも，転移を有しているもののうち無症状な例では，症状が出現するかあるいは病状の増悪を認めるまで厳重なsurveillanceを行うという治療法も一つの選択肢として考えられる。一方，cytokineを用いたsystemic therapyでは転移巣に起因する種々の症状（骨痛など）および癌の脊椎転移による脊髄圧迫症状を軽減あるいは予防することはできないので，積極的に鎮痛剤の投与，放射線照射および椎弓切除術を施行する必要がある。

IFN-α，IL-2単剤あるいは両者併用療法施行例のうち治療開始10週以内に病状の進行を認めたものを"rapid progression"例としたとき，多変量解析によりrapid progressionを予測する因子として，1) 転移臓器が2臓器以上に及ぶもの，2) 腎摘出術後1年以内に再発を認めたもの，3) 肝転移を有するもの，4) 縦隔リンパ節転移を有するものなどが挙げられ，これらの例ではcytokine療法を施行しても70％以上の例ではrapid progressionを呈し，予後はきわめて不良とされる[15]。Cytokineに起因する副作用，高額な医療費および患者のQOLを逆に損なう可能性を考えれば，むやみにcytokine療法を施行するのではなくrapid progressionを呈する可能性の高い例は除外することも必要と思われる。

まとめ

腎細胞癌に対する手術療法以外の治療法の現況と問題点について述べた。保険診療のなかでわれわれが行える有効な治療法はIFN，IL-2といった免疫療法に限られる。これらの治療法に対するコンプライアンスを高め，患者のQOLを損なうことなく治療を行えるシステムを確立することが必要である。さらに，現在まだ実験的治療段階にある遺伝子治療[22]や樹状細胞[23]，同種末梢血幹細胞移植[24]を用いた治療が臨床の場で有用となることが期待される。

文献

1) Wirth, M. P.: Immunotherapy for metastatic renal cell carcinoma. Urol North Am., 20, 283-295, 1993.
2) Minasian, L. M., Motzer, R. J., Gluck, L., Mazumdar, M., Vlamis, V. and Krown, E.: Interferon alfa-2a in advanced renal cell carcinoma: treatment results and survival in 159 patients with long-term follow-up. J Clin Oncol., 11, 1368-1375, 1993.
3) Pyrhönen, S., Salminen, E., Ruutu, M., Lehtonen, T., Nurmi, M., Tammela, T., Juusela, H., Rintala, E., Hietanen, P. and Kellokumpu-Lehtinen, P.: Prospective randomized trial of interferon alfa-2a plus vinblastine versus vinblastine alone in patients with advanced renal cell cancer. J Clin Oncol., 17, 2859-2867, 1999.
4) Medical Research Council Renal Cancer Colloborators.: Interferon-α and survival in metastatic renal carcinoma: early results of a randomised controlled trial. Lancer. 353, 14-17, 1999.
5) Fyfe, G., Fisher, R. I., Rosenberg, S. A., Sznol, M., Parkinson, D. R. and Louie, A. C.: Results of treatment of 255 patients with metastatic renal cell carcinoma who received high-dose recombinant interleukin-2 therapy. J Clin Oncol., 13, 688-696, 1995.
6) Vogelzang, N. J., Lipton, A. and Figlin, R. A.: Subcutaneous interleukin-2 plus interferon alfa-2a in metastatic renal cancer: an out patient multicenter trial. J Clin Oncol., 11, 1809-1816, 1993.
7) 阿曽佳郎，本間之夫，田崎 寛，丸茂 健，里見佳昭，塚本泰司，上田豊史: S-6820（遺伝子組換え型ヒトインターロイキン2）のインターフェロン無効腎細胞癌に対する第II相臨床試験．泌尿器外科．, 8: 75-86, 1995.
8) Motzer, R. J. and Russo, P.: Systemic therapy for renal cell carcinoma. J Urol., 163, 408-417, 2000.
9) Motzer, R. J., Lyn, P., Fischer, P., Lianes, P., Ngo, R. L., Cordon-Cardo, C. and O'Brien, J. P.: A phase I/II trial of dexverapamil plus vinblestine for patients with advanced renal cell carcinoma. J Clin Oncol., 13, 1958-1965, 1995.
10) Warner, E., Tobe, S. W., Andrulis, I. L, Pei, Y., Trachtenberg, J., Skorecki, K. L.: Phase I-II study of vinblastine and oral cyclosporin A in metastatic renal cell carcinoma. Amer J Clin Oncol., 18: 251-256, 1995.
11) Schomburg, A., Kirchner, H., Fenner, M., Menzel, T., Poliwoda, H. and Atzpodien, J.: Lack of therapeutic efficacy of tamoxifen in advanced renal cell carcinoma. Eur J Cancer., 29A, 737-740, 1993.
12) Neidhart, J. A., Anderson, S. A., Harris, J. E., Rinehart, J. J., Laszlo, J., Dexeus, F. H., Einhorn, L. H., Trump, D. L., Benedetto, P. W., Tuttle, R. L. and Smalley, R. V.: Vinblastine fails to improve response of renal cancer to interferon alfa-n1: high response rate in patients with pulmonary metastasis. J Clin Oncol., 9, 832-837, 1991.
13) Fosså, S. D., Otto, M. U., Schneider, G., Wander, H., Oberling, F., Bauer, H. W., Achtnicht,

U. and Holdener, E. E.: Recombinant interfern alfa-2a with or without vinblastine in metastatic renal cell carcinoma: results of a European multi-center phase III study. Annal Oncol., 3, 301-305, 1992.
14) Atkins, M. B., Sparano, J., Fisher, R. I., Weiss, G. R., Margolin, K. A., Fink, K. I., Rubinstein, L., Louie, A., Mier, J. W., Gucalp. R., Sosman, J. A., Boldt, D. H., Doroshow, J. H, Aronson, F. R. and Sznol, M.: Randomized phase II trial of high-dose interleukin-2 either alone or in combination with interferon alfa-2b in advanced renal cell carcinoma. J Clin Oncol., 11, 661-670, 1993.
15) Negrier, S., Escudier, B., Lasset, C., Douillard, J. Y., Savary, J., Cheureau, C., Rauaud, A., Mercatello, A., Peny, J., Mousseau, M., Philip, T. and Tursz, T for the group Francais d'Immunotherapie.: Recombinant human interleukin-2, recombinant human interferon alfa-2a, or both in metastatic renal-cell carcinoma. N Engl J Med., 338, 1272-1278, 1998.
16) Négrier, S., Escudier, B., Doullard, J. Y., Lesimple, T., Rossi, P., Viens, D., Distefano-Louineau, D., Drevon, M., Gomez, F., Caty, A. and the French Inmunotherapy Group.: Randomized study of interleukin-2 and interferon with or without 5-FU (FUCY study) in metastatic renal cell carcinoma. Proc Am Soc Clin Oncol., 16, 326, 1997.
17) Ernstoff, M. S., Nair, S. and Bahnson, R. R.: A phase I trial of sequential administration recombinant DNA-produced interferons: combination recombinant interferon alfa in patients with metastatic renal cell carcinoma. J Clin Oncol., 8, 1637-1649, 1990.
18) deMulder, P. H. M., Oosterhof, G. O. N., Bouffioux, C., van Oosterom, A. T., Vermeylen, K. and Sylvester R.: EORTC (30885) randomised phase III study with recombinant interferon alpha and recombinant interferon alpha and gamma in patient with advanced renal cell carcinoma. Brt J Cancer., 71: 371-375, 1995.
19) Fujii, A., Yuien, Y., Ono, H., Yamamoto, H., Gohji, K. and Takenaka, A.: Preliminary results of the alternating administration of natural interferon-α and recombinant interferon-γ for metastatic renal cell carcinoma. Brt J Urol., 84, 399-404, 1999.
20) Yonese, J., Kawakami, S., Ueda, T., Tsuzuki, M., Kagayama, S., Yoshimura, K., Yamauchi, T., Fukui, I. and Kawai, T.: Clinical study of renal cell carcinoma with brain metastasis. Jpn J Urol., 86: 1287-1293, 1995.
21) Flickinger, J. C., Kondziolka, D., Lunsford, D., Coffey, R. J., Goodman, M. L., Shaw, E. G., Hudgins, W. R., Weiner, R., Harsh, G. R., Sneed, P. K. and Larson, D. A.: A multi-institutional experience with stereotactic radiosurgery for solitary brain metastasis. Int J Radiat Oncol Biol Phys., 28: 797-802, 1994.
22) Simons, J. W., Jaffee, E. M., Weber, C. E., Levitsky, H. I., Nelson, W. G., Carducci, M. A., Lazenby, A. J., Cohen, L. K., Finn, C. C., Clift, S. M., Hauda, K. M., Beck, L. A., Leiferman, K. M., Owens, A. H. Jr., Piantadosi, S., Dranoff, G., Mulligan, R. C., Pardoll, M. M. and Marshall, F/F.: Bioactivity of autologous irradiated renal cell carcinoma vaccines generated by ex vivo granulocyte-macrophage colony-stimulating factor gene transfer. Cancer Res., 57, 1537-1546, 1997.
23) 藤井真一郎：樹状細胞療法の現状．分子細胞治療 1, 60-69, 2000.
24) Childs, R., Clave, E., Contentin, N., Jayasekera, D., Hensel, N., Leitman, S., Read, E. J., Carter, C., Bahceci, E., Young, N. S. and Barrett, A. J.: Engraftment kinetics after nonmyeloablative allogeneic peripheral blood stem cell transplantation: full donor T-cell chimerism precedes alloimmune responses. Blood. 94, 3234-3241, 1999.

（郷司和男）

5. ウィルムス腫瘍の治療

I. ウィルムス腫瘍の臨床像

1. 症　状

(1) 腹部腫瘤の触知：入浴時などに偶然に家人が気づく場合が多い。
(2) 腹痛：腫瘍内出血，腫瘍被膜破裂などにより，急に不機嫌となる。
(3) 肉眼的血尿：腫瘍細胞の腎盂粘膜浸潤時にみられる。
(4) 顔色蒼白：急激な腫瘍内・被膜下出血が疑われる。
(5) 消化器症状：便秘，下痢，嘔吐，食思不振をみる。
(6) 高血圧症：腫瘍組織自体にレニン産生能あり，高血圧をきたすことがある。最高血圧130〜150 mmHgの例が多いが200 mmHg以上の症例も報告されている。
(7) 泌尿器系合併奇形：停留睾丸，尿道下裂，融合腎，水腎症など。
(8) 骨格系合併奇形：半身肥大，顔面骨格変形，四肢変形など。
(9) Beckwith-Wiedemann症候群：巨大児，巨舌，臍異常を三大症状とし，高率に（約20例に1例）ウィルムス腫瘍発症をみる。第11番染色体異常（11p15欠失）との関連が研究されている。
(10) 無虹彩症aniridia：一般人口50,000人に1例の割でみられる無虹彩症が，ウィルムス腫瘍患児の間では73例に1例の高頻度でみられ，第11番染色体異常（11p13欠失）が患児体細胞および腫瘍細胞に認められる。
(11) 水頭症：6ヵ月未満のMRTK（後述）患児の約2割程度にmedulloblastomaに似た小脳腫瘍を合併し，水頭症が初発症状であることがある。

2. 臨床検査

1) 一般血液・尿・髄液検査

他の小児期腫瘍との鑑別のため，血清 α-フェトプロテイン，血清NSE，尿中カテコールアミン（VMA，HVA）をチェックする。本症として陽性所見の可能性がある項目はLDH（上昇），LDH isozyme（II，IIIの上昇），血清NSE（軽度上昇）くらいで，本症にのみ特異的にみられる検査所見は現在のところない。

2) 血中レニン活性

本腫瘍組織自体が産生するレニンは，活性型，非活性型の二種類あり，活性型レニンのみが高血圧症をきたす。血中総レニン量と活性型レニン量を測定すれば，その両者の差としての非活性型レニンが算出でき，臨床経過を反映する腫瘍マーカーとして利用できる可能性がある[1]。

3) Erythropoietin 活性

まれではあるが，多血症が認められることがあり，血中erythropoietin活性の上昇例が報告されている。

4) Mucopolysaccharide

患児血中，尿中にムチン増量がみられることがあり，血中ムチン上昇例は病期の進行した例が多いとされる。

5) 血中カルシウムレベル

1歳以下の乳幼児のCMN（後述），MRTK症例において，高カルシウム血症が認められることがある。

3. 画像診断検査

(1) 単純 X 線撮影
　①胸部撮影（球形肺転移巣 coin lesion）
　②腹部撮影（腫瘤の圧迫による腸管内ガス像偏移，nephrogram の変形，腫瘍被膜下出血に起因する石灰化像）
(2) 全身骨撮影 bone survey（CCSK（後述）の骨転移巣）
(3) 経静脈性腎盂造影 IVP（腎盂，腎杯の変形・拡大・偏移）
(4) CT（肺転移巣，腎門部リンパ節の腫大）
(5) 動脈造影法（両側性ウィルムス腫瘍の多発性小腫瘍結節，副腎腫瘍との鑑別）
(6) 下大静脈造影法（下大静脈内，右心房内腫瘍塞栓，腫瘍による圧迫偏位）
(7) 超音波検査（出血・壊死巣，嚢腫病変の描出）
(8) 核磁気共鳴 MRI（MRTK の小脳腫瘍合併，脊椎奇形）

II. ウィルムス腫瘍の鑑別診断

ウィルムス腫瘍（以下 WT と略記）と鑑別すべき疾患を表 5-1 に示す。腎内腫瘤のほとんどは，最終診断を病理組織検査まで待たねばならないものが多い。腎外腫瘤のうち，外見上 WT と紛らわしいのは副腎原発神経芽細胞腫で，光顕的にも WT の blastema と区別がつきにくく，NSE 染色などの組織化学染色による鑑別が必要である（図 5-1）。

表 5-1　Wilms 腫瘍と鑑別すべき疾患

A. 腎腫瘍
　　multilocular cyst of the kidney (MLCK)
　　congenital mesoblastic nephroma (CMN)
　　clear cell sarcoma of the kidney (CCSK)
　　malignant rhabdoid tumor of the kidney (MRTK)
　　腎細胞癌 (Grawitz tumor)
　　腎奇形腫
　　renal angiomyolipoma
　　renal lymphoma
　　水腎症
　　renal dysplasia
　　polycystic kidney disease
　　xanthogranulomatous pyelonephritis
　　馬蹄腎
　　腎周囲血腫
　　腎静脈血栓症
B. 腎外腫瘤
　　神経芽細胞腫　　　線維肉腫
　　後腹膜奇形腫　　　褐色細胞腫
　　横紋筋肉腫　　　　副腎出血
　　肝芽腫　　　　　　腸間膜嚢腫
　　平滑筋肉腫　　　　脾腫

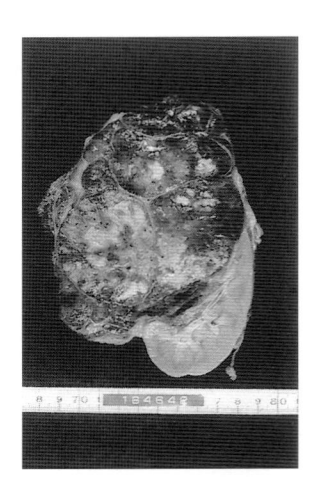

図 5-1　右副腎原発神経芽細胞腫の割面
　術前画像診断では，腎原発腫瘍（ウィルムス腫瘍）と考えられ，術中も腎腫瘍のつもりで腎摘を進め，摘出後にその割面を見てもやはり腎原発腫瘍と思われていたが，病理組織診断により，神経芽細胞腫と判明した。

III. ウィルムス腫瘍の病理組織分類

日本病理学会小児悪性腫瘍委員会による小児腎腫瘍組織分類[2]を表5-2に示す。本分類は腎発生に基づいており学問的な意味は高いが，治療方針を決定する際には実用的ではない。欧米ではもはやWTとは別の腎原発腫瘍と考えられている腎明細胞肉腫 clear cell sarcoma of the kidney（以下CCSK）と腎横紋筋肉腫様腫瘍 malignant rhabdoid tumor of the kidney（以下MRTK）のきわめて予後不良な2腫瘍が本分類では腎芽腫不全型としてWTの亜型に分類されている。治療方針を考える際には，表5-3に示すような治療に反応して予後良好な favorable histology（FH）群と，現時点でのあらゆる治療に抵抗して予後不良な unfavorable histology（UH）群との2群に分けた分類が実用的である。以下に表5-3の各腫瘍に関し，組織像と臨床像の概略を述べる。

1. Favorable Histology (FH) 群

1) Favorable Histology ウィルムス腫瘍 (FH-WT)

未分化腎芽細胞群（blastema），間質細胞，上皮構造の3基本構造のさまざまな組み合わせより構成されている後腎芽細胞由来の腫瘍で，退形成 anaplasia（後述）所見が見られないものをいう（図5-2）。通常の化学・放射線療法によく反応し，予後良好である。小児腎腫瘍の8割以上はこのFH-WTである[3]。

2) 先天性間葉芽腎腫 Congenital Mesoblastic Nephroma (CMN)

CMNはWTと同じく後腎芽細胞起源と考えられ，分化過程のごく初期，WT発癌の分化過

表5-2 腎芽腫（ウィルムス腫瘍）の組織分類

1. 腎芽型	nephroblastic type
a) 小巣亜型	focal nephroblastic subtype
b) 大巣亜型	diffuse nephroblastic subtype
c) 複合亜型	complex subtype
2. 上皮型	epithelial type
3. 間葉型	mesenchymal type
4. 不全亜型	abortive type
a) 腎明細胞肉腫	clear cell sarcoma of the kidney (CCSK)
b) 腎横紋筋肉腫様腫瘍	malignant rhabdoid tumor of the kidney (MRTK)
c) その他	others

（日本病理学会小児悪性腫瘍委員会 1989年）

表5-3 治療の観点よりみた小児腎腫瘍組織分類

Favorable Histology (FH) 群	通常の化学・放射線療法に反応し予後良好
Favorable Histology ウィルムス腫瘍 (FH-WT)	
先天性間葉芽腎腫 Congenital Mesoblastic Nephroma (CMN)	
Unfavorable Histology (UH) 群	現時点でのあらゆる治療に反応せず予後不良
Unfavorable Histology ウィルムス腫瘍 (UH-WT)	
腎明細胞肉腫 Clear Cell Sarcoma of the Kidney (CCSK)	
腎横紋筋肉腫様腫瘍 Malignant Rhabdoid Tumor of the Kidney (MRTK)	

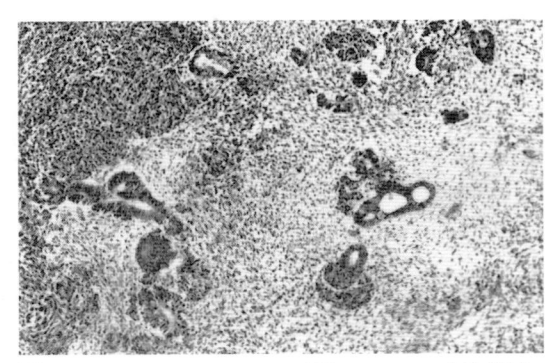

図5-2 Favorable Histology Wilms tumor (FH-WT) の病理組織像
未分化小細胞群（blastema），上皮性管腔構造，それらを取り巻く紡錘形間質細胞の三要素からなる典型的なウィルムス腫瘍の像であるが，どの要素の腫瘍細胞中にもanaplasia を示す細胞は見当たらない。

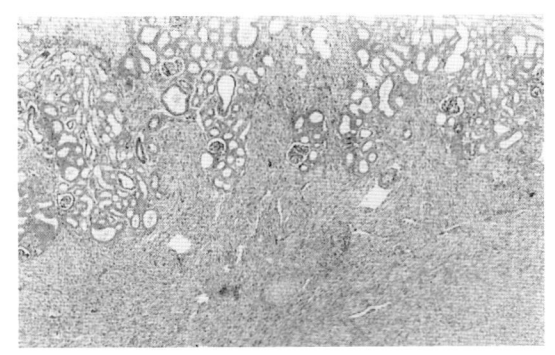

図5-3 Congenital Mesoblastic Nephroma (CMN) の病理組織像
紡錘形の腫瘍細胞が樹枝状に腎実質内に侵入しているが，腫瘍に包囲された腎実質は壊死することなく，腫瘍組織と共存している。腫瘍組織内に軟骨組織が見られるのも本腫瘍の特徴である。

程よりも早期（stromagenic phase）に発癌したものと理解されている。紡錘形間質細胞であるCMN 細胞は糸球体，尿細管などの腎組織を破壊することなしに組織管に侵入し，あたかも腎組織とCMN 細胞とが発生過程のごく早期から仲良く共存しているかの像を呈する（図5-3）。小児腎腫瘍の約3％に見られ，発症年齢は新生児期より3ヵ月の間が多く，やや男児に多い[4]。

2. Unfavorable Histology (UH) 群

1) Unfavorable Histology ウィルムス腫瘍（UH-WT）

顕微鏡所見上，退形成 anaplasia を伴うWT（anaplastic Wilms Tumor）をUH-WT と呼ぶ。1) 周囲の腫瘍細胞の核に比べて3倍以上の大きな核をもち，2) 核のクロマチン量は多く，3) 異常な核分裂像を呈する細胞（群）が認められた場合は，組織学上"anaplasia あり"とされ，UH-WT と分類される（図5-4）。この anaplasia はWT の約7％に見られるが，1歳未満の症例ではまれであり，1歳以上，加齢とともにその頻度が増加する。診断時リンパ節転移率が有意に高く，anaplastic WT の約半数が再発を認め，約4割が死亡したという報告[5]がある。したがって，WT の病理組織診断を病理部より得たなら，FH-WT なのか，それとも anaplasia を伴う UH-WT

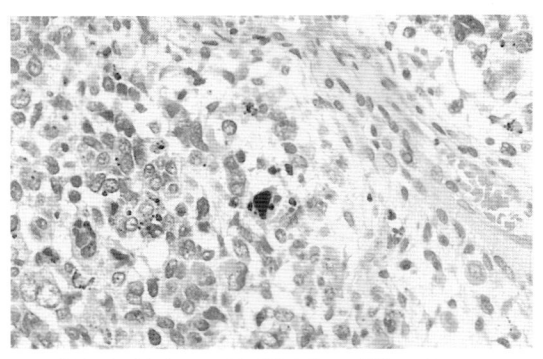

図5-4 Unfavorable Histology Wilms tumor (UH-WT) の病理組織像
周囲の腫瘍細胞の3倍の直径のある大型細胞で，クロマチンに富み，異様な分裂像を呈する細胞が anaplastic cell であり，これを認めるウィルムス腫瘍は unfavorable histology に分類され，強力な化学・放射線療法を施行される。

なのかを病理部に再確認することが臨床上きわめて大切であり，UH-WT ならばUH のためにデザインされた強力な治療プロトコールに振分けられる。

2) 腎明細胞肉腫 Clear Cell Sarcoma of the Kidney (CCSK)

起源細胞が不明な腎原発肉腫で，核小体の不明瞭な円形〜卵円形核を有する細胞質の少ない細胞よりなり，腫瘍細胞を無数の小島に分割す

る毛細血管網 fibrovascular network の存在が CCSK 診断の決め手である（図 5-5）。小児腎腫瘍の約 4％ に相当し，男児に多く（女児の 1.7 倍），平均発症年齢が CMN，MRTK よりも高く，骨転移の頻度が高い[6]。病理診断が CCSK と確定し次第，UH 治療プロトコールを開始する。

3) 腎横紋筋肉腫様腫瘍 Malignant Rhabdoid Tumor of the Kidney（MRTK）

現時点では起源細胞の特定がなされていない腎原発肉腫で，"フクロウの眼 owl-eye" と形容される巨大単一核小体を有する卵円形核と，エオジン好性の細胞質内硝子様封入体とがこの UH の典型像である（図 5-6）。小児腎腫瘍の約 2％ に相当し，WT や CCSK に比較して低年齢発症を示し，男女比は 2：1 で，肝，脳への転移傾向が認められる[7]。特に 6 ヵ月未満の MRTK 患児の約 2 割程度に medulloblastoma に似た小脳腫瘍を合併し，水頭症が初発症状でさえあることがある。

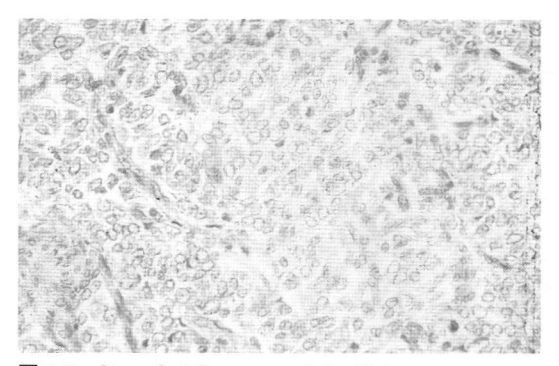

図 5-5　Clear Cell Sarcoma of the Kidney（CCSK）の病理組織像
　核小体を欠く，あるいは不鮮明な核を有する腫瘍細胞が，毛細血管よりなるネットワークによって島状の集落に分けられている。この毛細血管の隔壁の存在が CCSK 診断の決め手である。

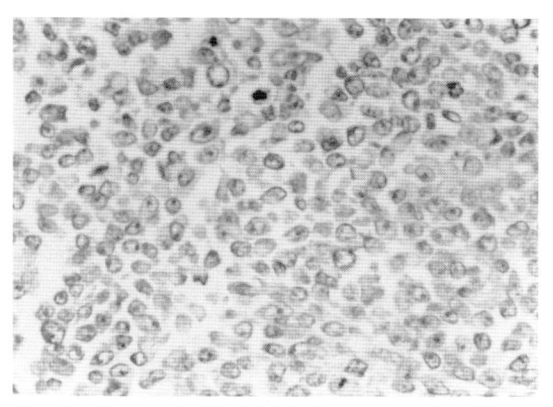

図 5-6　Malignant Rhabdoid Tumor of the Kidney（MRTK）の病理組織像
　巨大な核小体 1 個を有する核と，そこに隣接して核を反対側へ圧排するエオジン好性の細胞質内封入体の存在が特徴である。この封入体は intermediate filament proteins のひとつである vimentin が渦巻状に配列したものである。

IV. ウィルムス腫瘍の病期分類

腫瘍の進展度を示す病期の決定は，組織分類（FH or UH）同様，治療方針をたてる上で欠かせないステップである。図 5-7 に日本小児外科学会悪性腫瘍委員会による WT 病期分類を示す。わが国ではこの分類に準拠して登録され，後述する米国 National Wilms Tumor Study（NWTS-5）の治療プロトコールが施行されている。表 5-4 にその米国 NWTS-5 で現在使われている分類を参考までに示す。

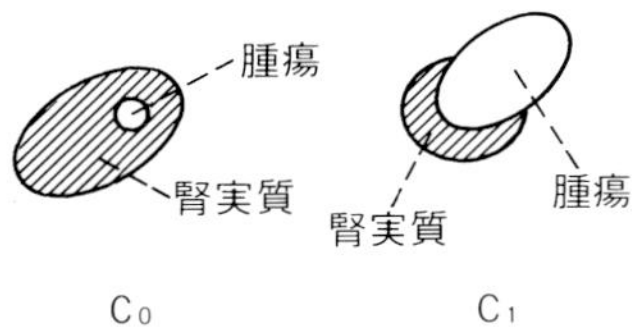

腫瘍の局所進展度
 C_0 腎被膜：正常＊
 C_1 腫瘍被膜：正常＊ 右図を参照
 C_2 腫瘍被膜を破って浸潤あり
 C_3 腫瘍被膜を破って他の臓器に浸潤あり

リンパ行性転移
 N_0 リンパ節転移なし
 N_1 腎動脈周囲リンパ節転移（local）
 N_2 大動脈周囲リンパ節転移（regional）
 N_3 遠隔リンパ節転移（distant）

血管侵襲
 V_0 腫瘍血栓なし
 V_1 腎静脈内に腫瘍血栓のあるものまたは腎静脈壁に腫瘍の浸潤のあるもの
 V_2 下大静脈内に腫瘍血栓のあるもの

遠隔転移
 M_0 遠隔転移：なし
 M_1 肺転移，血行性肝転移，骨転移，腹膜播種性転移

Urothelial Implantation
 U_0 腎盂，腎杯，正常
 U_1 腎盂，腎杯に浸潤のあるもの
 U_2 尿管，膀胱，尿道に Implantation のあるもの

病期分類

	C	N	V	M	U
Stage Ⅰ：腎に限局	C_0, C_1	N_0	V_0	M_0	U_0
Stage Ⅱ：腎周囲に限局	C_2	N_1	V_1	M_0	U_1
Stage Ⅲ：腹腔内の隣接臓器に限局	C_3	N_2	V_2	M_0	U_2
Stage Ⅳ：遠隔転移あり		N_3		M_1	U_2
Stage Ⅴ：両側性ウィルムス腫瘍					

（日本小児外科学会悪性腫瘍委員会）

図5-7　ウィルムス腫瘍の病期分類

表5-4　NWTS-5における病期分類

病期Ⅰ　腎内限局腫瘍の完全摘出 ・腎被膜の連続性は保たれている。 ・術前・術中の腫瘍破裂はない。 ・摘出断端面に遺残腫瘍を認めない。 病期Ⅱ　腎被膜外進展あるも，完全摘出 ・腎被膜を穿通し腎周囲軟組織への限局性浸潤を呈する。 ・腎実質外部の脈管系への腫瘍浸潤あるいは腫瘍塞栓を認める。 ・腫瘍生検が行なわれた。 ・患側後腹膜に局在した tumor spillage が術中にあった。 ・摘出断端面を越えた遺残腫瘍を認めない。 病期Ⅲ　腹部に限局した非血行性遺残腫瘍 ・腎門部大動脈周囲あるいは，それら以遠のリンパ節転移が証明される。	・術前・術中の腫瘍破裂により反対側腹腔内まで広範な tumor spillage があった場合や，後腹膜面を穿通して増殖する腫瘍が広範囲に広がった場合のように，diffuse peritoneal contamination が見られる。 ・腹腔表面に，播種による孤立腫瘍巣（implants）が認められる。 ・摘出断端面を越えて肉眼的にあるいは顕微鏡的に腫瘍遺残を認める。 ・近隣の重要臓器への局所浸潤のために腫瘍を完全に摘除することができない。 病期Ⅳ　血行性転移 ・肺，肝，骨，脳などへの血行性遠隔転移巣が認められる。 病期Ⅴ　診断時の両側腎病変（synchronous lesions）

V. ウィルムス腫瘍の治療

小児悪性腎腫瘍の治療計画をたてる際に，病変の進展度＝病期の確定と同様に重要なステップは，腫瘍組織が病理組織学上良好な予後を予想させるFavorable Histology（FH群：FH‑WT, CMN）か，それとも治療に抗して予後不良を示唆するUnfavorable Histology（UH群：UH‑WT, CCSK, MRTK）かの組織診断である。このUH群3腫瘍は，小児腎悪性腫瘍の10％に過ぎないのに，全死亡症例の60％がこのUH群であるという点で臨床上重要である。

1. 外科治療

ほとんどの小児腎腫瘍は，手術によって腎とともに摘出することができるので，一部の摘出不能例を除いて，FH群，UH群にかかわらず，まず手術により，腫瘍を摘除し，その後に腫瘍進展度（病期）と組織分類（FH or UH）との組み合わせにより，さまざまな術後治療が行われる（ヨーロッパ学派は全症例に対し術前に化学療法を施行して腫瘍の縮小を図ってから腫瘍を摘出する方針を採用している[8]）。

1979年，Joshi[9]は囊腫を主とする腎病変の隔壁部分にWTの未分化組織が混在する一群を囊胞性部分的分化型腎芽腫 cystic partially differentiated nephroblastoma（CPDN）とした。このCPDNの治療は腎摘出術のみで十分であり，化学療法は不要とされるが，不十分な腫瘍摘出による局所再発例も報告されている。しかし，近年の治療の動向はさらに軽い治療，すなわち，腎部分切除術の方向に向かっている。

2. 化学療法

1) 治療プロトコール

わが国においては，米国 National Wilms Tumor Study（NWTS）で行なわれている治療プロトコールを参考にして，術後に化学療法，放射線療法を行うことが多い。図5-8に，現在米国で進行中のNWTS-5のプロトコールに従って我が国で1996年より開始されたウィルムス腫瘍登録研究班（大川治夫班長）[10]の治療プロトコールを示す。1歳未満の患児に対しては抗癌剤の投与量を半量に減じて投与する。

(1) 病期Ⅰ　Favorable Histology-Wilms Tumor, 2歳未満，腫瘍重量550g未満

NWTS-4における治療成績の分析より，上記の条件に見合う症例には，腫瘍摘出後に化学・放射線療法なしで経過を観察する。再発を認めたなら，次のレジメンEE-4Aに移る。

(2) 病期Ⅰ　Favorable Histology Wilms Tumor, 2歳以上あるいは腫瘍重量550g以上
病期Ⅰ　anaplasia（focal, diffuseにかかわらず）を伴うWilms Tumor
病期Ⅱ　Favorable Histology Wilms Tumor

これらの腎内限局腫瘍に対しては，腎摘出後にレジメンEE-4Aを施行する。

(3) 病期Ⅲ　Favorable Histology Wilms Tumor
病期Ⅱ-Ⅲ, focal anaplasiaを伴うWilms Tumor

これらの腫瘍に対しては，腎摘出術，腹部照射についでレジメンDD-4Aを施行する。

(4) 病期Ⅳ　Favorable Histology Wilms Tumor
病期Ⅳ　focal anaplasiaをともなうWilms Tumor

これらの進行腫瘍に対しては，腎摘出術，腹部照射，両側肺野照射後，レジメンDD-4Aを施行する。

(5) 病期Ⅴ　両側Wilms Tumor

まず両側腫瘍生検（incisional biopsy）を行い，anaplasiaの有無を確認する。

その結果に基づき，生検前の病期でそれぞれの腫瘍を別個に分類し；
病期Ⅰ-Ⅱ　Favorable Histology なら レジメンEE-4Aを施行する。

病期 III-IV Favorable Histology なら レジメン DD-4 A を施行する。

Anaplasia を認めた場合には，レジメン I を施行する。

(6) 病期 II-IV diffuse anaplasia を伴う Wilms Tumor

Clear Cell Sarcoma of the Kidney（病期 I-IV にかかわらず）

Malignant Rhabdoid Tumor of the Kidney（病期 I-IV にかかわらず）

腎摘出術，腹部照射（肺転移のある場合には全肺野照射）後にレジメン I を施行する。

2）投薬レジメンの実際

【レジメン EE-4 A】

Actinomycin D（AMD）0.045 mg/kg/回 IV push（上限 2.3 mg）を術後 5 日以内に始める。それ以後は，第 3，6，9，12，15，18 週に投与する。30 kg 以上の体重の患児では，AMD の量は 1.35 mg/M²（上限 2.3 mg）とする。

Vincristine（VCR）0.05 mg/kg IV push（上限 2 mg）を第 12，15，18 週に AMD と同時に VCR 0.067 mg/kg IV push（上限 2 mg）を投与する。

【レジメン DD-4 A】

AMD 0.045 mg/kg/回 IV push（上限 2.3 mg）を術後 5 日以内に始める。それ以後，第 6，12，18，24 週に投与する。ただし，全肺あるいは全腹部照射を受けた患児には，第 6 週に投与する AMD の量は 50％ 減（0.0225 mg/kg/回）とする。

30 kg 以上の体重の患児では，AMD 量は 1.35 mg/M²（上限 2.3 mg）とし，全肺あるいは全腹部照射を受けた場合には，第 6 週に投与する AMD の量は 50％ 減（0.675 mg/kg/回）とする。

VCR 0.05 mg/kg IV push（上限 2 mg）を術後 7 日に腸蠕動が始まったなら投与する。それ以後は，毎週とし，計 10 回投与する。30 kg 以上の体重の患児では，VCR の量は 1.5 mg/M²（上限 2.0 mg）とする。それ以後，第 12，15，18，21，24 週に AMD あるいは Adriamycin と同時に VCR 0.067 mg/kg IV push（上限 2.0 mg）を投与する。この際，VCR の量は 30 kg 以上の体重の患児では 2.0 mg/M²（上限 2.0 mg）とする。

Adriamycin（ADR）1.5 mg/kg IV push を第 3，9 週に投与する。続いて，ADR 1.0 mg/kg IV push を第 15，21 週に投与する。全肺野あるいは全腹部照射を受けた患児には，第 3 週に投与する ADR 量を 50％ 減（0.75 mg/kg）とする。ADR の量は，30 kg 以上の体重の患児では第 3，9 週に 45 mg/M²，第 15，21 週に 30 mg/M² とする。この際，全肺野あるいは全腹部照射を受けた患児には，第 3 週に投与する ADR 量を 50％ 減（22.5 mg/M²）とする。

【レジメン I】

VCR 0.05 mg/kg IV push（上限 2.0 mg）を術後 7 日に腸蠕動が始まったなら投与する。それ以後，第 2，4，5，6，7，8，9，11 週に投与する。この際，30 kg 以上の体重の患児では，VCR の量は 1.5 mg/M²（上限 2.0 mg）とする。続いて，

Regimen EE-4A

Week	0	1	2	3	4	5	6	7	8	9	10	11	12	13	14	15	16	17	18
				A			A			A			A			A			A
	V	V	V	V	V	V	V	V	V	V			V1			V1			V1

A=Actinomycin D 0.045 mg/kg
V=Vincristine 0.05 mg/kg
V1=Vincristine 0.067 mg/kg

図 5-8-(1) 米国 NWTS-5 における治療プロトコール

Regimen DD-4A

```
Week  0  1  2  3  4  5  6  7  8  9  10  11  12  13  14  15  16  17  18  19  20  21  22  23  24
      A                    A                      A                       A                      A
      V  V  V  V  V  V  V  V  V                  V1                      V1                     V1                     V1                     V1
      D1                   D1                    D2                      D2
```

A=Actinomycin D 0.045 mg/kg
V=Vincristine 0.05 mg/kg
V1=Vincristine 0.067 mg/kg
D1=Adriamycin 1.5 mg/kg
D2=Adriamycin 1.0 mg/kg

図 5-8-(2) 病期別・組織像別の各治療レジメン
FH-WT または UH-WT の病期 I 群への治療プロトコール

Regimen I

```
Week  0  1  2  3  4  5  6  7  8  9  10  11  12  13  14  15  16  17  18  19  20  21  22  23  24
         V  V        V  V  V  V        V   V    V1  V1                  V1                     V1                     V1
         D1          D1                D1                               D1                                             D1
         C2    C1    C2         C1     C2                     C1        C2                     C1
         E2          E2                E2                               E2
```

V=Vincristine 0.05 mg/kg　　V1=Vincristine 0.067 mg/kg
D1=Adriamycin 1.5 mg/kg　　E2=Etoposide 3.3mg/kg/day×5day
C1=Cyclophosphamide 14.7mg/kg/day×3day
C2=Cyclophosphamide 14.7mg/kg/day×5day

図 5-8-(3) STAGE II / FAVORABLE
HISTOLOGY FH-WT 病期 II 群への治療プロトコール

13週に VCR 0.067 mg/kg IV push（上限 2.0 mg）を投与し，12, 18, 24週には ADR と共に投与する。この際，VCR の量は 30 kg 以上の体重の患児では，2.0 mg/M²（上限 2.0 mg）とする。

ADR 1.5 mg/kg IV push を第 0, 6, 12, 18, 24週に投与する。全肺野あるいは全腹部照射を受けた患児には，第 6 週に投与する ADR 量を 50％減（0.75 mg/kg）とする。ADR の量は，30 kg 以上の体重の患児では第 0, 6, 12, 18, 24週に 45 mg/M² とする。この際，全肺野あるいは全腹部照射を受けた患児には，第 3 週に投与する ADR 量を 50％減（22.5 mg/M²）とする。

Cyclophosphamide（CPA）14.7 mg/kg/日×3日間（200 ml/M² の水分負荷の中で）1日1時間以上かけて第 6, 12, 18, 24週に静脈投与する。

Regimen RTK

```
Week  0  1  2  3  4  5  6  7  8  9  10  11  12  13  14  15  16  17  18  19  20  21  22  23  24
      P        P              P           P                    P           P
      E1       E1              E1          E1                   E1          E1
                  C2                          C2                                      C2
```

P=Carboplatin 16.7mg/kg/day×2day
E1=Etoposide 3.3mg/kg/day×3day
C2=Cyclophosphamide 14.7mg/kg/day×5day

図5-8-(4) STAGE III AND IV / FAVORABLE, HISTOLOGY, STAGE I-IV / CLEAR CELL, FH-WT 病期IIIまたはIV群, およびCCSK病期I〜IV群への治療プロトコール

CPAは30kg以上の体重の患児では440mg/M²/日×3日間とする。第6, 12, 18, 24週にMESNA 3mg/kg/回をCPA投与後に10mlで15分以上かけて1日4回を3日間で投与する。MESNAの量は30kg以上の体重の患児では90mg/M²/回×4回×3日間とする。CPA 14.7mg/kg/日×5日間（200ml/M²の水分負荷の中で）1日1時間以上かけて第3, 9, 15, 21週に静脈投与する。CPAは30kg以上の体重の患児では440mg/M²/日×5日間とする。

Etoposide（VP-16）3.3mdg/kg/日×5日間（200ml/M²の水分負荷の中で）1日1時間以上かけて第3, 9, 15, 21週に静脈投与する。VP-16の量は30kg以上の体重の患児では100mg/M²/日×5日間とする。

第3, 9, 15, 21週にMESNA 3mg/kg/回をCPA投与後に10mlで15分以上かけ1日4回を5日間で投与する。MESNAの量は30kg以上の体重の患児では90mg/M²/回×4回×5日間とする。

化学療法終了24時間後にG-CSF 5μg/kg/日を皮下注射する。これは, ANCga 10,000以上になり, 骨髄抑制nadirを過ぎるまで, あるいは最低1週間続ける。

【レジメンRTK】
Carboplatin 16.7mg/kg/日×2日間静注を第0, 3, 9, 12, 18, 21週に投与する。30kg以上の体重の患児には500mg/M²/日×2日間とする。

Etoposide（VP-16）を3.3mg/kg/日×3日間（200ml/M²の水分負荷の中で）1日1時間以上かけて第0, 3, 9, 12, 18, 21週に静脈投与する。VP-16の量は30kg以上の体重の患児では100mg/M²/日×3日間とする。

Cyclophosphamide（CPA）14.7mg/kg/日×3日間（200ml/M²の水分負荷の中で）1日1時間以上かけて第6, 15, 24週に静脈投与する。CPAは30kg以上の体重の患児では440mg/M²/日×5日間とする。

第6, 15, 24週にMESNA 3mg/kg/回をCPA投与後に10mlで15分以上かけて1日4回を5日間で投与する。MESNAの量は30kg以上の体重の患児では90mg/M²/回×4回×5日間とする。

化学療法終了24時間後にG-CSF 5μg/kg/日を皮下注射する。これは, 骨髄抑制nadirを過ぎるまで, あるいは最低1週間続ける。

3）化学療法剤の副作用と使用上の注意

生後11ヵ月以下の乳幼児には, すべての抗癌剤につき規定量の半量をもって治療薬量とする。体重が30kg以上の患児の場合のAMD投与量は, EE, K, Jの各レジメンでは0.45mg/M²（1回投与量上限0.5mg）, EE-4A, K-4A, DDの各レジメンでは1.35mg/M²（1回投与量上限2.3mg）とする。以下に各薬剤の特性, 副作用, 使用上の注意点を述べる。

a) Actinomycin D（Dactinomycin, コスメゲ

ン®）

静注投与後2〜3日で高度の下痢が見られ，2〜3週後に骨髄抑制が最強点に達する。嘔気，嘔吐，脱毛，免疫低下，粘膜潰瘍が見られる。静注に際しては，静注前に生食液で静脈をflushし，ゆっくりと静注後にも再びflushする。静脈外に漏らすと潰瘍を生じるので注意する。本剤は放射線感受性を高める作用を有し，とくに肝障害時や肝照射時には毒性が高まるので注意を要する。

b) Cyclophosphamide（Cytoxan，エンドキサン®）

本剤は経口，静注，点滴静注にて投与される。腎臓のみより排泄され，血漿中半減時間は4〜6.5時間である。投薬は午前中，とくに経口投与の場合は朝食30分前が好ましい。静注後8〜14日目に白血球減少を主体とした骨髄抑制が最強となる。急性出血性膀胱炎予防のために，投与前後に十分な補液が必要である。急性出血性膀胱炎が起こった場合は，ただちに投与を中止し，血尿が消失し萎縮膀胱の症候がなければ投薬を再開してよい。食思不振，嘔気，嘔吐，脱毛，免疫低下，生殖腺抑制などが見られる。肺線維症はまれにみられる。短期間に多量投与を行うと，心筋壊死，一過性視力障害，不整脈を伴った心筋中毒症をきたすことがある。長期投与により，生殖腺障害から精子形成障害や卵胞形成障害が惹起される。

c) Adriamycin（Doxobrubicin，アドリアシン®）

主に肝臓より，一部腎臓より代謝排泄されるので，肝障害時には中毒症状が出やすい。血漿中半減時間は20分以内と短い。血管外に漏れると広汎な組織壊死を起こすので，確実な静脈ルートより時間をかけて注入する。他の薬剤との混注は避ける。

静注後10〜14日目に白血球減少が頂点に達する。免疫抵抗力低下，口内炎，悪心，嘔吐，脱毛，ときにアレルギー反応が見られる。放射線増感作用があり，以前の照射野の組織反応性を亢進する。

d) Vincristine Sulfate（オンコビン®）

胆汁，糞便中に分泌され，血漿中半減は3相性（0.85分，7.4分，164分）を示す。静注するが，静脈外に漏れると局所の潰瘍を形成する。

便秘，腸管麻痺，眼瞼下垂，声帯麻痺，衰弱，下顎痛，腹痛，深部腱反射消失などの末梢神経症状が出現する。この他，軽度の骨髄抑制，免疫抑制，脱毛，意気消沈，痙攣も見られることがある。

e) Carboplatin（CBDCA）

Cisplatinと同様，複製DNAと結合して細胞の分裂増殖を阻止する。腎より排泄されるので，血中濃度は腎GFRに依存する。15分以上かけてゆっくりと静注する。投与前後に十分に補液を確保する。アルミニウムと化学反応を起こすので，アルミニウム性の注射器具や静注セットなどはあらかじめ避ける必要がある。血小板減少を中心とした骨髄抑制，嘔気・嘔吐，cisplatinよりも軽症だが可逆性の腎毒性を示す。末梢神経や聴覚神経もきたすことあり。肝毒性，電解質異常，過敏性反応なども見られることがある。

f) Etoposide（VP-16）

細胞周期のS期およびG2期の腫瘍細胞に対してトポイソメラーゼⅡ阻害剤として作用する。尿中に排泄される。1時間以上かけて静注投与する。30分より短い時間内に投与すると高度の低血圧，気管支痙攣，悪寒・発熱，心拍速拍などのアナフィラキシーショックを惹起するので，決してIV pushで投与してはいけない。骨髄抑制としては，顆粒球のnadirを7〜14日後に，血小板nadirを9〜16日後にみる。嘔気・嘔吐などは制吐剤投与でコントロールできる。二次癌として急性骨髄性白血病が発症する危険性が知られている。

3. 放射線治療

放射線療法は（手術当日をday 0として）day 9より以前に開始することとする。

Favorable Histology Wilms tumorでは，病期Ⅰ，Ⅱの早期腫瘍には放射線療法は施行しない。病期Ⅲ腫瘍に対しては，全ての患児に術後放射線療法を施行する。1回線量180 cGyを6回，計1080 cGyとする。遺残腫瘍が大きい（直径3 cm以上）場合には，照射野を縮小して1080 cGyを追加する。病期Ⅳでは，原発巣が病期Ⅲに相当しているなら横隔膜下照射を施行するが，原発巣がⅡ以下なら腹部照射はしない。肝転移に対しては，切除不能な場合には1回180 cGyを照射する。少なくとも2 cmの辺縁正常肝部分をふくめて照射する。全肝に腫瘍が拡がっている場合

には2.5週間かけて1980 cGyを照射する。残存腎は必ず遮蔽する。

Unfavorable Histology Wilms tumor（すなわちanaplasiaあり）においては，病期Iを除いて，病期II〜IVのすべての患児に術後照射を施行する。1回線量を180 cGyとして6回，計1080 cGyとする。

CCSKの患児では，全ての病期の腫瘍に対して，術後照射を行う。

MRTKについては，病期I，II腫瘍では照射は施行しない。病期IIIでは，1回線量180 cGyを6回，計1080 cGyとする。病期IVでも，原発巣が病期I〜IIなら腹部照射は行わない。

4. 摘除不能例（巨大腫瘍）の治療方針

巨大な腫瘍による切除不能例に対しては，先に化学療法により巨大腫瘍の縮小化をはかり，その後に腫瘍摘除が行われる。まず第0日と第7日にVCRを加えたレジメンDDにて治療開始し2週間後の腫瘍縮小の有無をチェックする。もし，腫瘍縮小が得られなかった場合，1回照射量150〜180 cGy，総量1200〜1260 cGyの放射線治療とVCR投与が併行して行われる。通常，6週以内に腎摘が可能となる。無事に腫瘍摘出が得られた後，術中所見にかかわらず病期III腫瘍とみなして，術後腫瘍床照射（FHの場合：1080 cGy，UHの場合：月齢に応じて1260〜3780 cGy）を行う。

5. 両側腫瘍例の治療方針

正常な腎機能を営むに十分なだけの腎実質が片側あるいは両側に残し得て，かつすべての腫瘍組織の切除が可能な場合のみ，腫瘍摘出術の適応となる。それ以外の場合には，まず両側の腫瘍の生検にてWTの存在・組織像を確認後，転移の疑われるリンパ節があれば生検する。レジメンKに従い10週治療後，第13週目にVCR，AMDを投与し，画像診断にて治療効果を判定する。もし，遺残腫瘍はあるが完全摘除可能であるか，初回手術時に残した残存腫瘍が完全に消失していた時，2回目の手術を行いより軽い病変が残っている側の腫瘍を全摘する。この際，残った腎組織が十分機能すると判断できた場合でかつ対側が著しく腫瘍に侵されていたときには，対側腎摘も行う。もし対側の遺残腎の機能が期待できそうであれば，生検後にメタルクリップで腫瘍病変の拡がりをマーキングする。2回目の開腹で肉眼的にも病理組織学的にも遺残腫瘍が認められなかったなら，術後にレジメンKを再開して65週まで施行する。2回目の開腹で腫瘍残存を認めた場合には，術後にレジメンDDに変更し，第19週目のADRより開始する。第32週目のADR投与の前にまた画像診断を施行し，もし腎内に異常部分が残っていたなら，3回目の開腹精査が必要である。精査により病変遺残が見つかったなら患側あるいは両側腎への放射線照射が必要となる。

6. CMN治療上の注意点

手術的に取り残しがない場合は化学療法も放射線療法も行われない。このCMNは，1967年にBolande[4]によりWTとは別個のentityであると指摘されるまでは，新生児・乳児WTと診断されて過剰な治療が施行され，その副作用で死亡する症例が多かった。外科的に完全摘出が得られていれば，化学療法も放射線療法も不要である。明らかな遺残腫瘍がある場合には，前記二剤投与で腫瘍消失が得られる。乳児症例では局所再発・肺転移を見ることがあるので，6ヵ月以上の症例では術後2〜3ヵ月ごとの超音波検査やX線検査が勧められる。

7. MRTKに対する治療法

MRTKに対する有効な治療法はいまだ確立されておらず，放射線照射後に前記三剤のほかcyclophosphamide，cis-platinumなどを加えたプロトコールが治験されている。

VI. ウィルムス腫瘍の予後

　1979年～1985年の期間に米国で実施されたNWTS-3における腫瘍（－）2年生存率を**表5-5**に示す[11]。FH-WTにおいては，病期I，IIでは90%以上の腫瘍（－）2年生存率が得られ，病期III，IVの進行例でも75-80%の高率を得ている。しかしながら，UH群においては，病期IのanaplasticWTのみ85%以上の高率を示したが，病期II-IVのanaplasticWTでは55%を下り，CCSK，MRTKにおいては，全病期をとおして，それぞれ，68%，25.8%ときわめて予後不良であった。

　一方，CMNにみられる死亡例は，そのほとんどが腫瘍死ではなく，過剰な化学・放射線療に起因しており，全摘出術のみにて完治が得られる症例が多く予後は良好である。およそ7割ほどもあったCCSK患児死亡率はアドリアマイシンの導入により3～4割にまで低下したが，長期を経てからの再発・死亡例もある。MRTK患児の8割が発症1年以内に死亡しており，今後の画期的治療法開発が待たれる。

表5-5　NWTS-3における腫瘍(－)2年生存率

	病期	症例数	%
FH-WT	I	607	91.6
	II	278	90.4
	III	275	79.7
	IV	120	75.8
UH-WT	I	15	86.7
	II－IV	33	54.5
CCSK	I－IV	50	68.0
MRTK	I－IV	31	25.8

（文献10より改変）

文　献

1) Tsuchida, Y., Mochida, Y., Kamii, Y., et al.: Determination of plasma total renin level by RIA with a monoclonal antibody: Value as a marker for nephroblastoma. J. Pediatr. Surg., 25: 1092-1094, 1990.
2) 浦野順文，佐々木佳郎，小林庸次：日本病理学会悪性腫瘍委員会編　小児腎腫瘍図譜，金原出版，1989.
3) Beckwith, J. B. and Palmer, N. F.: Histopathology and prognosis of Wilms' tumor. Cancer, 41: 1937-1948, 1978.
4) Bolande, R. P., Brough, A. J. and Izant, R. J.: Congenital mesoblastic nephroma of infancy. A report of eight cases and the relationship to Wilms' tumor. Pediatrics, 40: 272-278, 1967.
5) Bonadio, J. F., Storer, B., Norkool, P., et al.: Anaplastic Wilms' tumor. Clinical and pathological studies. J. Clin. Oncol., 3: 513-520, 1985.
6) Haas, J.E., Bonadio, J. F., Beckwith, J. B., et al.: Clear cell sarcoma of kidney with emphasis on ultrastructural studies. Cancer, 54: 2978-2987, 1984.
7) Weeks, D. A., Beckwith, J. B., Mierau, G. W.: Rhabdoid tumor. Arch Pathol Lab Med 113: 113-114, 1986.
8) Lemerle, J., Voute, P. A., Tournade, M. F., et al.: Effectiveness of preoperative chemotherapy in Wilms' tumour. Results of an International Society of Paediatric Oncology (SIOP) Clinical Trial. J. Clin. Oncol., 1: 604-609, 1983.
9) Joshi, V. V.: Cystic partially differentiated nephroblastoma: An entity in the spectrum of infantile renal neoplasia. Perspect Pediatr. Pathol., 5: 217-235, 1979.
10) 文部省科学研究班「日本ウィルムス腫瘍グループスタディ治療試験および生物学的検討」（班長：大川治夫）プロトコール（1996年1月発行）．
11) D'Angio, GJ et al: Treatment of Wilms' tumor: Results of the Third National Wilms' Tumor Study. Cancer 64: 349-360, 1989.

（横森欣司）

6. 表在性膀胱癌の治療

　膀胱癌は臨床的には2つのタイプに分類できる。即ち，組織学的悪性度（異型度）が低く膀胱内腔に向かって発育するが壁内浸潤は稀な狭義の表在性膀胱癌（全体の70～80％）と組織学的悪性度が高く早期に筋層浸潤，リンパ節転移を起こすいわゆる浸潤性膀胱癌（約20～30％）である。また特殊なタイプとして組織学的悪性度は高いが膀胱内腔へも壁内浸潤も起こしていない，いわゆるCIS（carcinoma in situ：膀胱上皮内癌）とよばれる癌が腫瘍随伴性あるいは単独病変として診断される。この稿では発見された時点では壁内浸潤を起こしていない，いわゆる表在性膀胱癌およびCISに対する治療法について概説する。

I. 表在性膀胱癌の定義

　表在性膀胱癌は『膀胱癌取扱い規約』の病理組織学的浸達度分類によるとpTis，pTa，pT1までとされる。すなわち粘膜固有層までで癌浸潤が留まっているものとされている。ただし，pT1で乳頭状発育を示す腫瘍の場合はpT1a（癌浸潤が茎内にとどまるもの）およびpT1b（癌浸潤が茎を越えて，粘膜固有層に及ぶもの）に分類される[1]。pT1bの腫瘍は組織学的浸潤増殖様式ではINF-β，INF-γを示す腫瘍であり，粘膜筋板を越えるが筋層にまでは浸潤が及ばない腫瘍と定義される[2]。PT1aとpT1bを区別してpT1bはpTa，pT1aと比較して予後が悪いため浸潤癌に含まれるという考えもあるが，日常の病理組織の検体においてはpTa，pT1aとpT1bを確実に区別することは必ずしも容易ではなく，T1あるいはpT1として扱われることも多い（図6-1）。

　また，表在性膀胱癌は内視鏡所見が重要であると考えられる。すなわち，発育型では膀胱腔内に乳頭状に増殖する型が多いが，非乳頭状で広基性の腫瘍があり，これは表在性膀胱癌の中でも予後不良と考えられる。この非乳頭状広基性の型は乳頭状のものから発展するものやCISから発展するものもあり，典型的な浸潤性膀胱癌に進展してゆく段階としての形態と考えられる[3]。

II. 表在性膀胱癌の頻度

　最近の本邦におけるTa，T1腫瘍の発生頻度は日本泌尿器科学会が行っている全国膀胱癌患者登録調査報告（平成5年～平成8年）[4~7]によると表6-1, 2の通りである。表に示したように，いわゆる表在性膀胱癌の範疇に入る膀胱癌は全体の約70％であり，ここ数年間，発生率に変化はないことがわかる。

　一方，臨床的に問題となるTa，T1腫瘍でgrade 3単独あるいは一部含む症例は平成5年から平成8年までの統計では表在性膀胱癌全体の20.1％，23.1％，16.8％，37.1％であり，以前の統計に比べて増加している。CISの頻度は全体の2％～4％と変化は見られない。

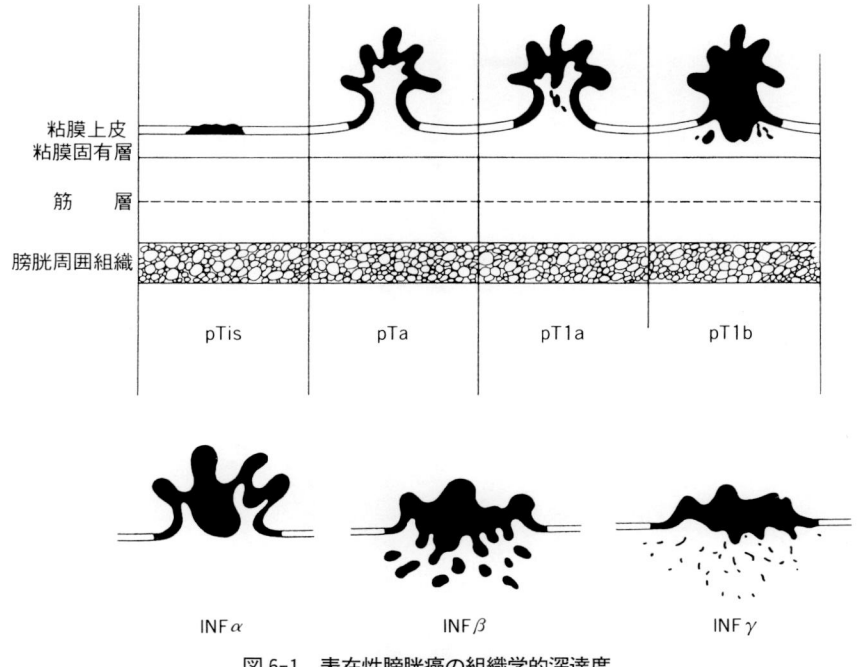

図6-1 表在性膀胱癌の組織学的深達度
―浸潤増殖様式―
（文献1より転用）

III. 表在性膀胱癌に対する外科的治療

1. 経尿道的膀胱腫瘍切除術（TUR-BT）

　TUR-BTは表在性膀胱癌で特にgrade 1, grade 2の腫瘍に対してはまず第一選択の治療である。また，表在性腫瘍か浸潤性腫瘍かを知るための最も確実な検査手技ともいえる。一般的に入院して腰椎麻酔下で行うことが多い。また特に，腫瘍が左右の側壁およびその周辺に存在する場合には術中に高周波電流による内転筋群の収縮を予防する目的で閉鎖神経ブロックを追加することが望ましい。
　また，TUR-BTに先立って腫瘍部のcold cup生検（正確な細胞学的悪性度の診断）あるいは，特に非乳頭状の腫瘍の場合には膀胱内多部位生検を行う。これは特に，高齢，合併症，本人の意志などにより非乳頭状広基性の腫瘍でも膀胱温存療法を施行出来るかどうかの判断を下す場合や尿道吻合型パウチを作成する際の大きな情報となる。
　実際のTUR-BTは2段階の操作による。すなわち，まず腫瘍部の切除であり，次に腫瘍基底部の切除である。腫瘍部の切除は比較的小さい腫瘍であれば1回の操作で切除可能であるが，大きな腫瘍の場合は腫瘍部を何回かに分けて切除する必要がある。この際もっとも注意する点は出血のコントロールである。腫瘍茎部に流入する中心血管をまず切除，止血しておくことが出血による視野の障害を防止する意味で必要である。
　腫瘍部を切除したあとの基底部は組織が凝固されているため，切除鏡のループが入りにくい。膀胱をなるべく拡張しないような状態で切除を施行する。基底部を切除する場合にもっとも注意する

表6-1 表在性膀胱癌の発生頻度（T分類）

	平成5年	平成6年	平成7年	平成8年
Ta (%)	24.6	27.0	26.0	24.1
T1 (%)	39.6	40.8	37.3	37.3
Tis (%)	3.0	3.9	4.0	4.7
総数 (%)	3160(100)	2982(100)	3951(100)	2724(100)

表6-2 表在性膀胱癌の発生頻度（pT分類）

	平成5年	平成6年	平成7年	平成8年
pTa (%)	27.1	28.7	29.0	24.1
pT1a (%)	18.9	19.7	18.1	18.7
pT1b (%)	16.8	17.4	3.7	17.3
pTis (%)	3.1	3.8	4.8	4.7
PT2以上	26.1	16.6	27.5	27.1
総数 (%)	3160(100)	2941(100)	3902(100)	2724(100)

点は穿孔である。

　これらの切除操作は腫瘍の大きさ，発生部位により難易度が異なり，後壁や前壁の腫瘍切除にはかなりの経験を要する。いずれにしてもTUR-BTはTUR-Pなどで切除鏡に充分慣れてから施行するべきである。

2．その他の外科的治療法など

　表在性膀胱癌において膀胱全摘除術の適応になる場合がある。まず組織学的悪性度の高い（grade 3）pT1b腫瘍の場合である。この範疇に入る腫瘍は膀胱全摘除術を施行した場合の治療成績がもっとも予後が良好であり（5年生存率；70〜80％），初期の段階で安易に膀胱温存療法の適応にすべきではない[8〜10]。このような症例に対してはTUR-BT単独治療の予後は不良であるが，最近はまず後述するBCG療法が施行される症例も増加している[11,12]。しかし，BCG療法にも限界があり，膀胱全摘除術が生命予後を考えた場合はもっとも安全確実な治療法であるという考えも多い[13,14]。放射線療法や動注化学療法や全身化学療法などの併用療法も行われているがまだ確立した治療法とはいえない。今後はT1，grade 3腫瘍ではどのような症例で膀胱温存が可能かどうか，分子生物学的手法や免疫組織科学的手法を用いた研究で検討してゆく必要がある[15,16]。

IV. 表在性膀胱癌（CISも含む）に対する膀胱内薬剤注入療法

1．抗癌剤の注入療法

　膀胱腫瘍に対する治療注入療法については1948年Sempleらによるpodophyllinの注入が最初と考えられる。その後thio-TEPA, mitomycin C (MMC), adriamycin (ADR)その他

のAnthracyclin系の抗癌性抗生物質（aclacinomycin-A, epirubicin, pirarubicin）などが主に検討されており，治療効果や再発予防効果が報告されている[17〜20,22]。最近では移行上皮癌に対する抗腫瘍効果，組織吸着性，組織内移行に優れ血中への移行が少なく，膀胱刺激症状などの副作用も少ないepirubicin（EPI）やpirarubicin（THP-ADR）が短期間に短時間で使用されることが多い。

これら薬剤の直接の抗腫瘍効果は表在性の膀胱癌に限られるが，40〜80％の奏効率がある。しかし，表在性の膀胱癌の治療はあくまでもTUR-BTなどの手術療法が第一選択であり，初発腫瘍に対する抗癌剤の膀胱内治療注入療法の臨床応用としては(1)高齢，開脚障害などの理由でTUR-BTが不可能な症例に対する治療注入(2)CISと診断された症例に対する治療注入などに限られる。

一方，これらの抗癌剤を表在性膀胱癌に高頻度に見られる術後再発の予防に用いる再発予防注入療法がある。現在，表在性膀胱癌の再発の機序としては次の3通りが考えられている。すなわち，(1)内視鏡的には異常所見がない上皮にすでに前癌性の変化が存在する場合。(2)TUR-BT施行時，あるいは何らかの刺激による腔内の他部位への腫瘍細胞の播種。(3)正常の移行上皮から新たな腫瘍が発生する場合。表在性膀胱癌の再発が多くの場合，非常に早い時期に起こることを考えると（他部位再発の80％はTUR-BT後2年以内の再発である），TURBT後早期に認められる多くの再発は(1)ないし(2)の機序で説明がつくと思われるが，比較的後期に認められる再発に関しては(3)の機序の関与を考慮することが重要である[23,24]。したがって，抗癌剤の予防的注入療法はあくまでも(1)ないし(2)に対して施行するべきものであり，TUR-BT後の比較的短期間（2年以内）施行されることが多い。

実際に抗癌剤の予防注入を行う場合には薬剤の選択，投与量，至適濃度，投与時期，投与間隔などをいかに設定するかが問題となる。多くの臨床治験により経験的に設定されていることが多いが，最近では術直後から3日程度の短期間で投与されることもある。

実際の注入手技を以下に示す。
(1)注入前に残尿の有無，VURの有無などは確認しておく必要がある。
(2)排尿後に外尿道口を消毒し，カテーテルにて残尿を排出する。
(3)薬剤は30〜60 mlの生理的食塩水（あるいは蒸留水）にて目的の濃度に溶解する（MMCは20〜40 mg，ADRやEPIは30〜60 mgなど）。
(4)カテーテルより薬液を注入する。
(5)注入後排尿を約1時間我慢してもらう。
(6)体位は一定ではなくいろいろ変えてもらう。
(7)約1時間後に排尿してもらう。残尿が多い場合にはカテーテルにて導尿する。2時間以上は膀胱内に貯留させないようにする。

注入療法では比較的多量の抗癌剤を使用するため膀胱に炎症があると抗癌剤の血中移行が起こる。そのため注入療法中は血液検査（特にWBCと血小板）を一定の間隔で施行するべきである。

また，最近発表された米国泌尿器科学会の表在性膀胱癌の治療ガイドラインでは，MMCは後述するBCG同様CISに対する治療注入療法薬として，あるいはT1やTa, grade 3の腫瘍のTUR-BT後の予防注入療法に推奨されている[25]。

2. BCGの注入療法

1976年Moralesらが表在性膀胱癌の患者に対してPasteur株のBCG（Bacillus Calmette-Guerin）を膀胱内に注入（120 mg）と経皮接種（5 mg）の併用を週1回で6週間投与することにより良好な成績を報告した[26]。

その後多くの追試がなされており，治療注入（特にCISに対する）療法としては70〜80％と非常に良好な成績が報告がなされている[27,28]。

本邦では東京172株が主に用いられているが，80 mgあるいは120 mgの膀胱内注入のみでCRが65％という報告がある[29]。

作用機序としては直接効果と間接効果が考えられている。直接効果としては急性炎症を引き起こすことによる腫瘍細胞の変性，壊死，剥離，脱落によるとする考えであり，間接効果としてはBCGが局所においてmacrophageにより貪食されてT-cellを活性化してInterleukin-2（IL-2）を介した抗腫瘍効果を発現するという考えである。

また，再発予防効果についても多くの報告があるが，Pasteur 株の場合は 120 mg を，東京株の場合は 80 mg を生食 40～60 mg に溶解して注入されることが多い[30]。

BCG 注入療法の副作用は膀胱刺激症状が 90 ％の症例に見られ，この治療の欠点になっている。また，注入 4 回目頃から発熱，関節痛が 2～3 ％の頻度でおこる。重篤な副作用としては頻度は少ないものの粟粒結核，敗血症，萎縮膀胱，間質性肺炎，動脈瘤などがある[31～33]。そのため高齢者などではあらかじめ INH などの抗結核剤を予防投与することもある。このように BCG の膀胱内注入療法は CIS に対する治療としては現在では第一選択の治療法として確立してきている。しかし，CIS は細胞学的悪性度の高いものが多く，早期に浸潤傾向があるため膀胱を温存する治療を選択した場合には頻回の尿細胞診などで厳重に経過観察する必要がある。

V. 表在性膀胱癌の進展および予知

表在性膀胱癌の治療として膀胱保存的療法を選択した場合に問題になってくることは高頻度に発生する膀胱内再発と再発時の悪性進展（grade up と stage up）である。膀胱内再発は 30～70 ％という報告が多く，しかも治療後 2 年以内の短期間での再発が多く，grade 3 は再発率が有意に高いことが知られている[34～36]。その他の再発の危険因子に関する報告も多く，初発時の腫瘍が大きいものや多発しているもの，あるいは初発年齢が高齢なものの再発率が高いという報告が多い[37～39]。

しかし，特に，grade 1 の表在性膀胱癌の場合，5 年生存率はほぼ 100 ％であり，grade up がなければ生命予後にはほとんど影響がない。

一般的に grade 1 あるいは 2 の表在性膀胱癌の場合，再発した腫瘍も同じ悪性度であることが多い。しかし，悪性度が以前の腫瘍と比較して高くなる場合がある。これは表在性膀胱癌の 5～10 ％という報告が多いが[3,40]，特に再発した腫瘍が grade 3 であった場合には早い時期に浸潤癌になりやすいために，早期に発見して膀胱全摘除術などの根治的療法を施行すべきである。われわれの症例では初診時に grade 1 あるいは 2 であったものが再発時に grade 3 になった症例が全体の 3.3 ％（13 例）あり，6 例に膀胱全摘除術が施行されたが 2 例が癌死している[40]。また，T 1 で grade 3 の腫瘍を経尿道的切除のみで治療した場合の 5 年生存率が 33 ％であるのに対して膀胱全摘除術の 5 年生存率は 83 ％ という報告がある[41]。治療法による予後の差は明らかである。

また，grade 3 の腫瘍を有する膀胱は既に他部位にも CIS，severe dysplasia などの変化の存在することが，cold cup を用いた multiple random biopsy や摘除標本の mapping 法などにより証明されている[42,43]。また，p53 や Ki67 などの発現と再発予知との相関が指摘されている[44,45]。

VI. 表在性膀胱癌の Follow up の実際

TUR-BT 後の外来患者の経過観察は原則としては以下の方法がとられる。すなわち，術後 2 年までは尿細胞診を 1～2 カ月に 1 回，膀胱鏡を 3～4 カ月に 1 回，IVP を 1 年に 1 回施行する。術後 2 年以降 5 年までは尿細胞診を 3～4 カ月に 1 回，膀胱鏡を 6 カ月に 1 回，IVP を 1 年に 1 回施行する。術後 5 年以降は尿細胞診を 6 カ月に 1 回，膀胱鏡を 1 年に 1 回，IVP を 2 年に 1 回施行している。5 年経過後の再発もあるために最後の TUR-BT 後 10 年間は通院してもらって 10 年間 tumor free であれば通院を止めて，血尿などの症状があれば受診してもらっている。10 年以降の再発はあるが非常にまれである（当施設では約 500 例中 3 例である）。

また，最近新しい尿中のマーカーとして NMP 22，BTA，Telomerase などが尿細胞診単独よ

りも grade 1 や 2 の表在性膀胱癌の早期発見に有用であるという報告があるが[46〜50]，grade 3 や CIS に関しては細胞診診断者の技術も進歩しており，尿細胞診が現在でも最も優れた検査法である[51]。

外来の膀胱鏡検査にて腫瘍の再発が認められた場合には原則として入院の上，TUR-BT を施行する。また，尿細胞診にて class 4，5 が頻回に出現する場合は CIS の存在を考えて，入院のうえ膀胱内多部位生検を施行する。

VII. 表在性膀胱癌の外来治療の実際

最近，ごく小さい段階で再発腫瘍がみつかった場合には外来治療で腫瘍切除を行う方法がさまざま，報告されている[52〜55]。コールドカップやスメアーによる切除，焼却やレーザーを用いた方法などが外来治療として試みられている。われわれの経験でも直径 2 mm 以下の小さい再発腫瘍は外来治療で十分切除可能であり，医療費は節減できるが切除後の再発率の詳細は不明であるため，治療法として確立してゆくためにはさらなる検討が必要である。

まとめ

表在性膀胱癌について，その治療の現況について概説してきたが，泌尿器科医は表在性であれば再発しても TUR-BT を施行すればよいと考えがちであるが，TUR-BT 後の患者の QOL は決して高くないという報告もある[56]。社会生活，日常生活における再発の恐怖というものは実際に膀胱癌に罹った患者でないと理解できないと思われる。

再発に関わる尿中因子や頻回の再発，さらに grade up や stage up の原因や予防など表在性膀胱癌における研究課題はまだまだ解決されていないものが多いのも現実である。

文献

1) 日本泌尿器科学会，日本病理学会編：膀胱癌取り扱い規約（第2版），金原出版，東京，1993.
2) Keep JC, Miller A and Oyasu R : Invasive carcinoma of the urinary bladder : evaluation of tunica muscularis mucosae involvement. Amer. J. Clin. Path. 91 : 575-579, 1989.
3) Kakizoe T, Tobisu K, Takai K et al. : Relationship between papillary and nodular transitional cell carcinoma in the human urinary bladder. Cancer Res. 48 : 2293-2303, 1988.
4) 日本泌尿器科学会：全国膀胱癌患者登録調査報告，第12号（平成5年症例）1993.
5) 日本泌尿器科学会：全国膀胱癌患者登録調査報告，第13号（平成6年症例）1994.
6) 日本泌尿器科学会：全国膀胱癌患者登録調査報告，第14号（平成7年症例）1995.
7) 日本泌尿器科学会：全国膀胱癌患者登録調査報告，第16号（平成8年症例）1996.
8) Barnes RW, Dick AL, Haldley HL : Survival following transurethral Resection of bladder carcinoma. Cancer Res. 37 : 2895-2897, 1977.
9) 黒田昌男，細木 茂，木内利明，ほか：膀胱癌の治療成績―TUR の限界と膀胱全摘除術の適応―，日泌尿会誌 79 : 507-512, 1988.
10) Schoborg TW, Sapolsky JL, Lewis CWJr : Carcinoma of the bladder Treated by segmental resection. J Urol. 122 : 473-475, 1979.
11) Brake M, Loertzer H, Horsch R et al. : recurrence and progression of stage T1, Grade 3 transitional cell carcinoma of the bladder following intravesical Immunotherapy with Bacillus Calmette-Guerin. J, Urol 163 : 1697-1701, 2000.
12) Gohji K, Nomi m, Okamoto M et al. : Conservative therapy for stage T1b, grade 3 transitional cell carcinoma of the bladder. Urology 53 : 308-313, 1999.

13) 垣添忠生，松本恵一，鳶巣賢一，ほか：乳頭状，表在性膀胱癌の発育，進展に関する考察．日泌尿会誌 78：1065-1070, 1987.

14) 野口純男，窪田吉信，高瀬和紀，ほか：G3表在性膀胱癌の治療法の選択に関する検討．泌尿紀要 42：635-638, 1996.

15) Miyamoto H, Kubota Y, Noguchi S, et al.: c-erbB-2 gene amplification as a prognostic marker in human bladder cancer. Urology 55: 679-683, 2000.

16) Suwa Y, Takano Y, Iki M, et al.: Cyclin D1 protein overexpression is related to tumor progression or proliferation activity, in transitional cell carcinoma of the bladder. J. Urol. 159: 897-900, 1998.

17) Jones HC, Swinney J: thio-TEPA in the treatment of tumor of the bladder. Lancet 16: 615-618. 1961.

18) Mishina T Oda K, Murata S et al.: Mitomycin C bladder instillation therapy for bladder tumors. J Urol. 114: 217-219, 1975.

19) 窪田吉信，宮井啓国，西村隆一ほか：Adriamycinの膀胱内注入療法の経験．癌と化療 5：275-281, 1978.

20) 野口純男，窪田吉信，執印太郎，ほか：表在性膀胱腫瘍に対するAclacinomycin-A (ACM) の膀胱内注入療法．泌尿紀要 30：1153-1158, 1984.

21) Shuin T, Kubota Y, Noguchi S, et al.: A phase II study of prophylactic intravesical chemotherapy with 4-epirubicin in recurrent superficial bladder cancer; comparison of 4-epirubicin and Adriamycin. Cancer Chemother. Pharmacol. 35 (suppl): 52-56, 1994.

22) 三浦 猛，野口純男，窪田吉信，ほか：表在性膀胱癌に対するPirarubicin (THP) 膀胱内短時間注入療法による再発予防効果の検討．泌尿器外科 9：801-805, 1996.

23) Akaza H, Kurth KH, Williams R, et al.: Intravesical chemotherapy and immunotherapy for superficial tumors: Basic mechanisms of action and future direction. Urol Oncol 4: 121-129, 1998.

24) Hinotsu S, Akaza H, Ohashi Y, et al.: Intravesical chemotherapy for maximum prophylaxis of new early phase superficial bladder carcinoma treated by transurethral resection: A combined analysis of trials by the Japanese Urogenital Cancer Research Group using smoothed hazard function. Cancer 86: 1818-1826, 1999.

25) Smith JA, Labasky RF, Cockett ATK,: Bladder cancer clinical guidelines panel summary report on the management of nonmuscle invasive bladder cancer (stages Ta, T1 and Tis). J Urol. 162: 1697-1701, 1999.

26) Morales A, Eidinger D, Bruce W: Intracavitary Bacillus Calmet-Guerin in the treatment of superficial bladder tumors. J Urol. 116: 180-183, 1976.

27) 赤座英之，亀山周二，小磯謙吉，ほか：膀胱移行上皮癌および表在性膀胱癌に対するBCG (Tokyo 172株) 膀胱内注入療法効果の解析．日泌尿会誌 80：167-174, 1989.

28) Herr HW, Wartinger DD, Fair WR et al.: Bacillus Calmet-Guerin therapy for superficial bladder cancer: A 10 year followup. J Urol. 147: 1020-1023, 1992.

29) Lamm DL, van der Meijden APM, Akaza H et al.: Intravesical chemotherapy and immunotherapy: How do we assess their effectiveness and what are their limitations and uses? Int J Urtol 2: 23-35, 1995.

30) Akaza H, Hinotsu S, Aso Y et al.: Bacillus Calmette-Guerin treatment of existing pappilary bladder cancer and carcinoma in situ of the bladder. Cancer 75: 552-559, 1995.

31) Lamm DL, Meijden AD, Morales A et al.: Incidence and treatment of complications of bacillus Calmette-Guerin intravesical therapy in superficial bladder cancer. J Urol. 147: 596-600, 1992.

32) Rawls WH, Lamm DL, Lowe BA et al.: Fatal sepsis following intravesical bacillus Calmette-Guerin administration for bladder cancer. J Urol 144: 1328-1330, 1990.

33) 掘永 実，中村 薫，西山 徹ほか：BCG膀胱内注入療法に伴う間質性肺炎の一例．泌尿紀要 45：493-495, 1999.

34) 三浦 猛，窪田吉信，石橋克夫，ほか：High

Gradeの膀胱癌の治療成績．泌尿紀要 32：803-807，1986．
35) Torti FM, Lum BL, Aston D, et al. : Superficial bladder cancer : The primary of grade in the development of invasive tumor. J. Clin. Oncol. 5 : 125-130, 1987.
36) 藤元博行，鳶巣賢一，手島伸一ほか：頻回再発を繰り返す腫瘍の再発危険因子と，悪性進行をきたす軽度異型を有する腫瘍の特徴：表在性膀胱癌154例の分析．日泌尿会誌 84：1013-1018，1993．
37) 野口純男，窪田吉信，執印太郎，ほか：膀胱癌の臨床的観察―各年齢別の臨床像の特徴について―泌尿紀要 39：1131-1138，1993．
38) Allard P, Bernard P, Fradet Y et al. : The early clinical course of primary Ta and T1 bladder cancer : a proposed prognostic index. Brit. J. Urol. 81 : 692-698, 1998.
39) 高士宗久，村瀬達良，三矢英輔ほか：表在性膀胱癌における再発因子の統計学的解析―Coxの比例ハザードモデルによる再発因子の抽出と重みづけ―．日泌尿会誌 78：39-48，1987．
40) 野口純男，窪田吉信，増田光伸，ほか：表在性膀胱癌のGrade up症例の検討．泌尿紀要 41：659-664，1995．
41) Jakse G, Loidl W, Seeber G et al. : Stage T1, grade3 transitional cell carcinoma of the bladder : An unfaborable tumor? J Urol 137 : 39-43, 1987.
42) 井川幹夫：膀胱癌症例に対する膀胱粘膜多部位生検に関する研究．第一編；膀胱粘膜多部位生検における組織学的所見の検討．泌尿紀要 32：1617-1631，1986．
43) Kakizoe T, Tobisu K, Mizutani T, et al. : Analysis by step sectioning of early invasive bladder cancer with special reference to G3-pT1 disease. Jpn. J. Cancer Res. 83 : 1354-1358, 1992.
44) Asakura T, Takano Y, Iki M, et al. : Prognostic value of Ki-67 for reccurence and progression of superficial bladder cancer. J. Urol., 158 : 385-388, 1997.
45) Miyamoto H, Kubota Y, Shuin T et al. : Analysis of p53 gene mutations in human bladder cancer. Oncol. Res. 5 : 245-249, 1993.

46) Soloway MS, Briggman V, Carpinito GA et al. : Use of a new tumor marker, urinary NMP-22, in the detection of occult or rapidly recurring transitional cell carcinoma of the urinary tract following surgical treatment. J. Urol. 156 : 363-367, 1996.
47) Miyanaga N, Akaza H, Kameyama S, et al. : Significance of the BTA test in bladder cancer : A multicenter trial. Int J Urol 4 : 557-560, 1997.
48) Miyanaga N, Akaza H, Tsukamoto T, et al. : Urinary nuclear matrix protein 22 as a new marker for the screening of urothelial cancer in patients with microscopic hematuria. Int J Urol 6 : 173-177, 1999.
49) Sarosdy MF, Hudson HA, Ellis WJ et al. : Improved detection of recurrent bladder cancer using the Bard BTA stat test. Urology 50 : 349-353, 1997.
50) Kinoshita H, Ogawa O, Kakehi Y et al. : Detection of telomerase activity in exfoliated cells in urine from patients with bladder cancer. J. Natl. cancer inst. 89 : 724-730, 1997.
51) 野口純男，中谷行雄：膀胱癌の尿所見，技術講座，検査と技術，26：1155-1159，1998．
52) 石川 悟，佐々木明，鶴田 敦ほか：軟性膀胱鏡とNd；YAGレーザーを用いた表在性膀胱腫瘍再発の外来治療．日泌尿会誌 84：707-710，1993．
53) Herr HW : Outpatient flexible cystoscopy and fulguration of recurrent bladder cancer. J Urol. 144 : 1365-1366, 1990.
54) 野口純男，河上 哲，諏訪 裕，ほか：表在性膀胱癌再発腫瘍に対する粘膜麻酔による外来でのCold-cup切除 臨床泌尿器科 52：833-836，1998．
55) Tachibana M, Miyakawa A, Horiguchi Y et al. : Strip biopsy of superficial bladder tumors using an electrosurgical snare. Int J urol. 6 : 463-466, 1999.
56) 宮川美栄子，吉田 修：膀胱癌に対する膀胱全摘除術，回腸導管造設術患者のQuality of life（生活の質）について：第2報：膀胱保存手術（TUR）後患者との比較．日癌治会誌 22：1296-1303，1987．

（野口純男，窪田吉信）

7. 浸潤性膀胱癌の治療

浸潤性膀胱癌とは，腫瘍浸潤が粘膜下層までの筋層に及んでいない表在性膀胱癌（pTis, pTaおよびpT1）を除いた症例であり，狭義の浸潤癌（pT2およびpT3）と腫瘍が隣接臓器へ浸潤した症例および診断時既に有転移例の進行癌（T4，N1≦4またはM1）に大別される。組織型では，移行上皮癌が90％以上を占め，以下，扁平上皮癌が5％，腺癌が1％程度である。

I. 器質的診断と病期診断

膀胱癌の診断は，内視鏡検査の所見によりほぼ確定する。さらに，内視鏡的に cold punch biopsyまたは経尿道的腫瘍切除術（TURBT）を施行し，その組織型，分化度および深達度を診断する。この際，多所無作為生検を同時に行い随伴する粘膜病変，特に上皮内癌の検索を推奨する。病期診断は，膀胱を膨らました状態での computed tomography（CT），magnetic resonance imaging（MRI），超音波断層法による画像診断により行われる。CT では，T3b, T4とこれ以下の病期との鑑別精度は80％以上であるが，表在癌とT2, T3a との鑑別は必ずしも容易ではなく全体としての診断精度は40～80％である。MRI では，膀胱粘膜の状態や膀胱周囲の脂肪組織への癌浸潤を描出するためにT1強調像が，また，筋層浸潤を描出するためにT2強調像が用いられ，60～90％とCTとほぼ同等の診断精度である。経尿道的超音波断層法は，膀胱筋層浸潤を検索するのに適しているが，CTおよびMRIと異なり，癌の膀胱外進展や所属リンパ節腫脹などの骨盤内全体の情報は得られない。また，排泄性尿路造影は，膀胱癌に随伴する上部尿路癌の検索に不可欠であり，さらに，尿管閉塞の程度で筋層浸潤やリンパ節転移を推測できる。双手診は，画像診断の進歩によりその有用性が以前ほど強調されなくなっているが，内視鏡検査や生検のために麻酔をした場合は施行すべきで，体表より腫瘤およびその可動性の触知することにより筋層浸潤または膀胱周囲への浸潤が診断できる。

II. 病期別治療方針

T2～T3b の浸潤癌に対する標準的な治療は，根治的膀胱全摘除術および QOL を重視した尿路変更術であり，術前または術後に補助療法として抗癌化学療法を施行する場合が多い。また，放射線療法や化学療法の単独および両者の併用による膀胱温存の可能性もある。T4 または転移を有する進行癌症例は，全身化学療法の適応となるが，局所症状の緩和目的で放射線療法や温熱療法なども用いられる。表7-1 に，米国 National Cancer Institute が提供するインターネット，Cancer Net に記載されている浸潤性膀胱癌の標準的な治療を示す。本邦に比較し，放射線治療がより偏重されている。

1. 根治的膀胱全摘除術

膀胱癌の転移経路としてリンパ行性の頻度が高

表7-1 Cancer Netにおける浸潤性膀胱癌の標準的治療

Stage II bladder cancer. T2a, N0, M0 or T2b, N0, M0.
1. Radical cystectomy with or without pelvic lymph node dissection.
2. External-beam irradiation (nonsurgical candidates and selected cases).
3. Interstitial implantation of radioisotopes before or after external-beam irradiation.
4. TUR with fuguration (in selective patients).
5. Segmental cystectomy (in selective patients).

Stage III bladder cancer. T3a, N0, M0 or T3b, N0, M0 or T4a, N0, M0.
1. Radical cystectomy.
2. External-beam irradiation.
3. External-beam irradiation with interstitial implantation of radioisotopes.
4. Segmental cystectomy (in highly selective cases).
5. Combined external-beam irradiation and cisplatin.

Stage IV bladder cancer. T4b, N0, M0 or any T, N1-N3, M0.
1. Radical cystectomy alone (in node-negative patients).
2. External-beam irradiation.
3. Urinary diversion or cystectomy for palliation.
4. Chemotherapy as an adjunct to local treatment.

Stage IV bladder cancer. any T, any N, M1 patients.
1. Chemotherapy alone or as an adjunct to local treatment.
2. External-beam irradiation (palliative)
3. Urinary diversion or cystectomy for palliation.

く骨盤内リンパ節郭清術は通常施行する。引き続き，男性では膀胱，前立腺および精嚢を，女性では原則的に膀胱および尿道を，症例によっては膣前壁，子宮および広靱帯も併合して摘除する。また，男性においても，前立腺浸潤例など尿道再発の危険性の高いと考えられる症例では尿道摘除術の必要がある。尿道を温存した場合には，自然排尿型尿路変向術（neobladder）の適応ともなる。なお，勃起不全を予防として神経血管束を温存する膀胱全摘除術も行われる。

1）男性に対する膀胱全摘

以下に，著者の施行している術式の概要を示す。なお，勃起神経温存手術は基本的に前立腺全摘除術の場合と同様であるので，本項では省略する。

（1）体位
会陰部切開もできるように両大腿を軽く開いた低位砕石位で，骨盤深部の良好な視野を確保するために骨盤高位とするが，深部静脈血栓症の予防のため膝関節内方の強い圧迫は避ける。

（2）到達法
臍下正中または傍正中切開で膀胱前腔に達する。恥骨下で，示指と中指により膀胱を背面に圧排し恥骨後面および骨盤壁との間隙を作る。膀胱前面および側面の脂肪織を剥離することにより前立腺前面およびその両側の内骨盤筋膜を展開する。骨盤内・腹膜外で，精索と精管を各々結紮・切断し，さらに腹膜を上方に剥離・圧排し腸骨動静脈と尿管を露出する。この時点で，腫瘍の可動性・浸潤，リンパ節転移の有無を観察し最終的な手術適応を決定する。

（3）骨盤内リンパ節郭清
腹膜外にリンパ節郭清術を先行させることにより，骨盤内主要血管の同定が容易になる。内腸骨動脈分枝部より腸骨回旋動静脈まで，外腸骨動脈上面の脂肪・繊維組織を縦切開し，動静脈内方のリンパ節を脂肪組織とともに内側に剥離する。さらに外腸骨静脈より閉鎖神経口に向かう副閉鎖静脈の存在に配慮し閉鎖神経・内腸骨リンパ節に郭清を進める。この過程において，閉鎖神経を目印として外腸骨静脈を外上方に圧排しその後面リンパ節・脂肪組織を小腰筋前面より剥離することで内腸骨動脈までの中枢側が郭清される。

(4) 尿管の切断

総腸骨動脈の直上または内腸骨動脈内方で同定される尿管を，周囲に血管を温存した状態で膀胱近傍で結紮・切断し，膀胱側の結紮糸を目印（牽引糸）として残す。術中迅速組織検査により中枢側尿管断端に腫瘍が存在しないことを確認後，中枢側尿管にスプリントカテーテルを留置し尿流を確保する。

(5) 膀胱頂部および膀胱直腸間の剥離

開腹後，膀胱後窩腹膜を横切開し，さらにその切開線を腹膜反転部まで延長して膀胱付着腹膜を付けた状態の膀胱を引き起こす。膀胱後面の腹膜切開部より膀胱と直腸前面を精囊まで鈍的に剥離する。

(6) 膀胱後側面の遊離

腹膜裏面に付着した精管を引き出し，精管と交差する臍動脈（側臍索）と上膀胱血管系を同定する。これらを内腸骨動脈よりの分枝部で結紮・切断し，先に切断した膀胱側尿管と精管の結紮糸を一緒にする。

(7) 精囊腺・前立腺側面血管茎（vascular pedicle）の切離

精管と尿管断端を牽引した状態で，示指により精囊後面の膜様物を外方より内方に開くことでDenonvillier腔に入り，さらに前立腺尖部まで鈍的に剥離する。精囊被膜を露出するように，骨盤底と膀胱・精囊腺側面を固定する膜様構造・血管茎を外上方に圧排剥離し，これを先端角度の変更可能なエンドカッター（ETS Compact-Flex 45™）を用いて内骨盤筋膜まで切断・止血を繰り返す。

(9) 内骨盤筋膜の切開

Santrini静脈叢を損傷しないように，骨盤壁側で前立腺被膜に沿って行う。骨盤底方向は用手的に切開の延長可能であるが，恥骨前立腺靱帯は必要に応じて恥骨後面の近くで鋭的に切離する。肛門挙筋を鈍的に骨盤壁側に圧排・剥離し前立腺被膜を露出する。

(10) dorsal vein complex の収束結紮

恥骨後面からの深陰茎背静脈と前立腺前面で薄い筋膜に被われたSantrini静脈は集束結紮法（bunching technique）により処理する。膀胱頸部で左右の内骨盤筋膜切開縁を静脈叢が中央に集まるようにアリス鉗子で把持後，これを針糸により縫合・結紮し静脈叢の遠位端の集束化を行う。さらに，恥骨下面で静脈叢基部を針付き合成吸収糸により連続縫合・結紮を行う。集束化が終了すると前立腺尖部の形態や尿道，および収束化された dorsal vein complex との位置関係が直視下に同定できる（図7-1）。

(11) dorsal vein complex および尿道の切断

集束化された dorsal vein complex と尿道の間にマクドウガル前立腺手術鉗子を通し，頭側上方に牽引した鉗子を目印に集束結紮された静脈叢を切断する。恥骨後面よりの出血が認められた場合には吸収糸のZ縫合により止血する（図7-2）。尿道を結紮・切断し膀胱，前立腺および精囊を一括全摘除する（図7-3）。

(12) 尿道摘除術

会陰部正中皮膚切開により球海綿体筋を露出し，これを切開・剥離する。尿道海綿体の両側を鈍的に剥離後，これを牽引しながら陰茎海綿体との間のBuck筋膜を切開し，陰茎皮膚が内反された状態で尿道を引き出す。尿道末梢は船状窩で切断する。膀胱側は，尿道が円柱状になるまで剥離すると12時の位置で示指を骨盤腔に挿入できる。骨盤腔への貫通孔を尿道両側に拡げた後，指先で尿道断端を折り返し尿道膀胱側切断端をケリー鉗子で把持する。さらにこの把持鉗子を手前に牽引しながら尿道海綿体の後面の固定部分にさらに鉗子を掛け，鉗子の上方で鋭的に尿道を切除・摘出する。この方法では，尿道球動脈の結紮が不要であり，また直腸損傷の可能性を回避できる。外尿道口より陰茎および会陰創にペンローズ・ドレーンを置き，会陰創を閉鎖する。

2) 女性に対する膀胱全摘

男性の場合と異なる点を示す。膀胱前腔および側面の剥離において，精管・精索に代わり，子宮体部につながる円靱帯を切断する。子宮を温存する場合は，膀胱子宮窩で剥離を開始する。尿管は子宮頸部の側方に密着して走行しており，子宮静脈系が，尿管を網状に包んでいる。この部位の剥離は針糸による結紮・切断により行う。浸潤癌が膀胱三角部近傍にある場合は子宮および腟前壁を合併切除する。まず子宮より離れた位置で卵巣固有靱帯と卵管を結紮・切断の後，回盲部およびS

7. 浸潤性膀胱癌の治療

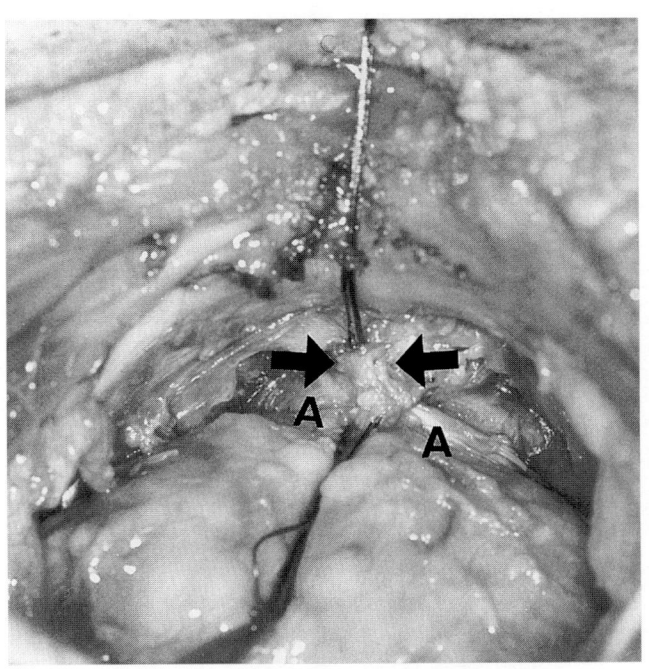

図7-1　dorsal vein complex の収束結紮
矢印のように両側の内骨盤筋膜の切開縁を中央に収束縫合することで静脈叢が結紮される。
A. 虚血状態のため白色を呈する前立腺皮膜。

状結腸が授動されるように骨盤底に向かい腹膜を切開する。子宮頸部後面の腹膜を切開し、左右の腹膜切開線と交通させ腟後面を露出させる。左右の仙骨子宮靱帯を切断後、子宮動脈上行枝を結紮・切断する。さらに子宮に沿って傍子宮組織、基靱帯を針糸により結紮・切断し子宮動脈本幹、静脈叢を外方に剝離する。膀胱外側の血管茎および腟外側の組織を結紮・切断し、さらに尿道と腟の間を剝離後、腟全周を切断し膀胱と子宮が尿道のみでつながった状態とする。尿道の全摘は骨盤腔より可能なかぎり尿道を剝離した後に会陰部より外尿道口周囲を切開する。外尿道口の操作を怠ると尿道の取り残し、または腟壁の大きな欠損を作る原因となる。最後に腟断端を吸収糸で縫合閉鎖する。

2. 抗癌化学療法

1) 多剤併用療法

現時点において、標準的化学療法は、Methotrexate (MTX：30 mg/m², 1, 15, 22 日目静注)、vinblastine (VBL：3 mg/m², 2, 15, 22 日目静注)、doxorubicin (DXR：30 mg/m², 2 日目静注) および cisplatin (CDDP：70 mg/m², 2 日目点滴静注) を4週ごとに投与する MVAC 療法と、CTX (650 mg/m², 1 日目静注)、ADM (50 mg/m², 2 日目静注) および CDDP (70〜100 mg/m², 2 日目点滴静注) を投与する CISCA 療法、MTX (30 mg/m², 1, 15 日目静注)、EPI (50 mg/m², 1 日目静注) および CDDP (100 mg/m², 2 日目点滴静注) を3〜4週ごとに投与する MEC 療法である。浸潤癌の術前療法として2コース、術後病理検査で根治性のないと診断された症例では2〜3コース追加を基準とする。進行癌に対しては3〜4コース施行する。副作用として骨髄抑制、消化器症状、腎機能低下および肝機能障害などがあるが、白血球減少症は遺伝子組み換えヒト granulocyte colony-stimulating factor (G-CSF)、消化器症状はセロトニ

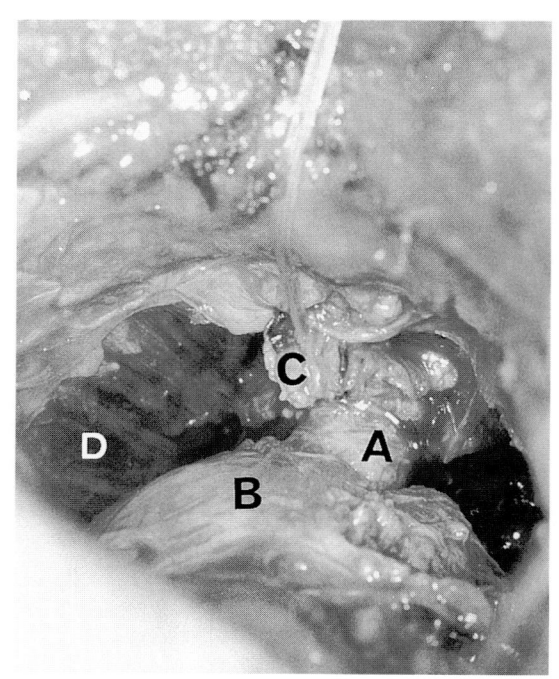

図7-2 収束結紮された dorsal vein complex の切断
A. 尿道, B. 前立腺, C. dorsal vein complex, D. 肛門挙筋。

ン拮抗薬により対処可能である。また，腎機能および肝機能障害は，各々十分な補液と利尿およびロイコボリン投与により予防できる。

2）動脈注入療法（動注療法）

　抗癌剤を腫瘍の栄養動脈に直接投与することにより，高度の薬剤の腫瘍への分布，全身に循環する薬剤濃度の低下を目的とし，抗癌剤の抗腫瘍効果の増強，副作用の軽減をめざした療法である。使用する薬剤は，全身化学療法の場合と同様で，放射線治療との併用も試みられている[1]。動注療法の膀胱原発巣に対する局所効果は明らかであるが，生存期間に関する意義に関しては一定の見解が得られておらず，今後の無作為抽出試験に委ねられる。

3. 放射線療法

　膀胱癌は比較的良好な放射線感受性腫瘍である。しかし，放射線療法は手術適応外症例において局所症状の改善を目的に施行される場合が多い。通常，50〜60 Gy を 8 週間で外照射する。CDDP や 5 FU は腫瘍の放射線感受性を増強することより，このような薬剤と放射線療法の併用も試みられて

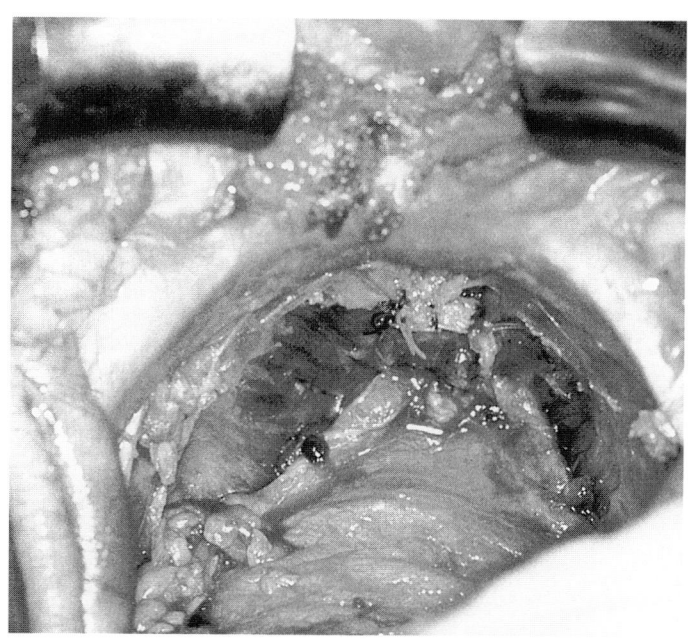

図7-3 男性の根治的膀胱全摘除術後の小骨盤内

いる。術前照射の有用性に関しては否定的である。　（詳細は他項参照）。

III. 患者の follow up

　尿路上皮癌は，時間的にも部位的にも多中心性発生の性格を有している。すなわち，腎盂・尿管・膀胱および近位尿道の上皮は同一の移行上皮であり，膀胱癌治療後に4～25％の頻度で腎盂・尿管癌が続発する。術後3年間は，3ヵ月ごとに排泄性腎盂造影，胸部X線写真および腹部・骨盤部CTを行い，5年間は6カ月に1回，その後は1年に1回施行する。なお，腎機能の低下について十分注意しなければならない。また，膀胱温存例では，3カ月に1回の膀胱鏡検査および細胞診が必要となる。また，尿中腫瘍マーカーであるBTA (bladder tumor antigen) やNMP-22 (nuclear matrix protein) も有用である。

IV. 治療成績と予後

　根治的膀胱全摘除出術後の5年生存率は，pT2～pT3aで50～80％，pT3bで10～50％と必ずしも満足できるものではない。一方，制癌化学療法の奏効率は，MVAC療法で30～70％（完全寛解率：10～30％程度），CMV療法で42～70％（完全寛解率：28％）と両者の効果に大差異がない。また，CDDPを対照とした進行尿路上皮癌296例でのEastern Cooperative Oncology Groupによる無作為抽出試験がある[2]。すなわち，MVAC療法の奏効率は39％とCDDP単独の12％に比較し有意に高率であり（p<0.0001），生存率もMVAC療法が有意に高率であった（p=0.00015）。また，MVAC療法とCDDP, cyclophosphamide (CPM) およびDXRの3剤併用療法 (CISCA療法) の比較に関する110例のM. D. Anderson Cancer Centerでの無作為抽出試験において，奏効率は，MVAC療法で65％，CISCA療法で46％，生存期間の中央値は，MVAC療法で48.3週，CISCA療法で36.1％といずれもMVAC療法が有意に良好であった[3]。MVAC療法とMEC療法を比較検討した大規模な報告はない。

V. 治療上の諸問題

1. 補助化学療法

　膀胱全摘除術施行時，既に存在すると考えられる微小転移巣に対する術後補助（adjuvant療法）を施行すべきか，または，この治療を可能な限り早期に開始することにより手術療法の根治性を高め，可能であれば膀胱温存を目的に術前補助療法（neoadjuvant療法）をすべきかに関して現時点で画一した見解はない。著者は，A) 抗癌化学療法剤の膀胱原発腫瘍に対する感受性を観察できる。微小転移に対する化学療法の効果は原発腫瘍と類似していることより，不必要な長期の化学療法を回避できる。B) down stageの可能，さらに著効例では膀胱温存の可能性が生じる。C) 前治療が行われていないため，多量の薬剤投与が可能であるなどの理由により通常術前化学療法を施行している。反面，術前療法の問題点として，A) すべての症例において全身化学療法が必要でない。B) 化学療法への反応により治療前臨床判定による病期診断が不正確となる。C) 化学療法の効果の期待または誤った効果判定により，手術までの期間が延長される。D) 膀胱を温存した場合は，常に膀胱内再発の危険性があるなどが指摘されている。術前化学療法に関する無作為抽出試験とし

て，Malmstromらは北欧での共同研究（Nordic I）がある[4]。すなわち，放射線照射後に膀胱全摘除術を施行した群に比較し，DXR（30 mg/m²）とCDDP（70 mg/m²）を2コース施行した術前療法群で予後良好な傾向であった（p=0.07）。T3〜T4群では術前化学療法群が有意に予後良好で（p=0.03），さらに，全例での多変量解析でも術前化学療法は臨床病期とともに有意な予後因子であった。また，Logothetisらは，T3b，T4またはT3で脈管侵襲を伴う症例100例において，MVAC療法を術前2コースおよび術後3コース施行した群と5コースの術後療法群を比較し，両群間に予後の差異を認めないと報告している[5]。したがって，術前化学療法は，高頻度に原発腫瘍の消失をもたらし膀胱温存を可能とするが，生存期間の延長に関しては必ずしも肯定的ではない[6]。また，術後補助化学療法は，病理組織学的病期に基づいて開始するので治療対象となる症例が限られ，また，根治的膀胱全摘除術を施行するまでの時間に腫瘍が増殖・転移する可能性が少ないなどの利点を有している。しかし，欠点は腫瘍の化学療法に対する感受性を検討することができず，また，この療法の効果より予後を推定できない点である。

2．膀胱温存

術前化学療法による寛解例において膀胱温存が試みられている。Herrらは，MVAC療法を4コース施行したT2〜3N0M0の111例において10年間の経過観察を報告している[7]。TURBTと尿細胞診により60例（54％）で完全寛解と診断された。これらの症例中28例は内視鏡手術のみ，15例は膀胱部分切除を，17例は膀胱全摘除術を患者自身で選択した。全体の疾患特異的10年生存率は，T2で76％，T3で64％であり，膀胱温存例で74％，膀胱全摘除例で65％と両群間に有意の差異を認めず，膀胱温存例の58％は10年以上膀胱の容量と機能が維持された。ま

た，Miyanagaらは，T2〜3N0M0の42において，MTX（30 mg/m²）とCDDP（50 mg/m²）を3週間隔で3回，内腸骨動脈内注入と放射線照射（40 Gy）および陽子線治療（30 Gy）を併用した膀胱温存療法を報告している[8]。39例（93％）で膀胱温存が可能で，38ヵ月の平均経過観察期間において膀胱内再発を認めたのは8例で，うち3例は内視鏡手術，5例で膀胱全摘除術を施行した。癌死した症例は遠隔転移を認めた1例のみであった。したがって，術前化学療法が奏効した患者においては，浸潤性膀胱癌といえども膀胱温存療法の選択肢もありうる。しかし，この場合，膀胱内に新たな癌が発生する可能性がより頻回の検査が必要であり，再発の場合，膀胱全摘除術が必要になることや，癌死する可能性もインホームド・コンセントする必要がある。今後の問題点としては，a）侵潤度および転移をよく反映する腫瘍マーカーの開発手段，b）化学療法が有効か否か，またこの治療が必要か否かの判定基準作成，c）化学療法剤の副作用および併用療法をふくめた化学療法の限界の克服などが考えられる。

3．今後期待される化学療法剤

1）paclitaxel

植物由来の抗癌剤で細胞の微小管に結合することにより細胞分裂を阻止する。T4および進行膀胱癌（n=29）において，本剤とIfosfamideおよびCDDPとの併用により完全寛解率79％を，また，転移性尿路上皮癌（n=32）において，本剤とcarboplatinの併用により，72％の奏功率が報告されている。今後，これらの治療法は，MVAC療法に代わる標準的治療となる可能性がある[9〜10]。

2）gemcitabine

代謝拮抗剤に属しDNA合成を阻害する薬剤であり，本剤とCDDPまたはpaclitaxelとの併用が期待される[11]。

文　献

1) Naito S, Kuroiwa T, Ueda T, Hasuro K, Masuda K, Kumazawa J, and Kyushu University Urological and Radiological Oncology: Combination chemotherapy intra-arterial cisplatin and doxorubicin plus intravenous methotrexate and vincristine for locally advanced bladder cancer. J Urol

157 : 1704-1709, 1995.

2) Saxman SB, Propert KJ, Einhorn LH, Crawford ED, Tannock I, Raghavan D, Loehrer PJ Sr, and Trump D : Long-term follow-up of a phase III intergroup study of cisplatin alone or in combination with methotrexate, vinblastine, and doxorubicin in patients with metastatic urothelial carcinoma ; a cooperative group study. J Clin Oncol 15 : 2564-2569, 1997.

3) Logothesis CJ, Dexeus FH, Finn L, Sella A, Amato RJ, Ayala AG, and Kilbourn RG : A prospective randomized trial comparing MVAC and CISCA chemotherapy for patients with metastatic urothelial tumors. J Clin Oncol 8 : 1050-1055, 1990.

4) Malmstrom P, Rintala E, Wahlqvist R, Hellstrom P, Hellsten S, Hannisdal E, and Members of the Nordic Cooperative Bladder Cancer Study Group : Five-year followup of a prospective traial of radical cystectomy and neoadjuvant chemotherapy ; Nordic cystectomy trial. J Urol 155 : 1903-1906, 1996.

5) Logothetis C, Swanson D, Amato R, Banks M, Finn L, Ayala A, Ro J, Dinney C, Ellerhorst J, Hall C, and von Eschenbach A : Optimal delivery of perioperative chemotherapy ; preliminary results of a randomized, prospective, comparative trial of preoperative and postoperative chemotherapy for invasive bladder carcinoma. J Urol 155 : 1241-1245, 1996.

6) Int col traials on beharf of the Med Res Council Adv Badder cancer Working party : Neoadjuvant cisplatin, methotrexate, and vinblastine chemotherapy for muscle-invasive bladder cancer : a randomized controlled trial. International collaboration of trialsts. Lancet 354 : 533-540, 1999.

7) Herr HW, Bajorin DF, and Scher HI : Neoadjuvant chemotherapy and bladder-sparing surgery for invasive bladder cancer ; Ten-year outcome. J Clin Oncol 16 : 1298-1301, 1998.

8) Miyanaga N, Akaza H, Okumura T, Sekido N, Kawai K, Shimazuki T, Kikuchi K, Uchida K, Takeshima H, Ohara K, Akine Y, and Itai Y : A bladder preservation regimen using intra-arterial chemotherapy and radiotherapy for invasive bladder cancer : A prospective study. Int J urol 7 : 41-48, 2000.

9) Bajorin DF, McCaffrey JA, Hilton S, Mazumdar M, Kelly WK, Scher HI, Spicer J, Herr H, and Higgins G : Treatment of patients with transitional cell carcinoma of the the urothelial tract with ifosfamide, paclitaxel and cisplatin : a phase II trial. J clin Oncol 16 : 2772-2727, 1998.

10) Pychia A, Grobovic M, Posch B, Schnack B, Hailte A, Heinz-peer G, Zielinski CC, and Marberger M : Paclitaxel and Carboplatin in patients with metastatic transitional cell carcinoma of the urinary tract. Urology 53 : 510-515, 1999.

11) Garmichael J : The role of gemcitabine in the treatment of other tumours. Br J Cancer 78 (suppl 3) : 21-25, 1998.

(藤岡知昭)

8. 尿路変向・再建術

尿路変向とは，腎で生成された尿が体外に排出される生理的な通路（尿路）が，何らかの疾患によって障害されるために，人工的に尿の流れる方向を変えて尿路を確保することによって腎機能を保全することである。対象となる疾患は，必ずしも悪性腫瘍とは限らず先天性尿路奇形，神経因性膀胱，萎縮膀胱などもあるが，現実には膀胱癌，前立腺癌，子宮癌，直腸癌などの骨盤内臓器悪性腫瘍によって尿路変向がされるのが大部分である。従来は，尿路変向と言えば，尿管皮膚瘻や回腸導管が一般的であったが，最近では，各種の非失禁型尿路変向や，neobladderによる尿路再建が開発され，個々の症例で適切な方法を選択することがより重要となっている[1]。

I. 総論

1. 分類

尿路変向の分類には，一時的な尿路変向と，永久的なものがある。また，変向する部位によって膀胱上部と膀胱下部尿路変向とに大別される（図8-1）。もっとも頻度の多い永久的膀胱上部尿路変向法について，その種類とそれぞれの特徴を表にまとめた（表8-1）。留置カテーテルの有無，ストーマの有無，失禁型か非失禁型かで各方法の特徴を示した。ただし，尿管皮膚瘻の場合，通常は

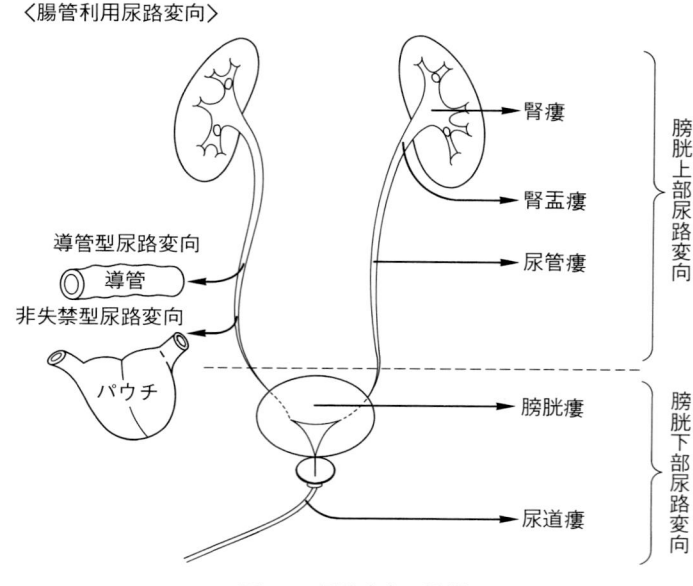

図8-1 尿路変向の種類

表 8-1　各種の膀胱上尿路変向法（Supravesical urinary diversion）の特徴

		カテーテル	ストーマ	尿禁制	使用腸管	備　考
I．腸管を用いない尿路変向						
	1．腎瘻	＋	＋	－	－	経皮的造設が多い
	2．通常型尿管皮膚瘻	＋	＋	－	－	カテーテルの定期的交換が必要
	3．チューブレス尿管皮膚瘻	－	＋	－	－	一側・同列などストーマの工夫
II．導管型尿路変向（conduit type urinary diversion）						
	4．回腸導管	－	＋	－	回　腸	尿路変向の標準術式
	5．結腸導管	－	＋	－	結　腸	導管尿管逆流を防止
III．非失禁・導尿型尿路変向（CUD：continent urinary diversion）						
	6．Kock pouch	－*	＋	＋	回　腸	腸重積法による失禁・逆流防止
	7．Mainz pouch					
	original method	－*	＋	＋	回腸・回盲部	腸重積法による失禁防止
	Appendix Mainz pouch	－*	＋	＋	回腸・回盲部・虫垂	虫垂を導尿路に利用
	8．Indiana pouch					
	H-M** method	－*	＋	＋	回腸・右結腸	ヒダ形成による失禁防止
	Ileal patch	－*	＋	＋	回腸・回盲部	回腸介在によるパウチ内圧緩衝
IV．肛門括約筋を用いた尿路変向						
	9．尿管S状結腸吻合	－	－	＋	S状結腸	高Cl性アシドーシス，癌発生が高率
	10．直腸膀胱	－	－	＋	直　腸	結腸容量の増加
V．自然排尿型尿路再建（ネオブラダー）（OUR：orthotopic urinary reservoir）						
	11．Camey I	－	－	＋	回　腸	ネオブラダーの原点
	12．Camey II	－	－	＋	回　腸	腸脱管状化導入による低圧化
	13．Hemi-Kock	－	－	＋	回　腸	Kock pouchの尿道吻合
	14．Hautmann（W-type）	－	－	＋	回　腸	もっとも一般的な方法
	15．Studer	－	－	＋	回　腸	尿管逆流防止をしない
	16．Goldwasser	－	－	＋	右結腸	腸間膜の長さが問題
	17．Reddy	－	－	＋	S状結腸	コンプライアンスやや不良

（＋）：有，（－）：無，（－*）：自己導尿時のカテーテルは必要，H-M**：Heinke-Mikulicz

留置カテーテルが必要であるが，種々の工夫によって無カテーテル法も可能である．回腸導管では尿が導管を通じて持続的に流れ出るために，導管型尿路変向ないしウェットストーマ（wet stoma）とも呼ばれる．コックパウチなど非失禁型尿路変向はカテーテル留置は必要ないが，尿の排出はカテーテルによる導尿で行うために，自己導尿型尿路変向とも呼ばれる．非失禁型尿路変向で形成する各種のレザボア（体内尿貯留槽）を尿道と直接吻合し，尿道外括約筋で尿禁制機構を得るのがneobladderで自然排尿型尿路再建，膀胱置換術とも呼ばれている．その他，肛門括約筋を尿禁制機構に用い，尿と便を肛門から排出する尿管S状結腸吻合（図8-2 C）や，直腸膀胱もあるが，わが国では一般的ではない．

2．適　応

尿路変向は，患者の術後の生活の質（QOL）に与える影響がきわめて大きい．したがって，患者の年齢，全身状態（リスク），原疾患の予後，

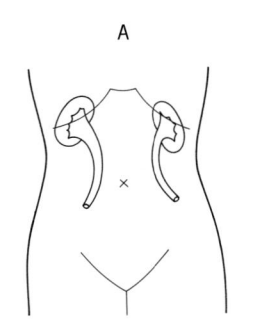

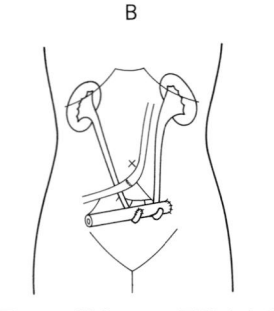

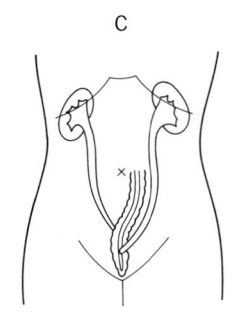

図8-2 従来からの尿路変向法
A：尿管皮膚瘻
B：回腸導管（Bricker 手術）
C：尿管S状結腸吻合術

腎機能，腸疾患の有無，患者の社会活動状況や性格をも考慮して慎重に適応を決める。

患者ならびに家人に尿路変向・再建について十分な情報を提供し，理解を得た上で，患者自身が決定することが大切である。neobladder は，年齢が比較的若く，尿道温存が可能であれば，性別にかかわらず可能であるが，夜間尿失禁の率が高いことや排尿困難によって自己導尿が必要になる可能性があることなど十分に説明しておく。ちなみに，浸潤性膀胱癌で施行された尿路変向の術式の頻度を表8-2 に示した（表8-2）[2]。

表8-2 浸潤性膀胱癌で選択された尿路変向再建術式（文献2より）

術 式	例数	（％）
片側腎瘻	15	（ 3.3）
両側腎瘻	5	（ 1.1）
尿管瘻（単孔法）	45	（ 9.8）
尿管瘻（両孔法）	53	（11.6）
回腸導管	260	（56.8）
結腸導管	1	（ 0.2）
自己導尿型代用膀胱	23	（ 5.0）
尿道吻合代用膀胱	53	（11.6）
その他	3	（ 0.7）
計	458	

II. 各手術術式

以下に，代表的な尿路変向・再建術について述べる。

1. 経皮的腎瘻造設術 (Percutaneous Nephrostomy：PNS)

リアルタイム超音波画像監視下に，直接水腎症に向けて穿刺し，カテーテルを留置する。Tハンドル型ピールアウェイ方式の穿刺セットがあり，トラクトの拡張が必要なくバルーンカテーテル留置が可能である。

2. 尿管皮膚瘻術 (Cutaneous Ureterostomy)

尿管を皮膚面に持ち上げて，直接皮膚に吻合する単純な方法である。通常法では両側尿管を別々に皮膚と吻合しストーマが二つあり，カテーテル持続留置が必要である（図8-2 A）。左右どちらかの尿管を他側に移動してストーマを一つにする方法や，カテーテル留置をしない方法（無カテーテル法）などの工夫もされている。

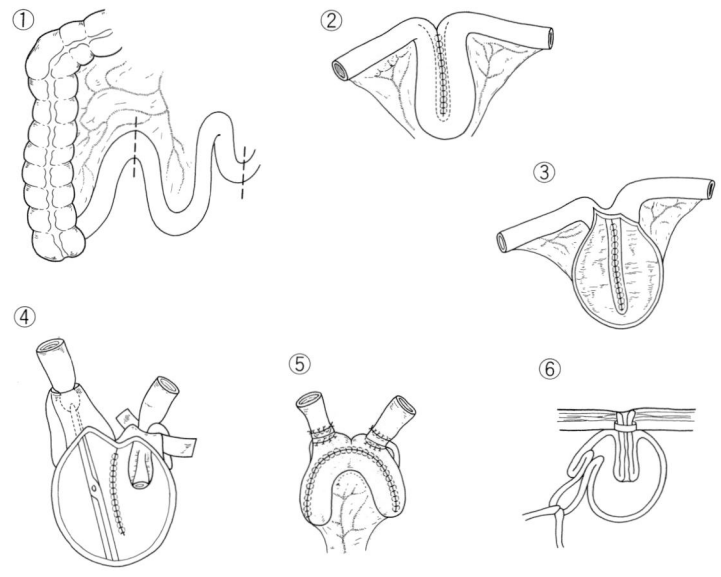

図8-3 Kock pouch（文献3より改変）

3. 導管型尿路変向 (Conduit type Urinary Diversion)

1) 回腸導管 (Ileal Conduit, Bricker's Operation)

1950年Brickerによって開発された方法で，現在でももっとも標準的な尿路変向術式である。回盲弁から約15 cm離れた回腸の15 cmを遊離する。口側断端を閉鎖し，尿管と回腸をNesbit法によって端側吻合する。肛門側断端を皮膚と吻合し，ストーマとする。ストーマ管理をしやすいように，ストーマは3～5 mmほど乳頭状に突出させる（図8-2 B）。回腸導管に流出した尿は，回腸の蠕動運動で律動的に体外に排出されるので採尿袋の装着が必要である（ウェットストーマ）。通常，尿管回腸吻合は逆流防止は行わない。左右尿管を一本化して，回腸口側断端と端々吻合する方法（Wallace法）もある。Nesbit法，Wallace法ともに逆流防止はしない方法である。

2) 結腸導管 (Colonic Conduit)

結腸を導管に使用すれば尿管との吻合に逆流防止ができるとのことで主に小児の尿路変向として開発された。S状結腸が主に使われるが，横行結腸も下腹部に放射線障害がある場合の高位の導管形成に使われることがある。成人では，骨盤内臓全摘除術に伴って人工肛門とともに余剰のS状結腸を利用した結腸導管が造設されることがある。

4. 非失禁型（自己導尿型）尿路変向 (Continent Urinary Diversion : CUD)

本尿路変向の特徴は，体内で低圧下（常に40 cmH$_2$O以下）での蓄尿を可能とし，しかも尿禁制が保たれるために，採尿袋をさげている必要がないことである。排尿は，カテーテルを使って清潔間歇的自己導尿（Clean Intermittent Catheterization : CIC）で行われる。回腸導管などのウェットストーマ型尿路変向のように採尿袋を装着しておく必要がないので，ボディーイメージも良好で，ストーマ周囲皮膚炎に悩まされることも少なく，尿路変向を余儀なくされる患者の術後QOLを高める方法として期待されるいる。しかも腎への逆流防止を行うことで，長期的にみて腎機能保全にも優れていると考えられる。

1) コックパウチ (Kock Pouch)（図8-3）

1982年スウェーデンの外科医であるKockらのグループにより報告された最初の非失禁型尿路変向術式である[3]。その基本は，用いる腸管を完全に脱管状化して折り畳むようにパウチ（袋）を

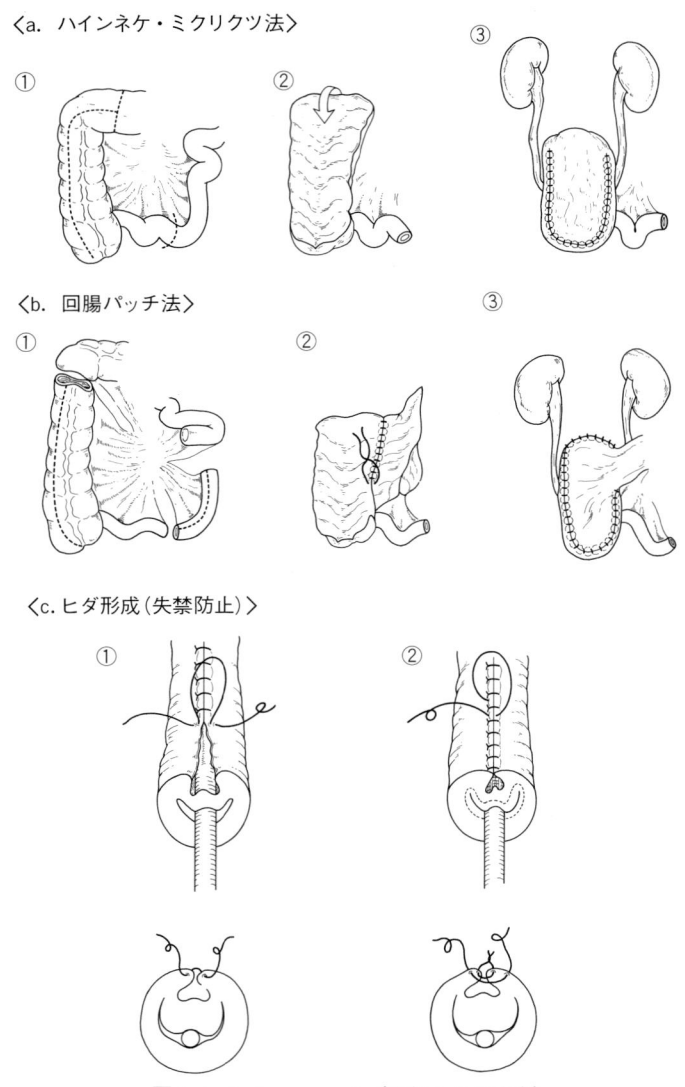

<a. ハインネケ・ミクリクツ法>

<b. 回腸パッチ法>

<c. ヒダ形成（失禁防止）>

図 8-4　Indiana pouch（文献 5 より改変）

作り，低圧で高容量の蓄尿槽（レザボア）を体内に形成することである。尿禁制ならびに逆流防止法は腸重積法が用いられる。

手術法は約 70 cm の遊離回腸を用いて，中央部の 40 cm を U 字型に合わせて腸管を開き，折り畳んでパウチを形成する。両端の 15 cm を使い，それぞれに約 5 cm の腸重積（intussusception）を作ることにより逆流防止弁（nipple valve）を作製し，尿失禁の防止および腎への逆流防止を図る方法である。

問題点としては，手術手技が複雑で，非常に手間と時間をとること，ステープル，カラーと異物である人工材料を使うこと，ニップル不全などの合併症の頻度が高いことなどが挙げられる[4]。

2）インディアナパウチ（Indiana Pouch）（図 8-4）

上行結腸を使いパウチを形成し，回腸末端部に皺形成（plication）することにより尿禁制を得る。逆流防止は結腸ヒモの部位での粘膜下埋没（Leadbetter）法で行う。上行結腸だけを用いる

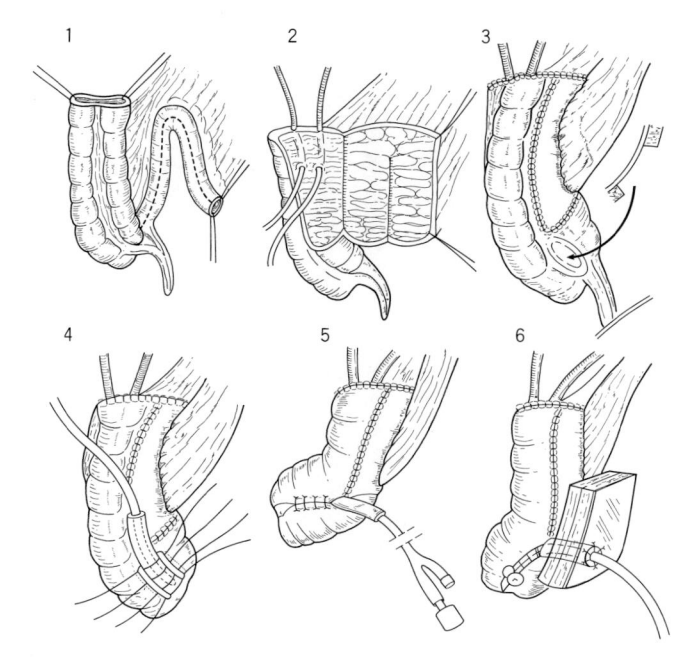

図 8-5　虫垂臍ストーマ Mainz pouch（文献 8 より）

方法（Heineke-Mikulicz 法）と，小腸を介在させて減圧を図る方法（ileal patch）がある[5]。導尿困難や尿禁制が完全に図られないなどの問題点がある[6]。

3）虫垂臍ストーマ・マインツパウチ（Appendix Mainz Pouch with Umbilical Stoma）（図 8-5）

Mainz pouch は，上行結腸と回腸末端部を使ってパウチを形成し，尿管は粘膜下トンネル法で結腸と吻合する。オリジナル法では，失禁防止弁はコックパウチと同じく腸重積によるニップルバルブで行う[7]。しかし，健康な虫垂がある場合，虫垂を輸出脚である導尿路として用い臍ストーマとする工夫もある[8]。

5. ネオブラダー（Neobladder），自然排尿型尿路再建（Orthotopic Urinary Reservoir：OUR）

前述の 3 通りの非失禁型尿路変向法は，尿道を残すことができれば，パウチと尿道を吻合することにより，自然排尿が可能な尿路再建が可能となる。膀胱癌では，尿道，前立腺に腫瘍がないこと，広範な CIS（carcinoma in situ）がないことが条件となる。ストーマもないことから患者の受容度の高い術式である。Camey らが回腸 40 cm を U 字型にして尿道と吻合した報告[9]が最初であるが，Kock の提唱した腸管の完全な脱管状化の概念が採り入れられて発展した。用いる腸管は回腸がもっとも多いが，S 状結腸や，右結腸（Goldwasser 法），胃を用いることも可能である。

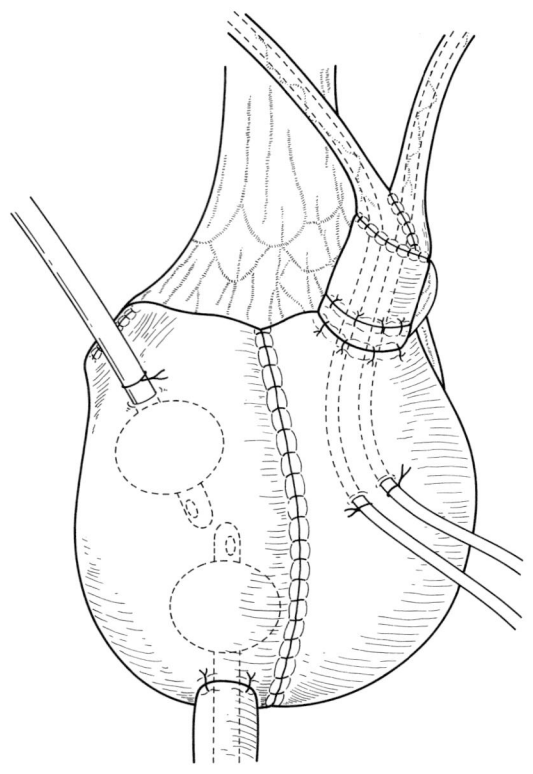

図 8-6　Hemi-Kock pouch

1) 回腸新膀胱（Ileal Neobladder）

a) ヘミコック（hemi-Kock pouch）

コックパウチの輸出脚を形成せずに閉鎖し，パウチの最下端に小孔を明けて尿道と吻合する（図8-6）。

b) ハウトマン法（Hautmann Method）

回腸 60 cm を脱管状化し，W 字型に合わせてパウチを形成する。尿管との吻合は粘膜溝埋め込み法（LeDuc-Camey 法）で行う（図 8-7）[10]。

c) スチューダー法（Studer Method）

回腸 60 cm を遊離し，肛門側 40 cm を脱管状化してパウチを作る。尿管との吻合は逆流防止をせずに，約 20 cm の順蠕動方向のインタクトセグメントを介在させることによって逆流防止効果を得るとする術式である（図 8-8）。回腸導管の延長術式で現在もっとも広く行われている方法である[11]。

2) S 状結腸新膀胱（Reddy Method）

約 30〜40 cm の長さの S 状結腸を遊離し脱管状化し，U 型に縫合して新膀胱とする[12]。S 状結腸は解剖的に膀胱に近いので新膀胱の納まりはよく，確実な逆流防止ができるなどの特徴があるが，尿失禁率がやや高い。

6. その他

尿管 S 状結腸吻合（Ureterosigmoidostomy）

尿管を直接 S 状結腸に吻合して，尿を便とともに肛門から排出する方法である。ストーマも不要で，手術も容易で理想的な尿路変向ともいえる。しかし，尿が腸管から再吸収されて高クロール性アチドーシス（hyperchloremic acidosis）が起こること，尿路感染を起こしやすいこと，肛門括約筋がゆるむと尿・便失禁が起こること，長期の観察で結腸癌発症率が一般より約 500 倍も大きい

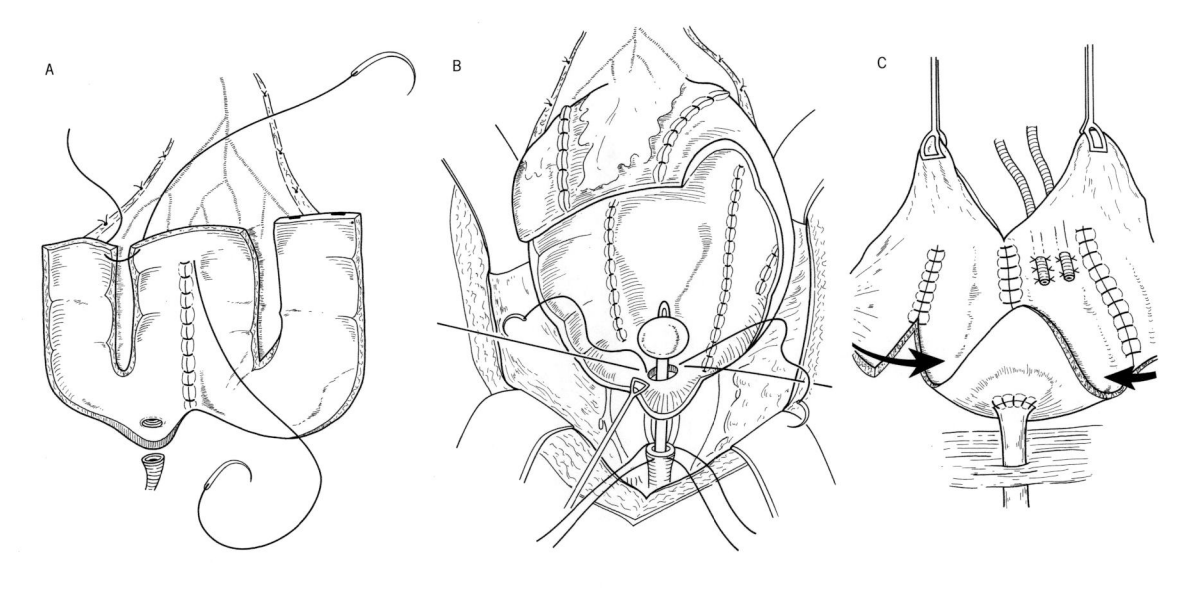

図8-7 Hautmann 法(W型)

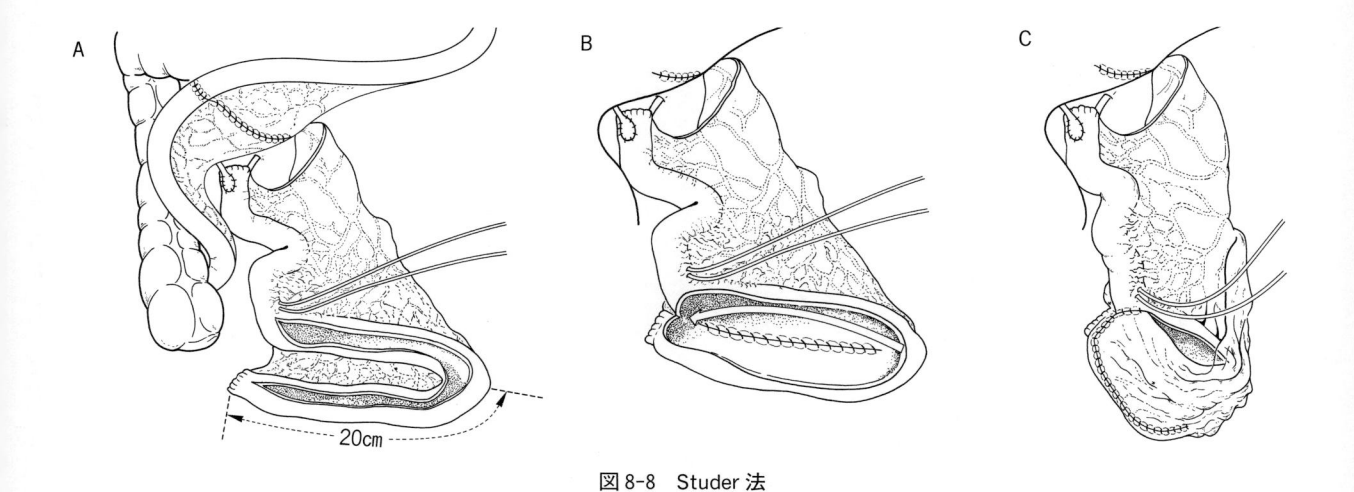

図8-8 Studer 法

ことがわかってきたことなどの問題で,あまり行われない.術後尿量の把握が正確にできないことも大きな問題である.

文　献

1) Okada, Y. : Continent urinary reservoirs : ten years of experience and future directions. Int. J. Urol., 1 : 295-308, 1994.
2) 日本泌尿器科学会：全国膀胱癌患者登録調査報告．第16号　平成9年症例，秀江堂，東京，2000.
3) Kock N. G., Nilson, A. E., Nilsson, L. O., Norlen, L. J. and Philipson, B. M. : Urinary diversion via a continent ileal reservoir : clinical results in 12 patients. J. Urol., 128 : 469-475, 1982.
4) 岡田裕作，田中寛郷，大石賢二，竹内秀雄，宮川美栄子，吉田　修：Kock Continent Ileal Resevoirによる尿路変更法の経験．泌尿紀要 31 : 2193-2201, 1985.
5) Rowland, R. G., Mitchell, M. E., Bihrle, R. Kahnoski, R. J. and Piser, J. E. : Indiana continent urinary reservoir. J. Urol., 137 : 1136-1139, 1987.
6) 岡田裕作，荒井陽一，吉田　修：インディアナパウチ．臨泌 46 : 559-566, 1992.
7) Thüroff, J. W., Alken, P., Riedmiller, H., Jacobi, G. H. and Hohenfellner, R. : 100 cases of Mainz pouch : continuing experience and evolution. J. Urol., 140 : 283-288, 1988.
8) Riedmiller, H., Burger, R., Muller, S., Thürloff, J. and Hohenfellner R. : Continent appendix stoma : a modification of the Mainz pouch technique. J. Urol., 143 : 1115-1117, 1990.
9) Lilien O and Camey M : 25-year experience with replacement of the human bladder (Camey procedure). J. Urol., 132 : 886-891, 1984.
10) Hautmann RE, Egghart G, Frohneberg D, et al. : The ileal neobladder. J. Urol., 139 : 39-42, 1988.
11) Studer, U. E., Ackermann, D., Casanova, G. A. and Zingg, E. J. : Three years' experience with an ileal low pressure bladder substitute. Brit. J. Urol., 63 : 43-52, 1989.
12) Reddy, P. K. and Lange, P. H. : Bladder replacement with sigmoid colon after radical cystoprostatectomy. Urology, 29 : 368-371, 1987.

（岡田　裕作）

9. 非移行上皮性膀胱癌の治療

　移行上皮性成分を全く含まない非移行上皮性膀胱癌は比較的まれであり，その発生頻度は全膀胱腫瘍の10％以下と言われている。これらの腫瘍に関しては，多数の症例によるいわゆるrandomized studyがなされておらず，いまだ治療法が確立されていないのが現状である。これまでも移行上皮癌との生物学的な差異に基づいてさまざまな治療法が試みられてきたが，進行癌として発見されることも多く，その治療成績や予後も概して不良である。

I. 扁平上皮癌

　主に中東地域で多発するビルハルツ住血吸虫症に起因するものなど特殊なものを除けば，原発性膀胱扁平上皮癌の発生頻度は3～7％程度とされている[1～3]。移行上皮癌と異なり性差はほとんど見られない。慢性の尿路感染症や尿路閉塞性疾患，膀胱結石，対麻痺患者における長期カテーテル留置例，膀胱外反症などの慢性刺激因子との関連性が指摘されており，また1日40本以上の喫煙もリスクファクターとされている[4]。

1) 診　断
　臨床症状として最も多く見られるのは血尿と膀胱刺激症状である。90％以上の症例で診断時に尿路感染症を伴っている[3]。浸潤性の進行癌として発見されるものが大部分であり，通常悪性度はきわめて高い。典型例では内視鏡的に大きな孤立性腫瘍として認められ，尿管口の閉塞もしばしば観察される。これらの腫瘍は膀胱内のどの部位にも発生しうるが，膀胱三角部と側壁に比較的その頻度が高い。多くの例で診断時に既に局所浸潤癌であるにもかかわらず遠隔転移の頻度は意外にも低く，複数の報告による計190例での検討ではその頻度はわずか8～9％であったにすぎない[1,5,6]。核DNA ploidyの測定が予後判定に有用との報告[7]もあるが，一般的には移行上皮癌にみられるような組織分化度と臨床病期や予後との相関性は扁平上皮癌においては遥かに低い。

2) 治　療
　大部分が局所浸潤性の大腫瘍として発見されるため，経尿道的な切除のみでコントロールできるものはほとんどない。膀胱部分切除や放射線照射，化学療法などによっても単独ではこれまであまり良い結果は得られておらず，基本的に膀胱全摘を軸とした積極的な治療が必要である。Richieらは，33例の膀胱扁平上皮癌に対して根治的膀胱全摘を行い，これらのうち11例において術前放射線療法が併用されていた[8]。病期別の5年生存率を見ると，stage A, B1 (T1, T2) 症例では100％，stage B2 (T3a) で67％，stage C (T3b) では33％であった。また，grade IVの扁平上皮癌症例では5年生存率はわずかに28％であった。全体で48％の5年生存率を得ているが，このseriesではstage C (T3b) 以上の症例はわずか5例しか含まれていない。Johnsonらは，stage C (T3b) 以上の症例47例を含む90例について検討し，全体の5年生存率は11％であった[3]。このseriesでは，何らの治療も受けなかった17例は2年以内に全例死亡したが，放射線照射後に膀胱全摘を行った7例では34％の5年生存率であった。術前放射線療法の成績はその後さらに大きなシリーズで検討され，25例のT2，T3症例に対して40-50 Gyの術前放射線照射を行い，10例 (40％) において腫瘍のdown stage

が得られたとしている[6]。腫瘍の down stage が得られた群では再発や癌死はなかったが，down stage が得られなかった群では7例が骨盤内再発をきたした。全体としての5年生存率は50％で，全摘後の骨盤内再発に対する術前放射線療法の有用性が示唆された。さらに，このシリーズにおいて遠隔転移を来したのは僅かに2例のみで，膀胱扁平上皮癌における局所コントロールの重要性が強調されている。その他の報告でもほぼ同様の結果であり，Prempree らは15例の stage B2，C（T3a，b）症例に対して放射線照射後に膀胱全摘を行い40％の5年生存率を得たが，放射線単独で治療を行った19例では16％であった[9]。この他，放射線療法単独で手術との併用による治療成績を上回るものはなく，Rundle らの報告では5年生存率はT2症例（n＝12）で16.7％，T3症例（n＝21）で4.8％であった[1]。

これまでのところ，膀胱扁平上皮癌に関して有効性の確立された regimen はない。最近の多施設共同研究による CDDP 単独および多剤併用療法（MVAC）の比較検討では，非移行上皮性膀胱癌の反応性はいずれの regimen に対しても低い成績に終わっている[10]。

3）まとめ

膀胱扁平上皮癌は化学療法に抵抗性であるが，放射線療法に対しては中等度の感受性を示すことが明らかとなってきた。また，骨盤内再発のリスクが高いにもかかわらず，遠隔転移の出現率が移行上皮癌に比べて低いことなどから，現状ではいかなる局面においても有用性の確立された化学療法はなく，術前放射線療法と根治的膀胱全摘術の併用がこの疾患の治療における基本的な選択肢と考えられる。

II. 腺　癌

膀胱の腺癌は移行上皮癌，扁平上皮癌についで多く，全膀胱癌の0.5～2％を占める。その約3分の1が尿膜管由来，残る3分の2がいわゆる膀胱原発腺癌で，長期カテーテル留置例や膀胱憩室，膀胱外反症に関連して発生したものにその発生率が高いとされている[11]。隣接臓器の腺癌の直接浸潤や転移性の膀胱腺癌の方が頻度的には高く，これらを除外することが重要である。尿膜管癌といわゆる膀胱腺癌では手術的なアプローチなど，治療面で異なる事項も多く，本稿では両者を分けて記述する。

1. 原発性膀胱腺癌

1）診　断

多くは50歳以降に発生し，7：3で男性に多い。膀胱三角部とそれに隣接した側壁を含む膀胱底部に好発し，肉眼的には潰瘍状，乳頭状，結節状などさまざまな像を呈する。特異的な症候はないが，最も多く見られる症状は血尿である。大部分（90％以上）の症例で診断時既に筋層浸潤（T2以上）を伴っており，表在性病変の報告はほとんどない[11~13]。また，約10％が多発性腫瘍とされる[14]。組織学的にはムチン産生腫瘍が最も多く，大部分が低分化型かつ浸潤性であり，随伴病変として嚢胞性膀胱炎が多く見られる。

2）治　療

いずれの報告も症例数が少なく，治療法もまちまちで一定の見解はないが，これらの病変に対する放射線療法の効果はほとんどないことが明らかとなってきた。やはり外科的治療が中心となるが，原発性膀胱腺癌の大部分が浸潤性腫瘍として発見されるため，TUR の適応となるものはほとんどなく，膀胱全摘もしくは膀胱部分切除を施行される例が大部分である。報告による全般の5年生存率は20～30％程度である。高分化かつ小さい（5 cm 以下）ものでは膀胱部分切除も比較的良い成績をあげている（5生存率54％）[14]。化学療法に関して，Logothetis らは8例に対して動注または静注による5-FU，doxorubicin，mitomycin 療法を行い，うち5例（63％）に効果がみられたが，そのうち3例では効果がみられたのはごく短期間であったとしている[15]。他にも浸潤例や再発例に5-FU 動注が有効であったとするもの[16]などがあるが，いずれも散発例である。

2. 尿膜管癌
1) 診　断

　初発症状は多岐にわたるが，最も多いのは血尿と腫瘤の触知である。90％以上の症例で初診時に膀胱鏡所見上，膀胱頂部に病変を認める。尿膜管癌は膀胱頂部に発生する膀胱原発の腫瘍とは厳密に区別されなければならない。そのための診断基準としてWheelerとHill[17]は次の項目を挙げた。すなわち①膀胱頂部に位置すること。②濾胞性または囊胞性膀胱炎を欠く。③病変が粘膜下よりもむしろ筋層内に優勢に存在。④腫瘍に接して尿膜管の遺残を認める。⑤恥骨上の腫瘤の存在。の5項である。これらは後に手直しを受け，Mostofi[18]らにより⑥腫瘍と正常上皮との間に明瞭な境界が存在。⑦腫瘍の膀胱壁ならびにRetzius腔への浸潤もしくは分枝状発育の2項目が加えられた。この基準は臨床的には厳密すぎて，実際には全てがこれらの診断基準を満たすわけではないとする意見が多いが，近年はこれらの項目の中で診断に最も重要なのは前述の①および⑥とされている。約半数の症例で単純X線上腫瘍に一致した点状の石灰化が見られ，これはCT所見上typical psammomatous calcificationと呼ばれ診断の一助となる[19]。また，MRIは特に矢状断像において腫瘍と尿膜管との関係を見る上で非常に有用である。生検は通常可能な限り経膀胱的に行い，経腹的（経皮的）生検は避けるべきである。組織学的には尿膜管癌の約85％が腺癌でその8割以上がムチン産生性腺癌である[20]。

2) 治　療

　原発性膀胱腺癌と同様，化学療法や放射線療法が有効であるという報告はほとんどなく，外科的手術が中心となる。手術は臍を含めた尿膜管の全摘，付着する中臍靱帯，腹直筋筋膜，腹膜を切除する。中臍靱帯はその起始部である内腸骨動脈付近までさかのぼり切除し，リンパ節郭清は総腸骨動脈分岐部周囲まで行う。膀胱に関してはlow grade, low stageのものに対しては部分切除で十分とする意見もある[20]が，基本的には根治的に全摘を行うとする意見が多い。とりわけ組織型がsignet ring adenocarcinomaの場合にはきわめて悪性度が高く，本来部分切除が適応されるような早期のものでも全摘を行うべきとされている[21]。尿膜管癌の予後は概して悪く，最近の報告でも5年生存率は43％，平均生存期間は5年間であった[22]。また，膀胱全摘または部分切除を行った75例についての報告でも半数が癌死している[23]。術後再発の部位としては局所が51％と最も多く，次いでリンパ節（31％），肺（28％），腹膜（19％），大網（18％），腸間膜（15％），肝（14％），骨（13％）などであった[24]。組織学的に術前診断よりも広範かつ深層への浸潤を認めることが多く，術後の再発の形式として局所再発が最も多いことからも部分切除の適応にあたっては慎重な選択が必要であろう。

III.　小細胞癌（未分化癌）

　全膀胱腫瘍の0.5％といわれるまれな腫瘍[25]で，光顕上で組織の分化傾向を全く示さず，肺に発生する燕麦細胞癌に類似した像を呈する。70歳以上の高齢男性に多く，通常は血尿を伴う[26]。神経内分泌系腫瘍の一種で，電顕上での神経内分泌顆粒の証明やneuron-specific enolase（NSE）などの神経内分泌系マーカーに対する免疫組織染色などにより診断する[25]。生物学的悪性度は高く，診断時に既に浸潤性のものが大部分でしばしば遠隔転移を伴う。早期の症例では長期生存例も散見されるが，これまでの報告例では予後は押しなべて不良で，多くの例が診断から1年以内に癌死している[25,27,28]。高悪性度かつ予後不良ではあるが，診断時に遠隔転移がなければ治療の基本は膀胱全摘および両側のリンパ節郭清である。進行例においても時に化学療法や放射線療法が有効である。これまでもMVAC療法[29]，CMV療法[30]，cisplatin＋etoposide[31]などと手術や放射線療法の併用により長期生存が得られた例が報告されている。

IV. Carcinosarcoma (Sarcomatoid carcinoma)

同一腫瘍内に上皮性悪性腫瘍（癌）成分と非上皮性悪性腫瘍（肉腫）成分とが混在して認められるまれな腫瘍でその悪性度はきわめて高い。共通の幹細胞から発生したものなのか，2つの独立したクローンから同時に発生したものなのかは不明である。従来より carcinosarcoma のほか sarcomatoid carcinoma, pseudosarcomatous transitional cell carcinoma, malignant mesodermal mixed tumor, spindle cell and giant cell carcinoma, malignant teratoma などさまざまな診断名が与えられ，その命名についてはいまだ多くの議論のあるところである。上皮性成分は移行上皮癌であることが多いが，腺癌や扁平上皮癌，未分化癌などの報告もある。また，非上皮性成分はいずれも分化度の低い横紋筋肉腫，骨肉腫，軟骨肉腫などの像を呈する。これらの腫瘍をすべて同一の疾患（診断名）で呼ぶべきとの意見[32,33]に対して非上皮性腫瘍の部分（malignant spindle cell component）に組織の多様性（heterogeneity）のあるものを carcinosarcoma, 多様性のないものを sarcomatoid carcinoma として両者を厳密に区別すべきとの意見[34~38]もあり，現時点では統一されるには至っていない。いずれにせよ，両者の間に年齢，性差，症状，予後に関してほとんど差は認められない。性別では2～3：1で男性に多く，60歳以降に発生するものが大部分である。最近われわれの施設で経験した症例のCT, MRI 所見を示す（図9-1a, b）。臨床症状としては血尿が最も多く，他には膀胱刺激症状や下部尿路閉塞症状などがある。化学療法や放射線療法に抵抗性を示し[39]，TUR や膀胱部分切除により長期生存を得た例はほとんどない。確実な治療としては膀胱全摘術しかないが，診断時に深層浸潤をきたしているものが多く，たとえ手術を行ったとしてもその予後は総じて不良である。半数以上が1年以内に癌死し，5年生存率は20％以下である。

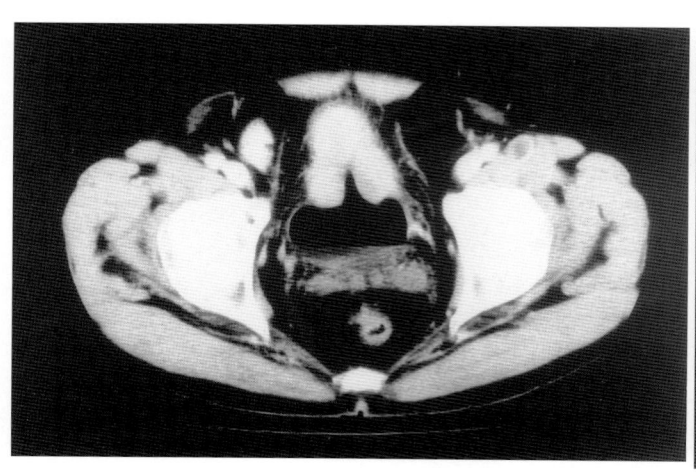

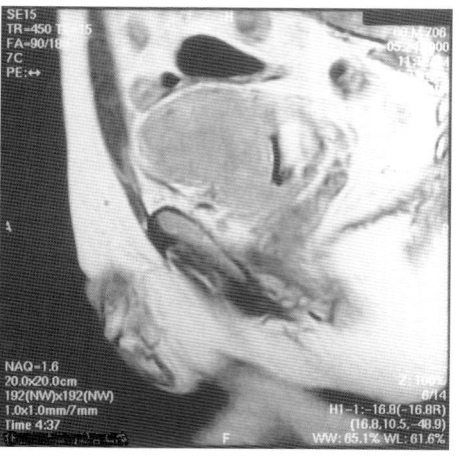

a b

図9-1
60歳男性。主訴は血尿。造影CT（Ⅰa），MRI矢状断像（Ⅰb）にて膀胱前壁を中心に巨大な浸潤性腫瘍を認め，一部壁外浸潤も疑われた。膀胱全摘の結果は sarcomatoid carcinoma pT3a であった。

文 献

1) Rundle J. S. H., Hart A. J. L., McGeorge A. et al.: Squamous cell carcinoma of bladder; a review of 114 patients. Br. J. Urol., 54: 522, 1982.
2) Faysal M. H.: Squamous cell carcinoma of the bladder. J. Urol., 126: 598, 1981.
3) Johnson D. E., Schoenwald M. B., Ayala A. G., et al.: Squamous cell carcinoma of the bladder. J. Urol., 115: 542, 1976.
4) Kantor A. F., Hartge P., Hoover R. N., et al.: Epidemiological characteristics of squamous cell carcinoma and adenocarcinoma of the bladder. Cancer Res., 48: 3853, 1988.
5) Jones M. A., Bloom H. J. G., Williams G., et al.: The management of squamous cell carcinoma of the bladder. Br. J. Urol. 52: 511, 1980.
6) Swanson D. A., Liles A., Zagars G. K.: Preoperative irradiation and radical cystectomy for stages T2 and T3 squamous cell carcinoma of the bladder. J. Urol. 143: 37, 1990.
7) Winkler H. Z., Nativ O., Hosaka Y., et al.: Nuclear deoxyribonucleic acid ploidy in squamous cell bladder cancer. J. Urol. 141; 297, 1989.
8) Richie J. P., Waisman J., Skinner D. G., et al.: Squamous carcinoma of the bladder; treatment by radical cystectomy. J. Urol. 115: 670, 1976.
9) Prempree T., Amornmarn R.: Radiation management of squamous cell carcinoma of the bladder. Acta Radiol. Oncol. 23: 37, 1984.
10) Loehrer P. J., Einhorn L. H., Elson P. J., et al.: A randomized comparison of cisplatin alone or in combination with methotrexate, vinblastine and doxorubicin in patient with metastatic urothelial carcinoma; a cooperative group study. J. Clin. Oncol. 10: 1066, 1992.
11) Goble N. M., Clarke T. J., Teasdale C.: Signet ring cell adenocarcinoma of bladder secondary to long-term catheterization. Urology 35; 279, 1990.
12) Johnson D. E., Hogan J. M., Ayala A. G.: Primary adenocarcinoma of the urinary bladder. South Med. J. 65; 527, 1972.
13) Blute M. L., Engen D. E., Travis W. D., et al.: Primary signet ring cell adenocarcinoma of the bladder. J. Urol. 141; 17, 1989.
14) Anderstrom C., Johansson S. L., von Schultz L.: Primary adenocarcinoma of the urinary bladder; a clinicopathologic and prognostic study. Cancer 52: 1273, 1983.
15) Logothetis C. J., Samuels M. L., Ogden S.: Chemotherapy for adenocarcinomas of bladder and urachal origin; 5-fluorouracil, doxorubicin, and mitomycin-C. Urology 26: 252, 1985.
16) Hatch T. R., Fuchs E. F.: Intra-arterial infusion of 5-fluorouracil for recurrent adenocarcinoma of bladder. Urology 33: 311, 1989.
17) Wheeler J. D., Hill W. T.: Adenocarcinoma involving the urinary bladder. Cancer 7: 119, 1954.
18) Mostofi F. K., Thomson R. V., Dean A. L. Jr.: Mucinous adenocarcinoma of the urinary bladder. Cancer 8: 741, 1955.
19) Narumi Y., Sato T., Kuriyama K., et al.: Vesical dome tumors; significance of extravesical extension on CT. Radiology 169: 383, 1988.
20) Sheldon C., Clayman R. V., Gonzales R., et al.: Malignant urachal lesions. J. Urol. 131: 1, 1984.
21) Burnett A. L., Epstein J. I., Marchall F. F.: Adenocarcinoma of the urinary bladder; classification and management. Urology 37: 315, 1991.
22) Henly D. R., Farrow G. M., Zincke H.: Urachal cancer; role of conservative surgery. Urology 42: 635, 1993.
23) Whitehead E. D., Tessler A. N.: Carcinoma of the urachus. Br. J. Urol. 43: 468, 1971.
24) Kakizoe T., Matsumoto K., Andoh M., et al.: Adenocarcinoma of the urachus; report of 7 cases and review of literature. Urology 21: 360, 1983.
25) Blomjous C. E. M., Vos W., De Voogt H. J., et

26) Garber B. B., Prestipino A. J.: Non-transitional cell bladder malignancies, part II. AUA Update Series 11: 8, 1992.
27) Swanson P. E., Brooks R., Pearse H., et al.: Small cell carcinoma of urinary bladder. Urology 32: 558, 1988.
28) Mills S. E., Wolfe J. T. III, Weiss M. A., et al.: Small cell undifferentiated carcinoma of the urinary bladder; a light-microscopic, immunocytochemical, and ultrastructural study of 12 cases. Am. J. Surg. Pathol. 11: 606, 1987.
29) Osterling J. E., Brendler C. B., Burgers J. K., et al.: Advanced small cell carcinoma of the bladder; successful treatment with combined radical cystoprostatectomy and adjuvant methotrexate, vinbrastine, doxorubicin, and cisplatin chemotherapy. Cancer 65: 1928, 1990.
30) Oblon D. J., Parsons J. T., Zander D. S., et al.: Bladder preservation and durable complete remission of small cell carcinoma of the bladder with systemic chemotherapy and adjuvant radiation therapy. Cancer 71: 2581, 1993.
31) Davis M. P., Murthy M. S. N., Simon J., et al.: Successful management of small cell carcinoma of the bladder with cisplatin and etoposide. J. Urol. 142: 817, 1989.
32) Ro J. Y., Ayala A. G., Wishnow K. I., et al.: Sarcomatoid bladder carcinoma; clinical, pathologic and immunohistochemical study on 44 cases. Surg. Pathol. 1: 359, 1988.
33) Fromowitz F. B., Bard R. H., Koss L. G.: The epithelial origin of a malignant mesodermal mixed tumor of the bladder; report of a case with long-term survival. J. Urol. 132: 978, 1984.
34) Young R. H., Eble J. N.: Unusual forms of carcinoma of the urinary bladder. Hum. Pathol. 22: 948, 1991.
35) Young R. H., Wick M. R., Mills S. E.: Sarcomatoid carcinoma of the urinary bladder; A clinicopathological analysis of 12 cases and review of the literature. Am. J. Clin. Pathol. 90: 653, 1988.
36) Grossman H., Sonda L. B., Lloyd R. V., et al.: Carcinosarcoma of bladder. Urology 24: 387, 1984.
37) Kusaba Y., Yushita Y., Suzu H., et al.: Carcinosarcoma of the bladder. J. Urol. 131: 118, 1984.
38) Torenbeek R., Blomjous C. E. M., de Bruin P. C., et al.: Sarcomatoid carcinoma of the urinary bladder; clinicopathologic analysis of 18 cases with immunohistochemical and electron microscopic findings. Am. J. Surg. Pathol. 18: 241, 1994.
39) Schoborg T. W., Saffos R. O., Rodoriquez A. P., et al.: Carcinosarcoma of the bladder. J. Urol. 124: 724, 1980.

〔秋山昭人，橘　政昭〕

10. 前立腺癌の手術療法

　前立腺癌に対する根治手術は手術手技の難度が比較的高い。1970年代まではこの手技上の困難さに加え，重度の尿失禁や高頻度に発生する勃起機能障害（erectile dysfunction, ED）などの問題が克服されず，広く普及するに至らなかった。1980年代入り，Walshらが骨盤神経叢から陰茎海綿体に向かう勃起神経の走行を明らかにし，同時にこれに関連する周囲臓器の解剖についても詳細な検討を行った[1]。これらの研究により神経温存前立腺全摘術（いわゆる anatomical radical prostatectomy）が開発され，前立腺全摘術においても性機能の温存が十分に可能であることが明らかになった。また，外尿道括約筋の外科解剖に関する理解も進み，尿禁制機能を最大限に温存する手術法が開発されている[2]。ごく最近では電気刺激による勃起神経同定法や神経移植も試みられ，良好な成績が報告されるようになってきた[3,4]。

　1998年に入り，フランスのグループは，経腹的アプローチを併用する方法を導入し，腹腔鏡下前立腺全摘術を開発した[5]。本邦における経験はいまだ少ないが，腹腔鏡下前立腺全摘術は前立腺癌根治療法の重要な選択枝になることが期待される。また，腹腔鏡下手術法の登場は従来の開放手術の侵襲性についての再考を促す契機となった。小切開法による内視鏡補助下前立腺全摘術などの新しい試みはこのような流れの中で捉えられる。

　なお，本稿では術式の詳細についてはふれない。具体的な手術手技についてはそれぞれの手術書を参照されたい[6]。

I. 手術適応

　最も良い適応はT1-2と考えられている。T1aについては比較的若年例を除き経過観察のみで良いとする報告が多い[7]。T3やリンパ節転移例の手術適応については議論の分かれるところである。この局所浸潤例に対してはneoadjuvant内分泌療法による手術適応の拡大も試みられている。これまで行われた多くのrandomized studyでは，neoadjuvant内分泌療法により治癒的切除の頻度は高くなるとされる。しかし，PSA再発を含めた検討ではその成績はやや悲観的である[8]。

　根治手術の適応決定には患者年齢や合併症の有無も重要な因子である。一般には10年以上の期待生存のある症例，というのがコンセンサスである。前立腺早期癌の自然史に関する研究では，早期癌，特に高分化型のものでは保存的治療でも良好な10年生存率が得られることも報告されている[9]。わが国では70歳前半ぐらいまでが根治手術の適応の一応の目安となろう。

II. 「臨床的に重要でない癌」とインフォームドコンセント

　50歳以上の男性の約20〜30％が前立腺癌を持っているとされ，このうち臨床的に問題となる癌

は約20%程度と推測されている[10]。したがって早期癌（主にT1c癌）には，患者の生命を脅かさない「臨床的に重要でない癌」が含まれる可能性がある。この「臨床的重要性」の定義についてEpsteinら[11]は，最大腫瘍が0.2cc未満，あるいは，0.2〜0.5ccかつGleason score7未満，いずれかであれば「重要でない」癌と定義している。本邦におけるT1c癌の中にも米国とほぼ同様に20%前後の頻度で0.5cc以下の小体積癌が存在することが明らかとなっている[12]。問題はこのような小体積癌であることを治療前に予測可能か，ということである。Epsteinらは，生検病理所見とPSA densityからなる診断基準を提唱している[11]。一方，本邦でもT1c癌で彼らの診断基準の妥当性が検証されたが，満足できる結果は得られていない[12]。このように前立腺癌の「臨床的重要性」とその予測に関しては未解決の問題が多い。手術適応の決定にあたっては他の治療オプションについても説明を行い，十分なインフォームドコンセントを得ることが重要である。

III. 神経温存の適応

前立腺全摘では早期癌と思われる場合でも，癌の被膜外浸潤や切除断端陽性の頻度は決して低くない。T1/T2の癌の被膜外浸潤の頻度はそれぞれ14〜22%，40〜63%と報告されている[13]。T2cでは80%以上と高率であり，むしろT3に準じた局所進行癌と考えた方がよい。また，切除断端陽性率もそれぞれ，11〜25%，10〜45%，とされ，早期癌でも決して低くない。前立腺癌では神経周囲浸潤が主要な浸潤経路であり，特にT2前立腺癌の局所浸潤は神経血管束のある前立腺の後外側に集中している（図10-1）[14]。一方，T1症例での癌の被膜外浸潤は前立腺尖部と前面から膀胱頸部付近にかけて多く見られ，T2とは異なった傾向が見られている[13]。PSA異常高値例や直腸診で明らかに硬結を触れる場合は直腸周囲の剝離を先行して前立腺周囲組織を含めた広範切除法を行うことが勧められる。

IV. Partinノモグラム

臨床的限局癌の治療オプションは種々あり，正確な病期診断は治療法決定や予後予測に欠かせない。PSA，T stage，Gleason scoreなどの術前パラメータからpT stageを予測するのがPartinノモグラムである（表10-1）[15]。治療法や神経温存の適応決定，インフォームドコンセントの際の参考となる。会陰式前立腺全摘術ではリンパ節郭清術の省略にも利用できる。一方，PSA値の人種差やGleason scoreの再現性などの問題が残されており，日本人症例にそのまま応用できるかについての検証はなされていない。そこでわれわれは日本版ノモグラムを試作している[16]。今後さらに多数例を集積してより有用度の高いものができることを期待したい。

V. 手術療法と合併症

1. 周術期合併症

手術合併症で最も問題となるのは術中出血と術後の尿失禁・EDである。筆者らは最近，本邦7施設における638例の前立腺全摘術を集計し，合併症についての詳細な検討を行った[17]。術中出血は年々減少の傾向にあり，特に自己血貯血法の普及により同種血輸血の頻度は著明に減少している（図10-2）。最近では，血液希釈法による自己血輸血も試みられている[18]。

10．前立腺癌の手術療法

表 10-1　Partin ノモグラム

PSA	0.0〜4.0 ng/mL							4.1〜10.0 ng/mL						
臨床分類	T1a	T1b	T1c	T2a	T2b	T2c	T3a	T1a	T1b	T1c	T2a	T2b	T2c	T3a
Gleason 分類	前立腺内限局							前立腺内限局						
2-4	90 %	80 %	89 %	81 %	72 %	77 %	—	84 %	70 %	83 %	71 %	61 %	66 %	43 %
5	82 %	66 %	81 %	68 %	57 %	62 %	40 %	72 %	53 %	71 %	55 %	43 %	49 %	27 %
6	78 %	61 %	78 %	64 %	52 %	57 %	35 %	67 %	47 %	67 %	51 %	38 %	43 %	23 %
7	—	43 %	63 %	47 %	34 %	38 %	19 %	49 %	29 %	49 %	33 %	22 %	25 %	11 %
8-10	—	31 %	52 %	36 %	24 %	27 %	—	35 %	18 %	37 %	23 %	14 %	15 %	6 %
	被膜外浸潤							被膜外浸潤						
2-4	9 %	19 %	10 %	18 %	25 %	21 %	—	14 %	27 %	15 %	26 %	35 %	29 %	44 %
5	17 %	32 %	18 %	30 %	40 %	34 %	51 %	25 %	42 %	27 %	41 %	50 %	43 %	57 %
6	19 %	35 %	21 %	34 %	43 %	37 %	53 %	27 %	44 %	30 %	44 %	52 %	46 %	57 %
7	—	44 %	31 %	45 %	51 %	45 %	52 %	36 %	48 %	40 %	52 %	54 %	48 %	48 %
8-10	—	43 %	34 %	47 %	48 %	42 %	—	34 %	42 %	40 %	49 %	46 %	40 %	34 %
	精囊浸潤							精囊浸潤						
2-4	0 %	1 %	1 %	1 %	2 %	2 %	—	1 %	2 %	1 %	2 %	4 %	5 %	10 %
5	1 %	2 %	1 %	2 %	3 %	3 %	7 %	2 %	3 %	2 %	3 %	5 %	6 %	12 %
6	1 %	2 %	1 %	2 %	3 %	4 %	7 %	2 %	3 %	2 %	3 %	5 %	6 %	11 %
7	—	6 %	4 %	6 %	10 %	12 %	19 %	6 %	9 %	8 %	10 %	15 %	18 %	26 %
8-10	—	11 %	9 %	12 %	17 %	21 %	—	10 %	15 %	15 %	19 %	24 %	28 %	35 %
	リンパ節転移							リンパ節転移						
2-4	0 %	0 %	0 %	0 %	0 %	0 %	—	0 %	1 %	0 %	0 %	1 %	1 %	1 %
5	0 %	1 %	0 %	0 %	1 %	1 %	2 %	1 %	2 %	0 %	1 %	2 %	2 %	3 %
6	1 %	2 %	0 %	1 %	2 %	2 %	5 %	3 %	5 %	1 %	2 %	4 %	4 %	9 %
7	—	6 %	1 %	2 %	5 %	5 %	9 %	8 %	12 %	3 %	4 %	9 %	9 %	15 %
8-10	—	14 %	4 %	5 %	10 %	10 %	—	18 %	23 %	8 %	9 %	16 %	17 %	24 %

PSA	10.1〜20.0 ng/mL							>20.0 ng/mL						
臨床分類	T1a	T1b	T1c	T2a	T2b	T2c	T3a	T1a	T1b	T1c	T2a	T2b	T2c	T3a
Gleason 分類	前立腺内限局							前立腺内限局						
2-4	76 %	58 %	75 %	60 %	48 %	53 %	—	—	38 %	58 %	41 %	29 %	—	—
5	61 %	40 %	60 %	43 %	32 %	36 %	18 %	—	23 %	40 %	26 %	17 %	19 %	8 %
6	—	33 %	55 %	38 %	26 %	31 %	14 %	—	17 %	35 %	22 %	13 %	15 %	6 %
7	33 %	18 %	35 %	22 %	13 %	15 %	6 %	—	—	18 %	10 %	5 %	6 %	2 %
8-10	—	9 %	23 %	14 %	7 %	8 %	3 %	—	3 %	10 %	5 %	3 %	3 %	1 %
	被膜外浸潤							被膜外浸潤						
2-4	20 %	36 %	22 %	35 %	43 %	37 %	—	—	47 %	34 %	48 %	52 %	—	—
5	33 %	50 %	35 %	50 %	57 %	51 %	59 %	—	57 %	48 %	60 %	61 %	55 %	54 %
6	—	49 %	38 %	52 %	57 %	50 %	54 %	—	51 %	49 %	60 %	57 %	51 %	46 %
7	38 %	46 %	45 %	55 %	51 %	45 %	40 %	—	—	46 %	51 %	43 %	37 %	29 %
8-10	—	33 %	40 %	46 %	38 %	33 %	26 %	—	24 %	34 %	37 %	28 %	23 %	17 %
	精囊浸潤							精囊浸潤						
2-4	2 %	4 %	2 %	4 %	7 %	8 %	—	—	9 %	7 %	10 %	14 %	—	—
5	3 %	5 %	3 %	5 %	8 %	9 %	15 %	—	10 %	9 %	11 %	15 %	19 %	26 %
6	—	4 %	4 %	5 %	7 %	9 %	14 %	—	8 %	8 %	10 %	13 %	17 %	21 %
7	8 %	11 %	12 %	14 %	18 %	22 %	28 %	—	—	22 %	24 %	27 %	32 %	36 %
8-10	—	15 %	20 %	22 %	25 %	30 %	34 %	—	20 %	31 %	33 %	33 %	38 %	40 %
	リンパ節転移							リンパ節転移						
2-4	0 %	2 %	0 %	1 %	1 %	1 %	—	—	4 %	1 %	1 %	3 %	—	—
5	3 %	5 %	1 %	2 %	4 %	4 %	7 %	—	10 %	3 %	3 %	7 %	7 %	11 %
6	—	13 %	3 %	4 %	10 %	10 %	18 %	—	23 %	7 %	8 %	16 %	17 %	26 %
7	18 %	24 %	8 %	9 %	17 %	18 %	26 %	—	—	14 %	14 %	25 %	25 %	32 %
8-10	—	40 %	16 %	17 %	29 %	29 %	37 %	—	51 %	24 %	24 %	36 %	35 %	42 %

％：PSA，臨床分類，Gleason 分類の組み合わせで予測される病期の確率（文献 15 より中央値のみ抜粋して引用）
―：統計上のデータ不十分

被膜外浸潤の部位

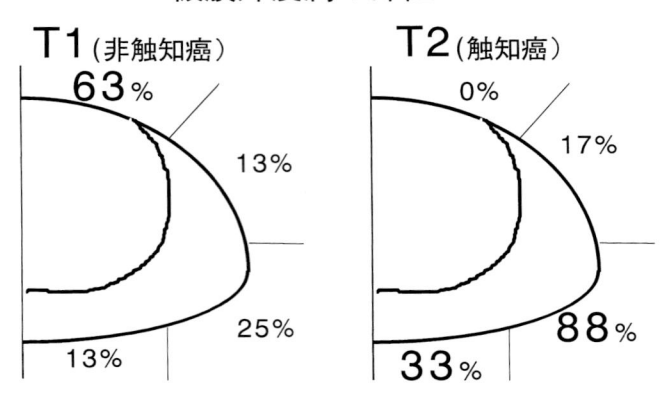

図10-1 被膜外浸潤例における浸潤部位の分布
T1（非触知癌）では前立腺前方に，T2（触知癌）では神経血管束のある前立腺後外側に浸潤する頻度が高い。

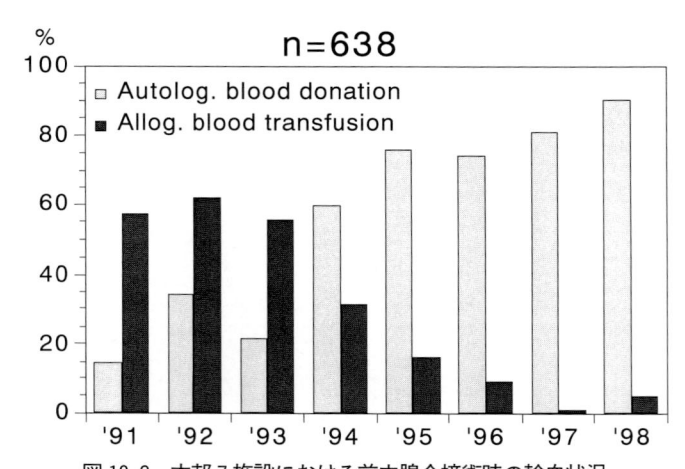

図10-2 本邦7施設における前立腺全摘術時の輸血状況
術式の改良と自己血貯血のルーチン化により，同種血輸血の頻度は激減している。

術後早期合併症で重篤なものは，心血管系および呼吸器系合併症である。特に深部静脈血栓症とそれに伴う肺塞栓症は致命的になりやすいが，欧米に比して本邦ではこのような重篤な合併症が少ない[17]。しかし，今後は増加することも懸念されるため，十分な予防策が必要であろう。その他の早期合併症は，創関連合併症，吻合部リーク，リンパ瘻などであり，保存的に対処可能なものがほとんどである（表10-2）。

2. 前立腺全摘術と尿失禁

前立腺全摘術後の尿失禁の頻度について文献上の報告には大きなばらつきがある。これは手術法の進歩による変遷をあらわす一面もあるが，尿失禁の定義や評価法の違いによるところも大きい[19,20]。自己記入式調査票を用いた筆者らの検討

表 10-2 本邦における前立腺全摘術 638 例の合併症
（文献 17 より引用）

	No. (%)
Intraoperative complications	
Rectal injury	19 (3.0)
Major vessel injury	2 (0.3)
Ureteral injury	1 (0.2)
Obturator nerve injury	1 (0.2)
Colonic injury	1 (0.2)
Early postoperative complications	
Thromboembolic	
Pulmonary embolism	2 (0.3)
Deep venous thrombosis	1 (0.2)
Transient cerebral ischemic attack	1 (0.2)
Lower extremity artery occlusion	1 (0.2)
Cardiovascular	
Arrhythmia	7 (1.1)
Angina pectoris	2 (0.3)
Myocardial infarction	0
Wound infection/seroma/dehiscence	48 (7.5)
Anastomotic leak	26 (4.1)
Prolonged lymph drainage	14 (2.2)
Gastrointestinal complications	5 (0.8)
Symptomatic lymphocele	4 (0.6)
Impaired liver function	4 (0.6)
Catheter malfunction	3 (0.5)
Significant vesical bleeding	2 (0.3)
Respiratory complications	4 (0.6)
Pelvic abscess or hematoma	2 (0.3)
Urinary tract infection	2 (0.3)
Impaired renal function	2 (0.3)
Other	2 (0.3)
Death within 30 days	1 (0.2)

表 10-3 前立腺全摘例におけるバイアグラの効果

	神経温存		非温存
	両側	片側	
n	13	8	4
性交可能な勃起(%)	8(62)	6(75)	0(0)
不完全勃起(%)	3(23)	2(25)	0(0)
反応なし(%)	2(15)	0(0)	4(100)

倉敷中央病院泌尿器科

では，諸家の報告にあるように術後の尿禁制は経過とともに改善する。一方，たまに起こる 1～2 滴の尿漏れまで含めて詳細に解析すると，約 60% が何らかの尿失禁を自覚している。しかし尿失禁による日常生活への影響では，術後 1 年目で 95% 以上が「全くまたはほとんど支障なし」と回答している（図 10-3）。ごく軽度の尿失禁を経験している症例が少なからず存在するものの，日常生活で重大な支障をきたすような尿失禁は最近ではまれである。

3. 前立腺全摘術と性機能

神経温存術後の勃起能の回復率については，当初 Walsh が 70% 以上と報告しているが[1]，最近の報告では必ずしも期待されたほどではない，とする見方も多い。術後の性機能回復の成績にはむしろ症例選択の背景が大きく関与していることも推測されている。札幌医大式性機能調査票を用いたわれわれの前向き調査では，術前症例の 65% では種々の頻度で性生活を有していた。しかし術後では，3 カ月で 89%，12 カ月で 74% が「性生活全くなし」と回答している（図 10-4）。神経温存の有無別に見ると非温存例ではほとんどの症例が「性生活なし」と回答している。術後 1 年での性生活全般に対する満足度はわずか 6% であった（図 10-5）。

神経温存例ではバイアグラによる治療効果が期待できる[21]。われわれの検討でも，両側神経温存例の 62%，片側温存例の 75%，と比較的高率に性交可能な勃起が得られている（表 10-3）。さらに術後早期に投与された中で経過中にバイアグラから離脱可能な症例が見られることが興味深い。術前にすでに ED を有している症例でも今後は神経温存の適応を見直す必要があるかもしれない。

Q: 尿失禁のために生活上の支障がありますか？

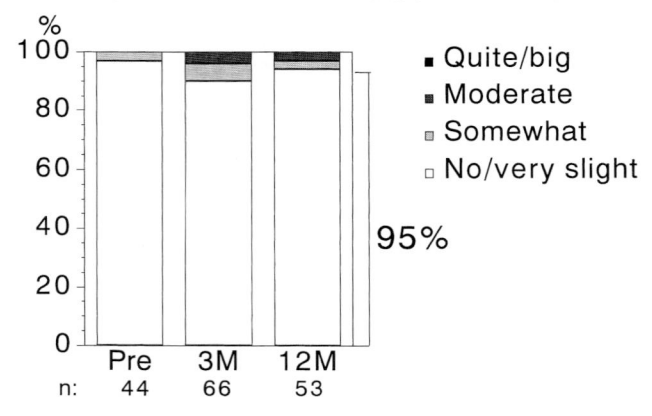

図10-3　前立腺全摘後の尿失禁とQOLの経時的変化

SEXUAL ACTIVITY

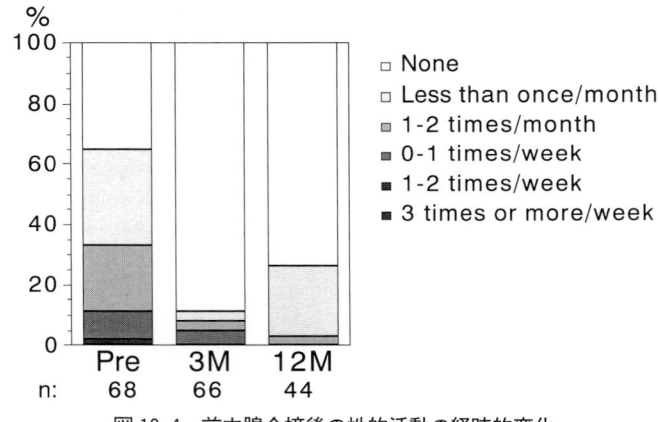

図10-4　前立腺全摘後の性的活動の経時的変化

VI. 患者follow upとPSA生化学的再発

1. 術後follow upはどのようにするか？

　PSAは組織特異性がきわめて高いマーカーであり，根治手術後はPSAは理論上ゼロとなるはずである．まれなケースを除けば，術後再発例では臨床的再発に先だってPSAの上昇が観察される．PSAが測定限界値以下であれば，直腸診や骨シンチなどを定期的に行う意義は少ない．Follow up間隔についての一定の見解はない．ノモグラムや高感度PSA測定などで再発のリスクがある程度予測できれば，症例ごとに個別化したfollow upも可能になろう．

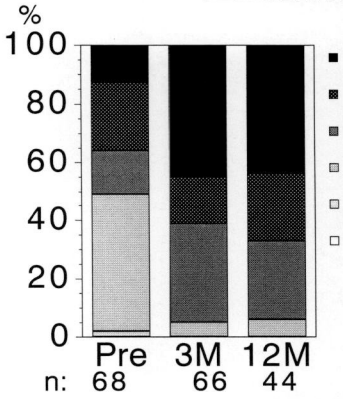

図10-5 前立腺全摘後の性生活満足度の経時的変化

2. PSA 生化学的再発とその定義

一般に Tandem 測定では，$0.1〜0.2\mathrm{ng/m}l$ を越える場合 PSA 再発と定義する場合が多い。しかし PSA の測定感度が高くなればより早期に再発の診断が可能である。測定感度が $0.001\mathrm{ng/m}l$ 前後の超高感度法を用いれば再発例のほとんどは術後2年以内に診断される[22,23]。このような低濃度領域では術後残存病変を示す単一の cut-off 値を設定することは難しい。超低濃度領域では，前立腺以外にも PSA を産生する組織が存在することや手術時に良性前立腺組織が残存する可能性など，いわゆる "PSA noise" があるためである。実際に超高感度 PSA 測定による術後再発を示す cut-off 値は $0.01〜0.02\mathrm{ng/m}l$ あたりになると考えられる[22,23]。超低濃度領域では絶対値よりも tumor biology を反映する連続的な PSA 上昇の確認が最も重要である。

3. PSA 無再発率（bNED）

前立腺全摘では生存率を含めた最終的な評価には10〜15年間の観察が必要である。PSA 時代における遠隔成績の報告はいまだ少なく，多くは PSA 無再発率（bNED）として成績が報告されている[24]。したがって bNED は，臨床的再発をエンドポイントとする従来の臨床的無再発率（NED）とは厳密に区別して扱わねばならない。筆者の施設における bNED 成績では T1c と T2 のほぼ同等であり，3年でともに約80％である（図10-6）。一方，pT stage 別の成績では organ-confined, non organ-confined disease の3年 bNED はそれぞれ88％，55％であり，前者の予後が有意に良好である（図10-7）。

VII. PSA 生化学的再発時の治療選択

1. PSA 再発と自然史

高感度 PSA 測定により，治療結果の feedback は飛躍的に加速された。その反面，PSA 上昇時の治療の是非や治療方法，治療時期など，いまだ一定の見解がない。Johns Hopkins 大学のグループは，PSA 再発をきたした304例を臨床的再発まで無治療経過観察し，PSA 再発後の「自然史」を明らかにしている[24]。PSA 再発から骨転移まで，さらに骨転移から癌死までの期間は，それぞれ中央値で8年間，5年間，であった。これはすなわち，PSA 再発は癌死時期より13年も

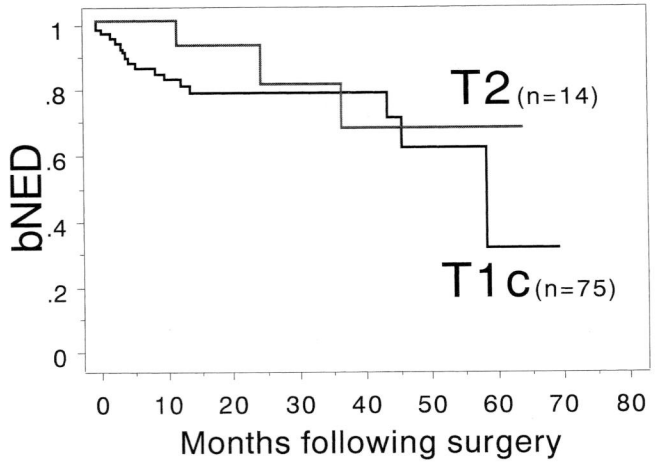

図10-6 臨床病期別 PSA 無再発率（bNED）

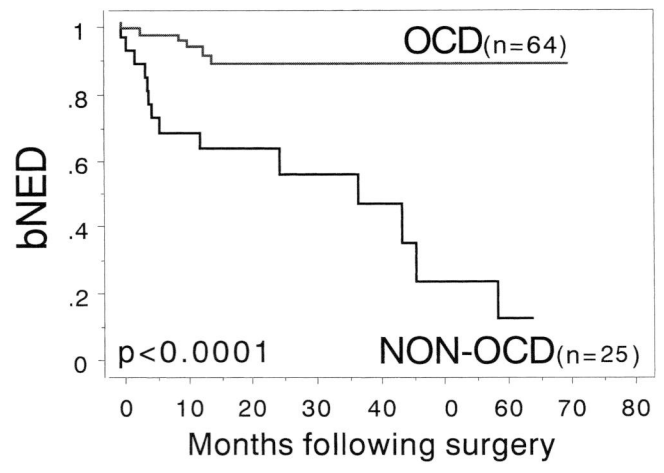

図10-7 病理組織学的所見別の PSA 無再発率（bNED）
OCD：organ-confined disease。

前に診断されることを意味している。骨転移を予測するものとして，手術から PSA 再発までの期間，Gleason スコア，PSA 倍加時間が有意な因子とされる。

2. PSA 再発と PSA 倍加時間

　PSA 再発時の治療について議論の多い理由は，再発時に根治性の高い治療法がないということのほかに，再発部位を特定する信頼度の高い方法がないことが大いに関係する。PSA 低値での膀胱尿道吻合部生検の診断率はきわめて低い。一方，PSA 再発の時期や PSA 倍加時間は再発部位の推測にはある程度有用である。Partin らによれば，局所再発例の94％は術後1年後の PSA velocity が 0.75ng/ml/yr 以下であったが，遠隔転移再発例では半数以上がこの値よりも高い PSA velocity を示していた[25]。Trapasso らは，術後局所再発や PSA 上昇のみの症例の PSA 倍

表 10-4 PSA 再発に対する salvage 放射線療法の成績

	No. Pts	照射線量	PSA の反応 (測定限界以下)
Kaplan (1992)	39	60-70 Gy	44 %
McCarthy (1994)	37	60 Gy	54 %
Wu (1995)	53	61.2 Gy	30 %
Schild (1998)	73	60-67 Gy	48 %
Forman (1998)	67	60-74 Gy	64 %
Egawa (1999)	32	56-61 Gy	40 %

加時間中央値は11.7カ月であったが,遠隔転移をきたした症例の中央値は4.3カ月であったと述べている[26]。術後PSA倍加時間は残存腫瘍のaggressivenessを反映しており,salvage療法の時期や方法(局所療法または全身療法)を決定するのに有用な情報となる。

3. PSA 再発時の治療

一般に放射線療法,内分泌療法,経過観察などの選択枝が考えられる。個々の症例で手術時の病理所見や前述のPSA倍加時間などを参考にしながら適応決定が行われる。実際にはPSA再発後の「自然史」のバリアンスはかなり大きく[24],すべてのPSA再発に対して侵襲的治療を行うには問題がある。PSA再発時の患者年齢やPSA倍加時間などを考慮した場合,経過観察も有力なオプションとなりうる。

放射線療法では,salvage療法として行った場合の有効率は40〜60%と報告されている(表10-4)。PSAが低い時期に開始するほどその奏効率が高い[27]。アジュバント療法として放射線療法を行った場合はさらに有効率が高く,しかも少ない線量で効果が期待できる[28]。一方,アジュバント放射線療法はPSA再発の診断以前に行われるため過剰治療になる場合も想定される。最近の高感度PSA測定では,salvage放射線療法を限りなくアジュバント療法に近い時期で行うことを可能にしており,今後の展開が期待される。

術後早期にPSA再発があり,PSA倍加時間が極端に短い場合は全身療法としての内分泌療法が第一に選択されてよい。ただこの場合もearlyまたはdelayedの治療選択枝がある[27]。その優劣については長期的な成績は得られていない。

VIII. 手術療法とQOL評価

前立腺癌治療の成否は生存期間だけではなくその副作用や患者の満足度などから総合的に評価されるべきであり,ここにQOL研究の重要性が存在する[19,20]。前立腺癌患者の標準的QOL評価尺度は確立されていない。しかし有用度の高いものがすでに報告されており,一部は日本語訳されて信頼性と妥当性が検討されたものもある。QOLは,一般に健康関連の包括的尺度と前立腺癌特異的な尺度を組み合わせて評価する(表10-5)。前者は身体機能,心の健康,日常役割機能,社会生活機能,身体の痛み,活力などで構成される。前立腺癌特異的尺度としては排尿機能,性機能,排便機能などの要素が含まれている。患者の視点で認識され,患者の言葉で表現された質問項目で構成されていることが重要である。

まとめ

手術療法は現在最も根治的な治療法と考えられる。術後の重篤な尿失禁は現在ではまれである。また,バイアグラ時代を迎え,神経温存前立腺全摘術の意義も大きく変わりつつある。また,新たに腹腔鏡下前立腺全摘術が開発され,術式選択の基準は流動化している。確かなことは患者が手術療法を受容できる環境が一層整ってきたことである。一方,T1c癌では「臨床的に重要でない」癌の問題が存在する。また,全摘後のPSA再発とその治療に関しては多くの未解決の問題を残し

ている。早期癌の治療にはほかにも放射線療法，内分泌療法，無治療などのオプションが存在し，良い適応下に行われればそれぞれに良好な成績が期待される。今後は癌の生物学的特徴についてのさらなる研究と共に，それぞれの治療法の成績をQOLを含めた幅広い観点から検討する必要があろう。

表10-5 QOLの評価尺度

包括的尺度（Generic Scale）
　SF-36
　FLIC
　EORTC QLQ-C30
　FACT-G
疾患（前立腺癌）特異的尺度（Disease Specific Scale）
　UCLA Prostate Cancer Index（UCLA-PCI）
　FACT-P
　EORTC QLQPR25
その他
　国際勃起能スコア（IIEF），札幌医大式性機能調査票，IQOL（尿失禁），など

文献

1) Walsh PC : Radical retropubic prostatectomy. In : Campbell's Urology, 6th ed. Edited by P.C. Walsh, A.B.Retik, T. A. Stamey and E.D. Vaughan. Philadelphia : W.B. Saunders Co., vol 3, chapt. 78, pp. 2865-2886, 1992.

2) Myers RP : Radical prostatectomy : Pertinent surgical anatomy. Atlas Urol Clin North Am 2 : 1-18, 1994.

3) Klotz, L : Advance in nerve sparing for radical prostatectomy. Urology, 54 : 956-959, 1999.

4) Kim, E.D., Scardino, P.T., Hampel, O., Mills, N. L, Wheeler, T.M. and Nath, R.K. : Interposition of sural nerve restores function of cavernous nerves resected during radical prostatectomy. J. Urol., 161 : 188-192, 1999.

5) Guillonneau, B. and Vallancien, G. : Laparoscopic radical prostatectomy : The Montsouris experience. J Urol., 163 : 418-422, 2000.

6) 荒井陽一，村井　勝 編：実践Urologic Suergery, No.5：前立腺の手術．メジカルビュー社，2001.

7) Epstein J.I., Paull, G., Walsh, P.C., et al. : Prognosis of untreated stage A1 prostatic carcinoma : A study of 94 cases with extended followup. J. Urol., 136 : 837-839, 1986.

8) Goldenberg, S.L., Klotz, L., Jewett, M., at al. : A randomized trial of neoadjuvant androgen withdrawal therapy prior to radical prostatecto my : 24 month post-treatment PSA results. J Urol, 157（suppl）: 92, 1997.

9) Johansson, J.E., Adami, H.O., Andersson, S.O., et al. : High 10-year survival rate in patients with early, untreated prostatic cancer. JAMA. 267 : 2191-2196, 1992.

10) Yatani R et al. : Trends in frequency of latent prostate carcinoma in Japan from 1965-1975 and 1982-1986. J Natl Cancer Inst 80 : 683-687.

11) Epstein JI et al. : Pathologic and clinical findings to predict tumor extent of nonpalpable (stage T1c) prostate cancer. JAMA 271 : 368-374, 1994.

12) 荒井陽一：前立腺癌の治療と成績：治療の最近の考え方―T1c癌を中心に―．治療学，33：739-743, 1999.

13) Arai, Y., Kanamaru, H., Moroi, S., et al. : Radical prostatectomy for clinically localized prostate cancer : local tumor extension and prognosis. Int J Urol, 3 : 373-378, 1996.

14) Villers A, McNeal JE, Redwine EA, Freiha FS and Stamey TA : The role of perineural space invasion in the local spread of prostatic adenocarcinoma. J Urol 1989 ; 142 : 763-768.

15) Partin, A.W., Kattan, M.W., Subong, E.N.P., Walsh, P.C., Wojno, K.J., Oesterling, J.E., Scardino, P.T. and Pearson, J.D. : Combination pf prostate-specific antigen, clinical stage, and Gleason score to predict pathological stage of localized prostate cancer. J.A.M.A., 277 : 1445-1451, 1997.

16) Egawa, S., Suyama, K., Arai, Y., Matsumoto, K., Tsukayama, C., Kuwao, S. and Baba, S. : Pretreatment nomogram to predict pathological stage and biochemical recurrence after radaical prostatectomy for clinically resectable prostate cancer in Japanese men. Jpn. J. Clin.

Oncol. 31: 74-81, 2001.
17) Arai, Y., Egawa, S., Tobisu, K., Sagiyama, K., Sumiyoshi, Y., Hashine, K., Kawakita, M., Matsuda.T., Matsumtoto, K., Fujimoto, H., Okada, T., Kakehi, Y., Terachi, T. and Ogawa, O : Radical retropubic prostatectomy : Time trends, morbidity and mortality in Japan. Br. J. Urol. Int., 85 : 287-294, 2000.
18) Terada, N, Matsuta, Y., Maekawa, S., Okubo, K., Ogura, K. and Arai, Y.: Acute normovolemic hemodilution for radical prostatectomy : Can hemodilution replace preoperative autologous blood transfusion? Int. J. Urol. 8: 149-152, 2001.
19) Litwin, M.S., Hays, R.D., Fink, A., Ganz, P.A., Leak, B., Leach, G.E. and Brook, R.H.: Quality-of-life outcomes in men treated for localized prostate cancer. JAMA, 1995 ; 273 : 129-135.
20) Arai, Y., Okubo, K., Aoki, Y., Maekawa, S., Okada, T., Maeda, H., Ogawa, O. and Kato, T.: Patient-reported quality of life after radical prostatectomy for prostate cancer. Int. J. Urol., 6 : 78-86, 1999.
21) Zippe, C.D., Kedia, A.W., Kedia, K., Nelson, D. R. and Agarwal, A.: Treatment of erectile dysfunction after radical prostatectomy with sildenafil citrate (Viagra). Urology, 52 : 963-966, 1998.
22) Witherspoon, L.R. and Lapeyrolerie, T : Sensitive prostate specific antigen measurements identify men with long disease-free intervals and differentiate aggressive from indolent cancer recurrences within 2 years after radical prostatectomy. J Urol., 157 : 1322-1328, 1997.
23) Arai, Y., Okubo, K., Aoki, Y., et al.: Ultrasensitive assay of prostate specific antigen for early detection of residual cancer after radical prostatectomy. Int. J. Urol., 5 : 550-555, 1998.
24) Pound, C.R., Partin, A.W., Eisenberger, M.A., Chan, D.W., Pearson, J.D. and Walsh, P.C.: Natural history of progression after PSA elevation following radical prostatectomy. J.A.M.A., 281 : 1591-1597, 1999.
25) Partin, A.W., Pound, C.R., Pearson, J.D., Clemens, J.Q., Landis, P.K., Epstein, J.I., Carter, H.B. and Walsh, P.C.: Evaluation serum prostate-specific antigen verocity after radical prostatectomy to distinguish local recurrence from distant metastasis. Urology, 43 : 649-649, 1994.
26) Trapasso, J.G., deKernion, J.B., Smith, R.B. and Dorey, F.: The incidence and significance of detectable levels of serum prostate specific antigen after radical prostatectomy. J. Urol., 152 : 1821-1825, 1994.
27) Moul, J.W. : Prostate specific antigen only progression of prostate cancer. J. Urol., 163 : 1632-1642, 2000.
28) Schild, S.E.: Radiation therapy after prostatectomy : Now or later? Sem. Radiat. Oncol., 8 : 132-139, 1998.

〔荒井陽一〕

11. 前立腺癌の治療法（手術療法以外）

前立腺癌は他の固形癌とは異なるいくつかの特徴がある。それは①ほとんどがアンドロゲン依存性であること，②年齢層が他癌に比して高齢であり，癌の発育進展が比較的遅いこと，③中高年者の剖検では約20～30％に微小癌（潜伏癌）が発見されるが臨床癌になる（顕性化）のはその内の約1％である[1]こと，④前立腺特異抗原（PSA），超音波ガイド下生検の普及により，従来発見されなかった早期癌が多数発見されるようになってきたなどである。前立腺癌に対してはこれらの特徴を活かした治療法が行われる。他癌と異なるその特色とは，抗男性ホルモン療法（①の特徴）が有効なこと，同じ病期であっても年齢により治療法が異なること（②の特徴），無治療経過観察も取り入れられるようになってきたこと（②～④の特徴），手術症例の急増（④の特徴）などがある。このような状況を踏まえ，今回前立腺癌の治療の現況につき，手術療法以外の治療法，治療成績を紹介する。

I. 治療法の概略

病期，年齢および分化度に応じた治療が行われる（図11-1）。高分化癌では無治療を含め，治療法による予後の差は顕著でなく予後良好のため，根治療法（前立腺全摘除術，放射線治療）の恩恵をうける症例は限られる。一方，低分化癌は根治療法の再発率は高いが，より早期癌で高年齢に適応は広がる。最も根治療法の恩恵を受ける症例群は，若年者の早期で低分化癌である（図11-2）。

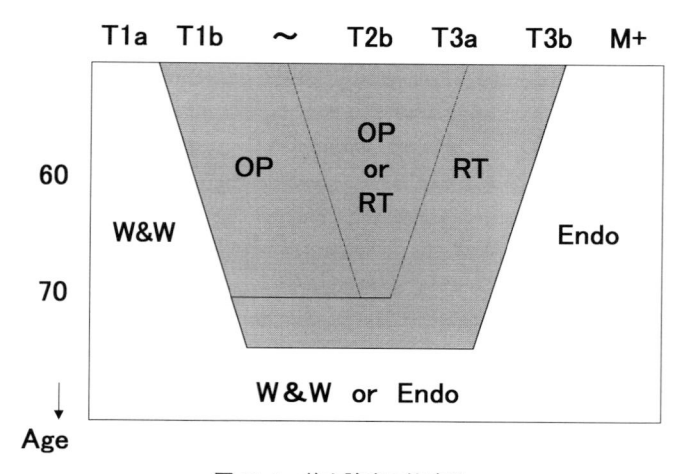

図11-1 前立腺癌の治療法

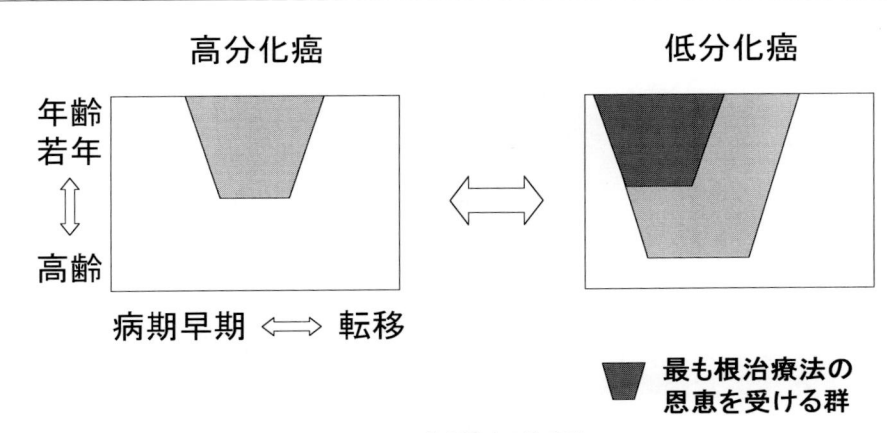

図 11-2　前立腺癌の治療法
悪性度による違い

II. 各種治療法

1. 内分泌療法

1) 適　応

転移病期，手術療法や放射線療法などの根治療法を必要としない高齢者に対して，あるいは根治療法の併用療法として行われる。

2) 内分泌療法の種類

精巣から分泌されるテストステロンを除去あるいは抑制する方法，男性ホルモンとアンドロゲン受容体との結合を阻害する方法およびテストステロンが活性型のジヒドロテストステロンに変換されるのを阻害する方法がある（図 11-3）。テストステロンを除去あるいは抑制する方法としては，外科的去勢，視床下部-下垂体系に作用し下垂体から分泌される LH を低下させることによりテストステロンを抑制する薬物去勢，同様の作用機序によりテストステロンを抑制し，癌細胞に対する直接作用もあるといわれている女性ホルモン製剤がある。これらの抗腫瘍効果はほぼ同一であるが，副作用，コストの点で異なる。アンドロゲン受容体との結合を阻害する抗男性ホルモン剤は単独では抗腫瘍効果は弱く，単独で使用されることは少ない。テストステロンが活性型のジヒドロテストステロンに変換されるのを阻害する薬として 5αリダクターゼ阻害剤があるが，単独では抗腫瘍効果は弱く，通常抗男性ホルモン剤と併用することが多い。

本邦における内分泌療法は，外科的去勢，女性ホルモン製剤の併用あるいはどちらかの単独療法の時代が長期間続いた。1991 年薬物去勢として LHRH アゴニストが市販されるようになり，現在では LHRH アゴニスト単独あるいは LHRH アゴニストと抗男性ホルモン剤の併用療法が主流となっている。

a) 外科的去勢術

一度のみの処理で永続性がある。テストステロンの低下が速やかであり，低コストである。しかしながら一時的ではあるが肉体的，精神的負担を伴い，テストステロンの低下は不可逆的なため永続性を求められる患者に限定される。テストステロンの低下に伴い，インポテンス（ED），外陰部の萎縮や筋力の低下，骨粗鬆症，軽度の貧血，hot flash（ほてり）などの副作用が生じる。LHRH アゴニストの市販後は外科的去勢術を選択する患者は激減した。前立腺癌患者数の増加と国民医療費の増加を考慮に入れると将来，高コストの LHRH アゴニストから外科的去勢への回帰があるかもしれない。

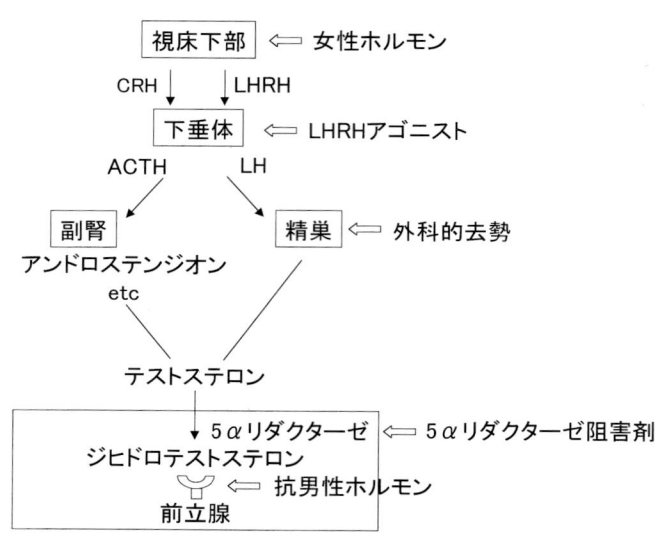

図11-3 前立腺癌に対する内分泌療法

b）薬物去勢（LHRHアゴニスト）

長所として，4週に1度の皮下注射という比較的負担の少ない処置により外科的去勢と同等の効果が得られることと副作用がテストステロンの低下に伴う以外のものはほとんど皆無なことが挙げられる。可逆的であるため，テストステロンを低下し続けるためには投与し続けなければならない。テストステロンの去勢域への低下には3～4週かかり，テストステロンは投与後一時的に上昇するため，その間病状を悪化させる可能性がある。そのため有症状の患者に対しては抗男性ホルモン剤などの一時的な併用が必要である。また，長期間投与を必要とする患者では高コストが問題となる。テストステロンの低下に伴う副作用は外科的去勢と同じである。

c）女性ホルモン

長所は速効性があり，低コストな点である。最大の問題点は血液凝固能亢進による心血管障害である。もともと心血管障害の頻度の高い欧米においては，女性ホルモンによる心血管障害副作用死によりその効果が相殺されるともいわれており[2]，食生活の欧米化が進む本邦においてもその副作用には十分な注意が必要である。そのため投与時には抗血小板剤の併用が必要である。また胃腸症状や肝機能障害などの副作用もあり，治療に緊急性を要する患者以外には使用されないのが現状である。

d）抗男性ホルモン

構造上ステロイド骨格を持つステロイド系と非ステロイド系の抗男性ホルモン剤に大別される。ステロイド系の抗男性ホルモン剤は去勢ほどではないがテストステロンの低下も伴う。非ステロイド系の抗男性ホルモン剤ではテストステロンが低下しないため，性機能の低下なく抗男性ホルモン作用を発揮する。両者とも去勢と比較し単独では抗腫瘍効果はやや劣るため，LHRHアゴニストと併用されることが多い。副作用としては，ステロイド系の抗男性ホルモン剤ではテストステロンの低下によりインポテンス（ED）になることがある。非ステロイド系の抗男性ホルモン剤では乳房腫脹がある。その他，非ステロイド系の抗男性ホルモン剤であるフルタマイドでは下痢と肝機能障害があり，特に肝機能障害は日本人に多く認められる副作用である。

3）方　法

薬物去勢あるいは外科的去勢により精巣からのテストステロンを除去する方法（testicular androgen ablation（TAA））が一般的である。薬物去勢においては投与直後より一過性のテストステロンの上昇を認め，この間に病状が悪化する可

能性があるので，排尿困難，骨転移痛，脊椎圧迫症状などがある症例においては，1週間以上の抗アンドロゲン剤の投与は必須である。さらに副腎から分泌されるアンドロゲンの影響を除去する目的で抗アンドロゲン剤を併用する方法（combined androgen blockade（CAB））がある。また，テストステロン低下に伴うQOLの低下を避ける目的で症状がない間は無治療で経過観察し，症状出現後治療を開始する遅延療法，間歇的に抗アンドロゲン療法を行う方法および抗アンドロゲン剤単独で治療する方法などがある。

a）Combined androgen blockade（CAB）

CABは理論的には有用であると考えられるが，有用性を否定するデータがあること，効果の割に高コストなこと，本邦においては抗アンドロゲン剤の種類によっては有用性を上回る副作用が問題になる症例が多いこと，抗アンドロゲン剤がアンドロゲン様作用を持つようになる可能性がある事などにより，CABの有用性に関しては疑問とする考えがある。また，TAAを先行し後に抗アンドロゲン剤を投与した場合と比較し，CABのほうが有用かどうかは結論が出ておらず[3]，今後の課題である。

b）遅延療法

VACURGが無作為比較試験の結果，去勢術，女性ホルモン剤，去勢＋女性ホルモン剤およびプラセボ群の4群間に生存率の差がないと発表し[2]，内分泌療法の限界を指摘した。その結果性機能温存を重視する欧米において症状出現後まで治療を行わない遅延療法が広まった。しかしながら，その後この試験の見直しがなされ，さらにMRC[4]により遅延療法と即時療法の無作為比較試験が行われ，内分泌療法の有用性が証明された。現在では内分泌療法は予後延長に寄与するという考え方が一般的である。本邦においては性機能温存よりも生存期間延長を重視する傾向にあり，遅延療法は標準的治療法ではない。

c）間歇的内分泌療法

アンドロゲン依存性マウス乳癌細胞株であるシオノギ癌による実験により，間歇的アンドロゲン除去は持続的アンドロゲン除去に比し，アンドロゲン非依存性細胞が誘導されるまでの期間を延長することが確認された[5]。このことより間歇的内分泌療法により病状進行が延長する可能性があると考えられ，現在多数の臨床試験が実施されている。テストステロン低下に伴うQOLの低下を少なくし，コストの低下にも寄与するが，まだ実験段階の治療法である。

d）抗アンドロゲン剤単独療法

単独では去勢と比較し抗腫瘍効果はやや劣るため，単独療法は一般的でない。しかしながら非ステロイド系抗男性ホルモン剤ではテストステロンが低下しないため，性機能を温存したまま治療することができる。今後は，QOL，コストの面からfirst lineの内分泌療法として抗アンドロゲン剤単独療法を，second lineの内分泌療法として薬物去勢が行われるようになるかもしれない。

4）治療成績

内分泌療法の問題点は治療開始時には有効率が高くとも約50％が数年以内にアンドロゲン非依存性になり（再燃）再発する。当院の転移病期の非再燃率は5年30％前後であり，5年を過ぎて再燃する症例は少ない（図11-4）。このあたりが内分泌療法の限界と考えられる。

2．放射線療法

欧米においては放射線療法は盛んに行われており，その根治的意義のみならず，機能温存の点からも優れた治療法として位置づけられている。しかしながら，本邦においてはその経験は乏しい。根治療法としての原発巣への照射，骨転移による疼痛緩和としての照射および根治的前立腺摘除術後の補助療法としての照射がある。以下根治療法としての照射について述べる。

1）適　応

T3bまでの症例が適応になる。合併症にて手術療法ができない症例や高齢者にも実施できるため手術療法に較べ適応は広い。

2）方　法

体外より照射する外照射法と前立腺組織内に直接小線源を刺入する組織内照射法がある。前者は放射線の種類として光子線（X線），粒子線（速中性子線，陽子線など）および電子線があり，後者は^{125}I，^{103}Pdシードによる永久刺入法，^{192}Irによる一時刺入法がある。本邦においてはすべてができるわけではなく，外照射法では光子線（他

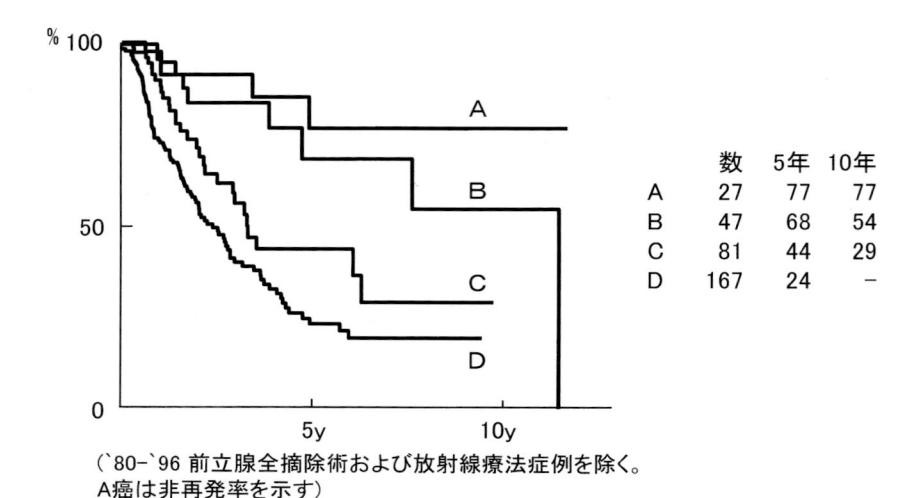

	数	5年	10年
A	27	77	77
B	47	68	54
C	81	44	29
D	167	24	−

(`80-`96 前立腺全摘除術および放射線療法症例を除く。A癌は非再発率を示す)

図11-4 内分泌療法の臨床病期別非再燃率

は治験中)、組織内照射法では法律上一時刺入法しかできない。ここでは現在最も一般的である光子線による外照射について述べる。

リンパ節転移のある症例では、放射線治療が予後延長に寄与するという事実はなく、そのため病期決定のためのリンパ節郭清(staging lymphadenectomy)をする場合がある。近年PSAにより早期癌症例が急増したこと、病期診断が正確になり、リンパ節転移の確率が低い症例へ適応がシフトしてきているため、staging lymphadenectomyの意義は薄れつつある。

 a) 照射野

所属リンパ節に照射するべきかどうかが意見の分かれるところではあるが、腸管に対する副作用が増大すること、45 Gyの線量で微小転移に効果があるかどうか疑問であること、微小転移があれば放射線治療の予後に対する利益が得られないことなどより、前立腺±精嚢腺への照射が一般的である。

 b) 線量

2 Gy/f、週5回、総線量66〜70 Gyが標準的である。近年照射法の改良により、さらに多くの線量を照射する工夫が行われつつある。

 c) 照射法

前後左右4門以上の照射野を用いた多門照射法が一般的である。より副作用を少なくし、照射線量を増加させることのできる原体照射法や強度変調照射法が開発され一部施設では実用化されている。

 d) 内分泌療法の併用について

放射線治療前に施行するネオアジュバント療法と放射線治療中および後に施行するアジュバント療法がある。ネオアジュバント療法は放射線治療単独と比較し局所制御率、非再発率の点で優れているが、生存率向上に寄与するかどうかに関しては明らかでない[6]。2〜3年のアジュバント療法は放射線治療単独と比較し、生存率向上に寄与するという報告[7]があり、積極的に推し進められるべき治療と考える。

3) 副作用

急性期と晩期合併症がある。前者は照射中期頃から治療後1〜2ヵ月までの間に生じる膀胱、直腸の刺激症状である。通常対症療法のみで軽快する。問題は6ヵ月以上後に生じる晩期合併症である。難治性の直腸潰瘍、出血や膀胱萎縮、出血があり、これらの副作用により糞路変更や尿路変更を要する症例が1〜2％ある。またインポテンス(ED)も約半数に認められる。照射方法の改善により徐々に少なくはなってきているが、今後の課題である。

4) 治療成績

放射線治療と前立腺全摘除術を比較した大規模

な無作為比較試験の結果がまだ出ていないのと，発現する合併症の種類が異なるため，どちらが優れた治療法かに関して結論は出ていない。一般に放射線科医は手術療法と較べ遜色ないと報告し[8]，泌尿器科医は手術療法のほうが優れていると報告している[9] 事が多い。さまざまな施設から報告されている治療成績を見ると，非再発率に関しては早期癌においては前立腺全摘除術のほうが放射線治療よりもいい数字を記載している。しかしながら，生存率に関しては早期癌自体のそれが優れているため，10年以上の長期にわたる経過観察を必要とし，どちらが優れているか結論は出ていない。したがって年齢，性機能，合併症などを考慮し，個々の症例に応じて治療法を選択すべきであろう。

5）組織内照射

経直腸超音波ガイドの下，経会陰的に正確に前立腺に穿刺針を挿入できるようになり，近年米国においては ^{25}I, ^{103}Pd シードによる永久刺入法による組織内照射例が急増しており[10]，前立腺全摘除術に変わる治療法として注目されている。利点は前立腺全摘除術や外照射に比し，侵襲，合併症が少ないことにある。本邦においては法律上一時刺入法しかできず，一時刺入法自体の不便性もあり，一部施設で少数例が施行されているのみである。永久刺入法が施行できるようになればその恩恵をうける患者は莫大な数になると思われる。

3．化学療法

前立腺癌は内分泌療法に対する反応性は高く，また有効な抗癌剤もないために新鮮症例に対して化学療法が施行されることは少ない。したがって対象は内分泌療法抵抗性の再燃前立腺癌となる。本邦においては単剤，多剤併用療法ともかなり行われているが，奏効率は低く，化学療法により生存率の改善がみられたとの報告はない[11]。前立腺癌は高齢の患者が多く，強力な化学療法を継続して行うことは困難であることも高い奏効率を達成できない一因である。最近の欧米の報告をみても同様である。したがって現時点では，臨床試験としてのみ施行されるべきであり，日常臨床においては安易に施行されるべきではない。

4．免疫療法，遺伝子治療

樹状細胞を利用した免疫療法，癌細胞にサイトカイン遺伝子を導入し抗原性を高め宿主の免疫を増強する免疫遺伝子治療，癌細胞に直接癌抑制遺伝子や自殺遺伝子を導入する方法などが現在臨床研究中である。ただし，これらの研究は他の癌種でも行われており，前立腺癌特有のものではない。いずれにしてもいまだ実験段階であり，研究の域を越えるものではない。

5．無治療経過観察

PSA 検診，超音波ガイド下生検の普及により早期前立腺癌が急増している。PSA 検診による癌発見頻度は1％前後[12]と，他癌検診に比し非常に高頻度で癌が発見される。一方で本邦における前立腺癌罹患率は対10万人当たり約10人，死亡率は約5人と検診が行われている他癌に比べ低頻度である。このことは現在発見される早期癌の中には治療不要の癌，すなわち放置しておいても臨床的な意味での悪性腫瘍とはいえない癌が混在していることを強く示している。また，若年者の早期癌を発見するのが検診の本来の目的であるが，治療不要と考えられる高齢者の早期癌が数多く見つかるという負の面が問題になってきている。

治療不要の癌を見極めるのは困難であるが，生検病理，PSAの推移および年齢により無治療経過観察が選択できないかを考慮する。生検病理に関しては表11-1の如くある一定の基準を満たせば腫瘍体積は小さく，悪性度も低く，根治療法は不要と考えられている。PSAの推移は腫瘍の増殖速度と相関すると考えられ，予後規制因子といわれている[13]。したがってPSAが急上昇する症例では治療を加えるという考え方も成立する。年齢に関しては70〜75歳の平均余命は10〜13年であり，早期癌の体積，腫瘍の増殖速度（doubling time）を考えると，体積が大きく，腫瘍の増殖速度が早いもののみが life-threatening な癌と考えられる。したがって70〜75歳を超える高齢者早期癌は低分化癌やPSA高値症例を除き，ほとんどの症例において無治療経過観察を選択し得ることができ，一旦無治療経過観察を選択した症例でも，経過観察中PSAが急上昇する症例ではその

表 11-1　臨床的意義のない前立腺癌の予測因子
T1c症例の前立腺全摘病理標本からの検討

報告者	症例数	予測因子		臨床的意義のないPPV癌の頻度	
Epstein[14]	157	PSA density＜0.1 生検陽性2本以下 癌占拠率50％未満/陽性切片 Gleason pattern 4, 5 を含まない	or　PSA density＜0.1—0.15 生検陽性1本 癌占拠3mm未満 Gleason pattern 4, 5 を含まない	26％	79.3％
Carter[15]	240	同上		29％	75.0％
Epstein[16]	168	生検陽性2本以下 癌占拠率50％未満/陽性切片 Gleason pattern 4, 5 を含まない f/tPSA 0.15 以上		30.7％	94.4％

臨床的意義のない前立腺癌の定義：前立腺全摘除術の病理所見で，腫瘍体積0.5 cc未満で
Gleason pattern 4, 5 を含まない限局癌

時点で治療を考慮すれば良く，今後より多くの症例で取り入れられることになるであろう。

まとめ

前立腺癌に対する手術以外の治療の現況と問題点について述べた。PSA時代となり，早期癌が急増している。いままでの手術一辺倒から無治療経過観察を含め，症例に応じた治療法の選択が重要になってきている。治療成績の改善も重要であるが，今後はQOLを考慮に入れた過不足のない治療をすることが望まれる。

文献

1) 矢谷隆一：前立腺癌．潜在癌の頻度およびその臨床病理学的意義．臨床病理 28：785-788, 1980.
2) The Veterans Administration Cooperative Urological Research Group: Treatment and survival of patients with cancer of the prostate. Surg Gynec & Obst 124：1011-1017, 1967.
3) Prostate Cancer Trialists' Collaborative Group: Maximum androgen blockade in advanced prostate cancer: an overview of the randomised trials. Lancet 29：1491-1498, 2000.
4) Mazeman E, et al.: Early versus delayed hormonal therapy in advanced prostate cancer. Eur Urol 30 (Suppl 1)：40-43, 1996.
5) Bruchovsky N, et al.: Effects of androgen withdrawal on the stem cell composition of the Shionogi carcinoma. Cancer Res 50：2275-2282, 1990.
6) The Radiation Therapy Oncology Group: A phase III trial (RTOG 8610) comparing external-beam irradiation plus short-term maximal androgen blockade with radiation therapy alone for locally advanced prostate cancer. Eur Urol 26 Suppl 1：3, 1994.
7) Bolla M, et al.: Improved survival in patients with locally advanced prostate cancer treated with radiotherapy and goserelin. N Engl J Med 31：295-300, 1997.
8) Bagshaw MA, et al.: Status of radiation treatment of prostate cancer at Stanford University. NCI Monogr. 7：47-60, 1988.
9) Paulson DF et al.: Radical surgery versus radiotherapy for adenocarcinoma of the pros-

tate. J Urol 128 : 502-504, 1982.
10) American Health Consultants. Biomed Bus Intl Newsletter 20 : 136-137, 1997.
11) Eisenberger MA : Chemotherapy for prostate carcinoma. NCI Monogr 7 : 151-163, 1988.
12) 伊藤一人, 他：前立腺集団検診. 日本臨床 58 増刊号：365-368, 2000.
13) Pruthi RS, et al. : Prostate-specific antigen doubling times in patients who have failed radical prostatectomy : correlation with histologic characteristics of the primary cancer. Urology 49 : 737-742, 1997.
14) Epstein JI, et al. : Pathologic and clinical findings to predict tumor extent of nonpalpable (stage T1c) prostate cancer. JAMA 271 : 368-374, 1994.
15) Carter HB, et al. : Prospective evaluation of men with stage T1c adenocarcinoma of the prostate. J Urol 157 : 2206-2209, 1997.
16) Epstein JI, et al. : Nonpalpable stage T1c prostate cancer : prediction of insignificant disease using free/total prostate specific antigen levels and needle biopsy findings. J Urol 160 (6 Pt 2) : 2407-2411, 1998.

（前田　修，宇佐美道之）

12. 精巣腫瘍の治療

表12-1 日本泌尿器科学会の精巣腫瘍病期分類

I 期：転移をみとめず
II 期：横隔膜以下のリンパ節にのみ転移をみとめる。
 II A：後腹膜転移巣が長径5 cm 未満のもの。
 II B：後腹膜転移巣が長径5 cm 以上のもの。
III 期：遠隔転移
 III O：腫瘍マーカーが陽性であるが、転移部位を確認し得ない。
 III A：縦隔または鎖骨上リンパ節（横隔膜以上）に転移をみとめるが、その他の遠隔転移をみとめない。
 III B：肺に遠隔転移をみとめる。
  B1：いずれかの肺野で転移巣が4個以下でかつ長径が2 cm 未満のもの。
  B2：いずれかの肺野で転移巣が5個以上、または長径が2 cm 以上のもの。
 III C：肺以外の臓器にも遠隔転移をみとめる。

表12-2 精巣胚細胞腫瘍の組織分類

胚細胞腫瘍（Germ cell tumors）	病名コード
A. 精細管内胚細胞腫瘍（Intratubular germ cell neoplasia）	
B. 単一組織型（Tumors of one histological type）	
1）セミノーマ（Seminoma）	9061/3
2）精母細胞性セミノーマ（Spermatocytic seminoma）	9063/3
3）胎児性癌（Embryonal carcinoma）	9070/3
4）卵黄嚢腫瘍（Yolk sac tumor）	9071/3
5）絨毛性腫瘍（Trophoblastic tumors）	
a）絨毛癌（Choriocarcinoma）	9100/3
b）Placental site trophoblastic tumor	9104/1
6）奇形腫（Teratomas）	9080/1
a）成熟（Mature）	9080/1
b）未熟（Immature）	9080/3
c）悪性化（With malignant transformation）	9084/3
7）多胎芽腫（Polyembryoma）	9072/3
C. 複合組織型（Tumors of more than one histological type）	9085/3

精巣に発生する腫瘍の多くは精上皮細胞由来の胚細胞腫瘍で、その治療方針は病期と原発巣の組織像を考慮して決定される。日本泌尿器科学会・日本病理学会による病期分類と組織分類を表12-1, 2 に示した[1]。

精巣腫瘍と診断された場合、通常は治療と組織診断をかねて直ちに高位精巣摘除術が実施される。組織診断では、セミノーマのみ見られる場合（以下セミノーマとする）と、セミノーマ以外の成分が見られる場合（以下非セミノーマとする）の分類が重要である。精巣摘出前の腫瘍マーカーの測定結果は組織像の推定に役立つ（表12-3）。

病理組織診断と平行して、病期診断を実施する。国立がんセンター中央病院では、腫瘍マーカー（LDH, αFP, βHCG, HCG）の測定と、胸部・腹部・骨盤部の CT を通常の検査とし、肺転移のある場合に脳 CT を追加している。

骨盤部 CT は、施設によっては実施されない場

表12-3 病理組織分類と腫瘍マーカーの関係

セミノーマ (STGCT) → LDH-I
セミノーマ (STGCT) → HCG, β-HCG
絨毛癌 → HCG, β-HCG
胎児性癌 (STGCT) → HCG, β-HCG
胎児性癌 (STGCT) → α-FP
卵黄嚢腫瘍 → α-FP
奇形腫 → α-FP

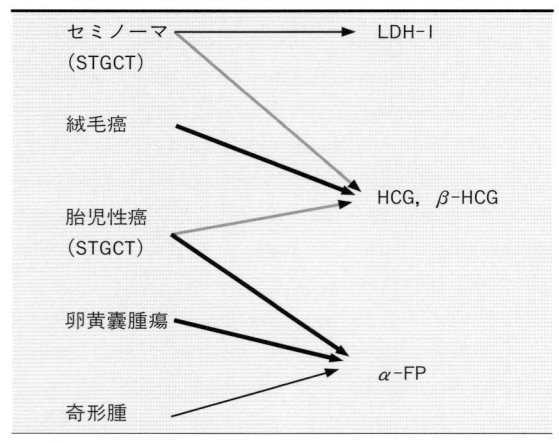

注）STGCT：Syncytiotrophoblastic Giant Cell

表 12-4 病期 I に対する経過観察計画

検査項目	1年目	2年目	3年目以降
腫瘍マーカー	1/月	1/2月	1/6月
腹部CTスキャン	1/6月	1/8月	1/12月
腹部超音波断層撮影	1/6月	1/8月	1/12月
胸部単純X線撮影	1/2月	1/3月	1/6月

合もあると思われるが，転移があることもまれではない。化学療法が奏効し，治療後改めて初期の病像を推定することは困難であるため実施されることをお勧めしたい。

I. 病期 I の治療

精巣摘出後，画像診断でも転移巣がなく，かつ術前腫瘍マーカーが高値を示しても順当に低下し正常化した場合，病期 I と診断される。病期 I の精巣腫瘍を経過観察した場合，15〜40 % の頻度で，後腹膜リンパ節転移，まれに肺転移の形で再発する事が知られている[2]。このため従来は，セミノーマの場合は，患側の骨盤内，傍大動脈リンパ節領域に，25〜30 Gy の放射線予防照射が標準的であり，非セミノーマでは，予防的後腹膜リンパ節郭清が推奨されてきた。

このような予防治療に対して，1980年代より厳重経過観察のみとする方法が提唱され，良好な成績が発表されている[3]。この方法の論拠は以下のようにまとめられる。1) 予防治療は，少なくとも過半数の症例においては，無駄な治療であり，無益な侵襲を加えることになる。また，晩期障害として，放射線治療による二次癌の発生や，手術による射精障害があること。2) 予防治療で必ずしも全例で再発予防が可能なわけではなく，約5 % で後腹膜以外に再発病巣が見られること。3) 化学療法が発達した現在，厳重経過観察により，早期に再発病巣を確認できれば，ほとんどの症例で根治が期待できる。国立がんセンター中央病院では，この考え方で，患者さんに厳重経過観察を推奨している。この場合に提示している経過観察スケジュールを表 12-4 に示した。

II. 病期 II a の治療

リンパ節転移のみを認めるものの腫瘍容積が少ない症例である。セミノーマの場合，放射線感受性が高いので，従来より放射線治療が標準的治療とされ，90 % 以上の根治率が実現されてきた。非セミノーマでは，1977年 Einhorn らが報告した PVB 療法[4] をはじめとして，1980年代初頭の VAB-6[5]，BEP 療法[6] などのシスプラチンを基本とする抗癌剤化学療法がきわめて有効で，ほとんどの症例で根治の実現が可能になった。この結果，セミノーマでも全身疾患と考えて，化学療法を第一選択にすることもある。

III. 病期 II b 以上の治療

セミノーマ，非セミノーマを問わず全身的な疾患として抗癌剤化学療法が第一選択と考えられる。
しかし，抗癌剤の副作用は重篤であり，また腫瘍量が多い場合は，手術も含めた集学的治療が必要である。さらに精巣腫瘍本来の腫瘍増殖速度が速いため，確実で迅速な臨床判断が要求される。より確実に，より安全に治療を実施するために，注意深い全身管理が必要であり，また，治療計画

表12-5-1 胚細胞腫瘍に対する化学療法
PVB (Einhorn's regimen)

		day 1	2	3	4	5..8..15
Cisplatinum	20 mg/m²	↓	↓	↓	↓	↓
Vinblastine	0.3 mg/Kg	↓				
Bleomycin	30 mg/body	↓				↓ ↓

VAB-6

		day 1	2	3	4
Cyclophosphamide	600 mg/m²	↓			
Vinblastine	4 mg/m²	↓			
Actinomycin D	1 mg/m²	↓			
Bleomycin	30 mg/m²	↓			
Bleomycin	20 mg/m²/day		←	*	→
Cisplatinum	120 mg/m²				↓

*: continuous infusion
The third induction is given without bleomycin

BEP

		day 1	2	3	4	5..8..15
Cisplatinum	20 mg/m²	↓	↓	↓	↓	↓
Etoposide	100 mg/m²	↓	↓	↓	↓	↓
Bleomycin	30 mg	↓				↓ ↓

EP

		day 1	2	3	4	5
Cisplatinum	120 mg/m²	↓				
Etoposide	100 mg/m²	↓	↓	↓	↓	↓

表12-5-2 胚細胞腫瘍に対する化学療法
VIP

		day 1	2	3	4	5
Cisplatinum	20 mg/m²	↓	↓	↓	↓	↓
Ifosfamide	1.2 g/m²	↓	↓	↓	↓	↓
Etoposide	75 mg/m²	↓	↓	↓	↓	↓

VIP変法

		day 1	2	3	4	5
Cisplatinum	120 mg/m²	↓				
Ifosfamide	1.2 g/m²	↓	↓	↓	↓	↓
Etoposide	100 mg/m²	↓	↓	↓	↓	↓

国立がんセンター中央病院における大量化学療法

		day -6	-5	-4	-3..0
CBDCA	250 mg/m²	↓	↓	↓	↓
Ifosfamide	2.0 g/m²	↓	↓	↓	↓
Etoposide	250 mg/m²	↓	↓	↓	↓
PBSCT	*				↓

＊Peripheral blood stem cell transplantation

全貌を見据えた治療の実施が必須である.
以下に治療計画のあり方と,実際の化学療法遂行のあり方について言及したい.

1. 治療計画

表12-5に,BEP,EP,VIP[7]などのプロトコールを示した.図12-1に,進行精巣腫瘍の通常の治療計画を示した.図中に国立がんセンター中央病院での初回治療例の治療成績を附記した.

進行精巣腫瘍に対してまず,1st line の化学療法を実施する.腫瘍マーカーがある場合は,その正常化を,腫瘍マーカーのない場合は,十分な画像上の縮小効果が目標である.

腫瘍マーカーがある場合は,1週間ごとの測定をして,腫瘍の抗癌剤感受性を判断する.αFPは,5〜7日,βHCG は 1〜3日の半減期で減少しない場合は,画像診断も参考にして,2nd line化学療法の導入をするべきである[8].漫然と同じプロトコールを続けるべきではない.国立がんセンター中央病院では,EP を 1st line,VIP 変法を 2nd line としている.さらに症例によっては後に触れる末梢血幹細胞移植を併用した大量化学療法を 2nd line としている.

腫瘍マーカーが正常化した時点で CR ならば治療を終了して経過観察とする.観察計画は,表12-4 に準ずる.多くの再発は1年以内に観察され,最も頻度の高い時期は10カ月目である.2年再発のなかった場合は根治した可能性が高いが,まれには晩期の再発もあり得るので定期的経過観察は必須である.

腫瘍マーカーが正常化しても,残存腫瘍が認め

れる場合は，外科的に切除することが望ましい[9]。例外的に厳重経過観察することもある。たとえばセミノーマで残存腫瘍の小さい場合や，非セミノーマの初回治療例で，原発巣に奇形腫がなく，治療中の腫瘍マーカーの低下，画像上の腫瘍縮小効果が著明で，かつ残存腫瘍が痕跡程度の場合である。しかし残存腫瘍は小さくとも viable cell が認められることはあるので，再燃後の再治療の困難さを考えると，原則的に切除することが推奨される。手術の実施時期は，化学療法のために侵襲から回復したら直ちに行うべきである。

残存腫瘍に viable cell を認めなかったり，奇形腫のみであった場合は治療を終了して経過観察とする。残存腫瘍に奇形腫以外の viable cell を認める場合は，追加化学療法の実施で予後が異なるとの報告もあり，化学療法の追加を原則として

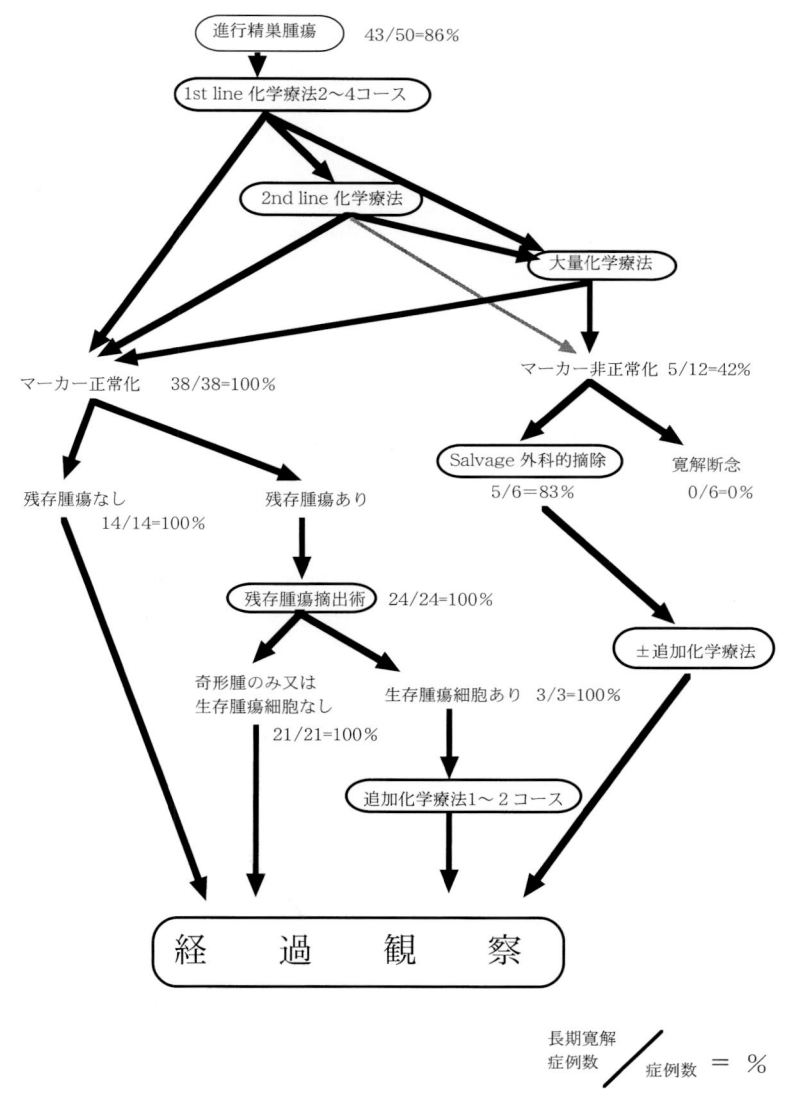

図 12-1 転移のある精巣胚細胞腫瘍の治療方針と国立がんセンター中央病院における治療成績
（1987—1998 新鮮例）

いる。この場合は，術前に実施した化学療法と同等以上の化学療法を実施すべきと考えている。

病期IIb以上の治療：化学療法の遂行

進行精巣腫瘍の治療は，前述の治療計画が予定通りの期日で遂行されて初めて寛解が可能である。特に，重篤な副作用が予想される化学療法を安全に遂行することが肝要である。以下にシスプラチンを中心とするプロトコールの遂行上の要点を列挙する。

1) シスプラチン投与後の尿量の確保が重要で，われわれは，シスプラチン120 mg/m²を原液のまま中心静脈カテーテルから一括投与しているが，投与直後の1時間で500 ml以上，6時間で，3000 ml以上の尿量を目標としている。そのために投与前日から十分な補液をし，シスプラチンの投与直前直後にマンニトールを投与している。患者の全身状態，特に心肺機能，尿中・血中電解質を観察しながら補液を計画し実施する。また，シスプラチン投与後約1週間は3〜4 lの1日尿量を目標とする。

2) 体重は非常に有効な指標である。開始時の標準体重を記録し，化学療法開始後の1週間は，±1 kgの変化に補液の追加や，利尿剤の投与で緻密に対応する。

3) 嘔吐，下痢は全身管理を困難にする。

嘔吐はセロトニン受容体拮抗薬が有用である。下痢は抗癌剤の副作用によるもののことが多いが，尿量の管理に大きな影響を与えるので，ことに注意が必要である。まれに，偽膜性腸炎や，MRSA腸炎などの感染症による下痢があり，重篤化すると致死的ですらあり得る。便検査を実施するとともに，末梢血白血球数によっては，検査結果を待たないで，抗生剤投与などの処置が必須である。

4) 抗生剤の予防投与や，腸管細菌の事前の処置は必須ではないが，白血球減少時の発熱には，遅滞なく対応が必要である。

IV. Poor risk 群の治療

転移のある胚細胞腫瘍の10〜15％は，従来の治療法をいかに駆使しても根治を実現できないとされている。通常これらの症例は，非セミノーマで大量の腫瘍量が多臓器に認められ，腫瘍マーカーが顕著に上昇していることが多い。治療開始時にこれらの症例を見分ける基準は幾つか提唱されているが，現在では，International Germ Cell Consensus Classification（IGCCC）[10]が用いられることが多い（表12-6）。

難治症例に対しては，1980年より自家骨髄移植や，末梢血造血幹細胞移植を併用した大量化学療法が多くの施設で実施されており，安全性も比較的確立されている。大量化学療法は通常投与量の化学療法に比較して，抗腫瘍効果が高いとの判断は，諸家の一致するところであるが，すでに抗癌剤に抵抗性を示した症例では，寛解を得ることはなお困難とされ，難治と考えられる症例に，積極的に治療早期から導入することも推奨されている[11]。また，大量化学療法は実施施設によって採用する抗癌剤およびその投与量はまちまちで，至適投与量，薬剤選択の確立は，大量化学療法の至適適応の確立とともに課題である。

V. 根治症例における問題

病期I症例の約3％において，対側精巣に新たな胚細胞腫瘍が発生すると言われている。長期の自己観察ができるように指導する必要がある。

また，後腹膜腔に対する放射線治療群では，有意に胃癌などの消化管悪性腫瘍の発生，エトポシド2000 mg以上の投与では1％未満であるものの急性白血病の発生が報告されている[12]。原疾患の再発に関する観察のみならず長期に及ぶ二次癌の発生に関する観察が必要である。

若年男性の疾患であるため，治療に関連して発生する不妊症が問題となる。原因としては，後腹膜リンパ節郭清術による交感神経障害がもたらす

表 12-6 Definition of the Germ Cell Consensus Classification[10]

GOOD PROGNOSIS

NON-SEMINOMA	SEMINOMA
Testis/retroperitoneal primary and No non-pulmonary visceral metastases and Good markers-all of AFP < 1000 ng/ml and hCG < 5000 iu/l (1000 ng/ml) and LDH < 1.5 x upper limit of nomal 56 % of non-seminomas 5 year PFS 89 % 5 year Survival 92 %	Any primary site and No non-pulmonary visceral metastases and Normal AFP, any hCG, any LDH 90 % of seminomas. 5 year PFS 82 % 5 year Survival 86 %

INTERMEDIATE PROGNOSIS

NON-SEMINOMA	SEMINOMA
Testis/retroperitoneal primary and No non-pulmonary visceral metastases and Intermediate markers-any of : AFP > 1000 and < 10,000 ng/ml or hCG > 5000 iu/l and < 50.000 iu/or LDH > 1.5 x N and < 10 x N 28 % of non-seminomas 5 year PFS 75 % 5 year Survival 80 %	Any primary site and Non-pulmonary visceral metastases and Normal AFP, any hCG, any LDH 10 % of seminomas. 5 year PFS 67 % 5 year Survival 72 %

POOR PROGNOSIS

NON-SEMINOMA	SEMINOMA
Mediastinal primary or Non-pulmonary visceral metastases or Poor markers-any of : AFP > 10,000 ng/ml or hCG > 5000 iu/l (10000 ng/ml) or LDH > 10 x upper limit of normal 16 % of non-seminomas 5 year PFS 41 % 5 year Survival 48 %	No patients classified as poor prognosis

逆行性射精症，無射精症。あるいは抗癌剤化学療法による無精子症があげられる。前者の場合は神経温存手術などが工夫されているが，腫瘍の存在部位によっては不可能である。後者の場合は3～4コースの化学療法であれば2～3年後に約半数で快復することが報告されている。いずれにせよ，確実な妊孕力の温存は未解決であり，精液冷凍保存の技術はあるものの，特に未婚者においては，長期に及ぶ冷凍保存のコスト，将来の配偶者との倫理上の問題など今後の課題である。

文献

1) 日本泌尿器科学会，日本病理学会編：精巣腫瘍取り扱い規約（第2版），金原出版，東京，1997.
2) Richie, J. P.: Neoplasms of the testis. In: Campbell's Urology, 6th ed. Edited by Walsh, P. C., Retik, A. B., Stamey, T. A. and E. D. Vaughan Jr., vol . 2, pp ; 1222, W. B. Saunders., Philadelphia, 1992.
3) Rorth, M.: Therapeutic alternatives in clinical stage I nonseminomatous disease. Semin. Oncol., 19 : 190-196, 1992.
4) Einhorn, L. H. and Donohue, J.: CIsdiamminedichloroplatinum, vinblastine and bleomycin combination chemotherapy in disseminated testicular cancer. Ann, Intern. Med., 87 : 293-298, 1977.
5) Vugrin, D., Herr, H. W., Whitmore, W. F. Jr., Sogani, P. C. and Golbey, R, B,: VAB-6 combination chemotherapy in disseminated cancer of the testis. Ann, Intern, Med., 95 : 59-61, 1981.
6) Williams, S. D., Einhorn, L. H., Greco, F. A., Oldham, R. and Fletcher, R.: VP-16-213 salvage therapy for refractory germinal neoplasia. Cancer, 46 : 2154-2158, 1980.
7) Motzer, R. J., Cooper, K., Geller, N. L., Bajorin, D. F., Dmitrovsky, E., Herr, H., Morse, M., Fair, W., Sogani, P., Russo. P. and Bosl, G. J.,: The role of ifosfamide plus cisplatin-based chemotherapy as salvage therapy for patients with refractory germ cell tumors. Cancer, 66 : 2476-2481, 1990.
8) Toner, G. C., Geller. N. L., Tan, C., Nisselbaum, J. and Bosl, G. J.,: Serum tumor marker halflife during chemotherapy allows early prediction of complete response and survival in nonseminomatous germ cell tumors. Cancer Res., 50 : 5904-5910 1990.
9) Bajorin, D. B., Herr, H., Motzer, R. J. and Bosl, G. J.: Current perspectives on the role of adjunctive surgery in combined modality treatment for patients with germ cell tumors. Semin. Oncol., 19 : 148-158 1988.
10) International Germ Cell Cancer Collaborative Group,: International Germ Cell Consensus Classification : A prognostic factor-based staging system for Metastatic Germ cell Cancers. J Clin Oncol 15 : 594-603 1997.
11) Morris, M. J., Bosl, G. L.: High-dose chemotherapy as primary Treatment for poor-risk germ-cell tumors. Int. J. Cancer., 83 : 834-838 1999.
12) van Leeuwen F. E., Stiggelbout, A. M., van den Belt-Dusebout, A. W., Noyon, R., Eliel, M. R., van Kerkhoff, E. H. M., Delemarre, J. F. M. and Somers, R.: Second cancer risk following testicular cancer : A follow-up study of 1909 patients. J. Clin. Oncol., 3 : 415-424, 1993.

（庭川　要，鳶巣賢一）

13. 陰茎癌の治療

　陰茎癌は陰茎の亀頭，包皮，冠状溝などに発生する皮膚癌の一種であり，病理組織学的にはほとんど全て扁平上皮癌である。比較的まれな腫瘍であり，発生頻度は10万人あたり0.4～0.5人とされている。欧米白人に少なく，アジアや中南米などの発展途上国において頻度が高い。好発年齢は，本邦では50～60歳代である。病因は不明であるが，包茎に伴う亀頭包皮炎などの慢性炎症や恥垢などが誘引になると考えられている。また，ヒトパピローマウイルスとの関連も指摘されている[1,2]。

　陰茎癌は頻度が少なく臨床的にも不明の点が多いため，標準的な治療法はいまだ十分には確立されていないのが現状である。

I. 質的診断と病期診断

　主な症状は，亀頭や包皮の発赤，腫瘤，潰瘍形成，陰茎の腫脹，鼠径リンパ節腫大などであり，疼痛，出血，尿線の細小化などを伴うことがある。診察に際しては，包茎のためにこれらの病変が隠されていることがあり，包皮を反転して入念に観察することが重要である。また，鼠径リンパ節の触診も重要である。血液検査として腫瘍マーカーであるSCC抗原が上昇することがあり，術前に検索する必要がある。さらに，遠隔転移の検索として胸部X線検査や腹部CTなどを行う。また，原発巣の病期診断にはMRIが有用である。

　病理組織学的に診断を確定するために，生検は必ず行わなければならない。上皮内癌とされているQueyrat紅色肥厚症やBowen病，前癌病変と考えられているPaget病や白板症のほか，尖圭コンジローマ，梅毒，軟性下疳，結核などとの鑑別が重要である[1,2]。

　臨床病期分類にはTNM分類（表13-1）が用いられる[3]。治療方針を決定する際に，特に局所の浸潤度と所属リンパ節転移の有無の評価が重要である。

II. 病期別治療方針と問題点

　陰茎癌も他の悪性腫瘍と同様正確に病期を決定し，各病期ごとに治療方針を決定することが重要であるが，症例数が少なく標準的な治療法が確立されていないのが現状である。したがって，ここで各病期ごとの治療法とその問題点について合わせて述べることとする。

　陰茎は排尿をつかさどる泌尿器であるとともに男性生殖器でもあるため，可能であれば温存することが望ましい。Queyrat紅色肥厚症やBowen病も含め頻度は少ないが，Tisであれば病変部の切除のほか電気凝固，レーザー照射，放射線療法，ブレオマイシン軟膏や5-フルオロウラシル軟膏の塗布なども有効とされており，種々の治療法によって陰茎の温存を図るべきである[1,2,4]。

　Ta，T1の早期癌も陰茎の温存が可能とされており，亀頭に発生した腫瘍はwedge resection，包皮に発生したものは包皮切除術や環状切除術が行われてきたが，約50％とされる高い術後再発

表13-1 TNM分類[2]

```
T—原発腫瘍
    TX：原発腫瘍が評価できない
    T0：原発腫瘍を認めない
    Tis：上皮内癌
    Ta：非浸潤性疣贅癌
    T1：腫瘍が上皮下結合組織に浸潤している
    T2：腫瘍が尿道海綿体もしくは陰茎海綿体
        に浸潤している
    T3：腫瘍が尿道もしくは前立腺に浸潤して
        いる
    T4：腫瘍が他の隣接臓器に浸潤している
N—所属リンパ節
    NX：所属リンパ節の評価ができない
    N0：所属リンパ節への転移を認めない
    N1：1個の浅鼠径リンパ節転移を認める
    N2：多発または両側の浅鼠径リンパ節転移
        を認める
    N3：片側もしくは両側の深鼠径もしくは骨
        盤リンパ節転移を認める
M—遠隔転移
    MX：遠隔転移の有無を評価できない
    M0：遠隔転移を認めない
    M1：遠隔転移を認める
```

率が問題となる。レーザー照射も行われるが，術後の正確な病理組織学的浸潤度判定ができず，また約15％が局所再発をおこすとされている。放射線療法や放射線とブレオマイシンの併用療法も適応となり，特に表在性の小さい腫瘍に有効とされる。ただし局所再発のほか，陰茎の疼痛，腫脹，浮腫，壊死，尿道狭窄，尿道瘻などの合併症や2次発癌をおこすことが問題となる。これらの陰茎温存療法は十分な症例数のもとに評価された治療法ではないため，厳重な経過観察を行い，再発をきたせば陰茎部分切断術などのより根治的な治療を行わなければならない[2,4]。

T2では原則として陰茎部分切断術が適応となる[2,4]。腫瘍端より2 cm離して切除することが重要とされており，断端に腫瘍細胞がないことを迅速病理組織診断にて確認する必要がある。腫瘍の発生部位や大きさによっては陰茎全切断術にならざるを得ないこともある。また，陰茎の温存を強く希望する症例に対しては，表在癌と同様レーザー照射やブレオマイシン併用の放射線療法を行うこともある。

T3やT4では，陰茎全切断術とともに浸潤臓器の合併切除が必要になる[2,4,5]。ここでは尿路変向術のほか欠損部の修復や陰茎の再建術などの形成外科的治療も必要となる[4,5]。遠隔転移を伴うものでは姑息的に放射線療法や化学療法を行うこともある。このように原発巣に対しては種々の治療法が行われているのが現状であり，各々の有用性と問題点を十分理解の上施行することが重要である。

リンパ節転移は陰茎癌の最も重要な予後規定因子である。片側の少数のリンパ節転移は郭清術によって良好な予後が得られることから，その対策はきわめて重要であるが，正確なリンパ節転移の確認が困難な症例も多い[1,2]。通常腫大したリンパ節の半数は炎症によるものとされており，原発巣の摘除とともに4〜6週間抗生物質を投与し，その後も腫大が持続するものに対してのみリンパ節転移ありと診断することが推奨されている。Cabanasはいわゆるsentinel lymph node（前哨リンパ節）のbiopsyを行い，本リンパ節を介さずに他のリンパ節に転移することは少ないため，陽性例のみにリンパ節郭清術をすることを勧めたが，false negative症例の報告が多くその意義は低下している[2,6,7]。

抗生物質投与後も腫大が持続する症例では両側の浅および深鼠径リンパ節郭清術を行う[2,8]。複数のリンパ節転移が認められれば，内外腸骨リンパ節の郭清も必要であるという意見もある。一方初診時リンパ節腫大を認めず，予防的郭清術によってリンパ節転移が発見されたものと，予防的郭清術を行わず経過観察中にリンパ節転移が出現しその後にリンパ節郭清術を行ったものとを比較したところ，前者の予後が良好だったことより（5年生存率88％ vs 38％），顕微鏡的鼠径リンパ節転移の可能性の高いT2以上の症例やT1でも病理組織学的に未分化癌であるものはN0であっても予防的鼠径リンパ節郭清術を行うべきであるとする意見が強い[2,8]。ただし，鼠径リンパ節郭清術には皮膚の感染や壊死，下肢の血栓性静脈炎や浮腫など種々の合併症が高頻度にみられることも念頭におき，治療方針を決定することが重要である。放射線療法や化学療法は鼠径リンパ節転

移に対する有効性は低く，通常適応とはならない。
　切除不能であったり遠隔転移をおこした陰茎癌には化学療法が必要になるが，進行性陰茎癌に対する化学療法の有用性はいまだ十分に評価されていない。単剤としてブレオマイシン，ペプロマイシン，メトトレキセート，シスプラチンなどの有効性が認められており，進行性陰茎癌に対するcomplete response（CR）と partial response（PR）を合わせた有効率は15〜60％程度と報告されている[9]。多剤併用療法では切除不能陰茎癌に対してブレオマイシン，メトトレキセート，シスプラチン3剤を投与し，14％のCR率と72％の有効率が得られたという報告があるが，症例数が14例と少なく今後の検討が必要である[9]。また，遠隔転移症例は化学療法に対する有効性が非常に低く，予後は著しく不良となる[9]。

III. 患者の follow up

　陰茎温存療法後の局所再発率は比較的高く，リンパ節転移は早期に治療する必要があるため，2〜3ヵ月に1回原発巣の視診とともに鼠径リンパ節の注意深い触診を行う。また4〜6ヵ月に1回鼠径部を含めた腹部CTを行う。さらに1年に1〜2回程度胸部X線検査を行っておく。術前にSCC抗原が高値を示した症例では定期的に測定を行う必要がある。

IV. 予　後

　予後は欧米の報告では，各病期ごとの5年生存率はTis 83％，T 1 78％，T 2 27％，T 3 25％，T 4 0％，N 0 71％，N 1 50％，N 2 0％，N 3 0％，M 0 68％，M 1 0％であった[10]。また，本邦の報告では5年生存率は全症例で75.9％，病期ごとではT 1-2 80.2％，T 3-4 25％，N 1 85％，N 2-3 17.5％，分化度別ではwellは79.5％，moderate-poorでは58.3％であり，浸潤性の腫瘍やリンパ節転移を伴うものの予後が不良であった[11]。

ま と め

　陰茎癌は症例数が少なく十分な検討がなされていないため，標準的な治療法が確立されていない。したがって，各治療法の有用性と問題点を十分考慮の上，治療に当ることが重要である。

文　献

1) 守殿貞夫：陰茎癌の臨床—治療の現況について—．日泌尿会誌, 83：1-15, 1992.
2) Lynch, D. F. Jr and Schellhammer P. F.: Tumors of the penis. Campbell, s Urology. 7th ed., p 2453-2485, W. B. Saunders Co., Philadelphia, 1997.
3) Hermanek P., Hutter R. V. P., Sobin L. H., Wagner G., and Wittekind C.: Penis. TNM Atlas Illustrated guide to the TNM/pTNM classification of malignant tumors. 4th ed. p 264-271, Springer-Verlag, Berlin, 1997.
4) 北川龍一：陰茎癌の手術．泌尿器外科, 3：241-246, 1990.
5) 光嶋勲，林正健二，根本良介，田井東風：陰茎癌切除後の欠損部修復と陰茎の一期的再建術．泌尿器外科, 3：247-254, 1990.
6) Cabanas R. M.: An approach for the treatment of penile carcinoma. Cancer 39：456-466, 1977.
7) Pettaway C. A., Pisters L. L., Dinney C. P. N., Jularbal F., Swanson D. A., von Eschenbach A.

C., and Ayala A.: Sentinel lymph node dissecton for penile carcinoma: the M. D. Anderson Cancer Center experience. J. Urol., 154: 1999-2003, 1995.
8) McDougal W. S.: Cancer of the penis—Regional therapy and lymphadenectomy. Principles and Practice of Genitourinary Oncology. p 967-972, Lippincott-Raven Publishers, Philadelphia, 1997.
9) Pizzocaro G., Nicolai N., and Piva L.: Chemotherapy for cancer of the penis. Principles and Practice of Genitourinary Oncology. p 973-977, Lippincott-Raven Publishers, Philadelphia, 1997.
10) Lindegaard J. C., Nielsen O. S., Lundbeck F. A., Mamsen A., Studstrup H. N., von Der Maase H.: A retrospective analysis of 82 cases of cancer of the penis. Brit. J. Urol., 77: 883-890, 1996.
11) Yamada Y., Gohji K., Hara I., Sugiyama T., Arakawa S., and Kamidono S.: Long-term follow-up study of penile cancer. Int. J. Urol., 5: 247-251, 1998.

〔三木恒治，中尾昌宏〕

14. 尿道癌の治療

　原発性尿道癌の発生頻度は非常に低く，1984年に行われた本邦の全国集計では，1954年から1984年までの期間に全国23施設で経験した症例は，わずかに104例を数えるのみである[1]。したがって，尿道癌の治療は各施設で尿路性器癌に対する治療の変遷に応じて，散発的に多彩な治療が行われ，系統だったものはいまだ確立していない。尿道癌に関する病期分類としてはUICCでTNM分類が提唱され，1998年には第5版として改訂されているが[2]，日本泌尿器科学会の尿道癌取扱い規約はいまだ作成されていない。臨床的に尿道癌が問題となるのは，腎盂・尿管・膀胱などの尿路上皮癌に続発する尿道移行上皮癌であるが，本稿ではこの続発性尿道癌については言及しない。

I. 病　理

　原発性尿道悪性腫瘍は男性に比べて女性に多く，わが国における男女比は1：3〜4であり，好発年齢は50〜60歳代である[1]。

　臨床的に尿道は前部尿道（男性：外尿道口から陰茎部尿道，女性：尿道の遠位部1/3）と後部尿道（男性：球部・膜様部および前立腺部，女性：尿道の近位部2/3）に大別されるが，解剖学的には男性尿道の外尿道口から舟状窩部は扁平上皮，前立腺部尿道は移行上皮でその間の大部分は重層円柱上皮で被われており，女性尿道では前部2/3が扁平上皮で，後部1/3が移行上皮で被われている。また，尿道周囲にはCowper腺，Littre腺，Skene腺などの分泌組織が存在することから，発生する上皮性悪性腫瘍は，扁平上皮癌，移行上皮癌，腺癌，基底細胞癌など多彩である。扁平上皮癌が最も多く，次いで男性では移行上皮癌，女性では腺癌が多い。非上皮性尿道悪性腫瘍として悪性黒色腫，リンパ肉腫，紡錘細胞肉腫，線維肉腫，粘液肉腫などが見られるが，いずれもまれである。

　予後を反映した尿道癌の病期分類として，いまだ普遍的に受け入れられるものがないのが現状である。解剖学的に異なる男女両性の尿道癌を同一のsystemで規定することは困難で，従来，尿道癌のstagingには男性ではRayらの分類[3]が，女性ではGrabstaldの分類[4]と尿道癌の発生部位を加味したPrempreeの分類[5]などが用いられきた。男女両性に対応できるものとしてUICCにより提唱されたTNM分類が，広く用いられてきたが，今回改訂された第5版では，T分類において前立腺・前立腺部尿道に発生する移行上皮癌とそれ以外の尿道癌が分離され，さらにN分類は簡潔な分類に改められている（表14-1）[2]。一般的にTa-2N0M0はlow stage，T3-4N0-2M0はhigh stageに分類される。

　分子生物学的手法を用いた生物学的悪性度ならびに予後因子について，まとまった報告はなく，わずかに尿道扁平上皮癌の染色体異常の解析で，Y染色体，第2，3，4，6，7，8，20番染色体の数的および構造異常が認められたが，移行上皮癌にみられる第9および17染色体の異常が認められていないことが報告されている[6]。

表 14-1　尿道癌の TNM 分類（UICC 第 5 版，1997）

T-原発腫瘍		
	TX	原発腫瘍の評価が不可能
	T0	原発腫瘍を認めない
尿道（男性・女性）		
	Ta	乳頭状非侵潤癌，ポリープ様非浸潤癌，または疣贅性非浸潤癌
	Tis	上皮内癌
	T1	上皮下結合組織に浸潤する腫瘍
	T2	尿道海綿体，前立腺，尿道周囲筋層のいずれかに浸潤する腫瘍
	T3	陰茎海綿体，前立腺被膜外，腟前壁，膀胱頸部のいずれかに浸潤する腫瘍
	T4	そのほかの隣接臓器に浸潤する腫瘍
前立腺の移行上皮癌（前立腺部尿道）		
	Tis pu	上皮内癌（前立腺部尿道浸襲）
	Tis pd	上皮内癌（前立腺腺管浸襲）
	T1	上皮下結合組織に浸潤する腫瘍
	T2	次のいずれかに浸潤する腫瘍：前立腺間質，尿道海綿体，尿道周囲筋層
	T3	次のいずれかに浸潤する腫瘍：陰茎海綿体，前立腺被膜外，腟前壁，膀胱頸部（前立腺外への進展）
	T4	そのほかの隣接臓器に浸潤する腫瘍（膀胱への浸潤）
N-所属リンパ節		
	NX	所属リンパ節転移の評価が不可能
	N0	所属リンパ節転移なし
	N1	最大径が 2.0 cm 以下の 1 個のリンパ節転移
	N2	最大径が 2.0 cm を越える 1 個のリンパ節転移，または多発性リンパ節転移
M-遠隔転移		
	MX	遠隔転移の有無を判定するための最低必要な検索が行われなかったとき
	M0	遠隔転移を認めない
	M1	遠隔転移を認める

cited from ; UICC : TNM classification of malignant tumors (5th. ed., Japanese ed.), 金原出版，東京，1998。

II. 尿道癌の自然史と予後因子

　悪性腫瘍の治療体系を確立するには腫瘍の自然史，すなわち生物学的な特徴と宿主への影響についての自然経過（natural history）および治療によるその修飾（treated natural history）を明らかにすることが重要である。

　尿道癌の予後因子として発生部位があげられ，前部尿道と後部尿道における発生率を比較すると 1：2 から 7：10 と後部尿道に発生するものが多いが[7～10]，一般的に後部尿道に発生したものは前部尿道に発生したものより予後不良である。その理由として，Winkler ら[11] は，陰茎部尿道癌は診断までの病悩期間が短く，診断時に 73％ が low stage であるのに比較して，球・膜様部尿道では 32％ が low stage であり，さらに尿道癌の DNA ploidy を検討した結果，有意に予後の悪い non-diploid は，陰茎部尿道癌は 29％ にすぎなかったが，球・膜様部尿道癌では 69％ が non-diploid であったことを報告している。

　他の因子として，尿道癌の浸潤度および腫瘍の大きさは予後に大きな影響を及ぼし，細胞異型度

は，有意差はないものの G1，G2 の 5 年相対生存率がそれぞれ 53.7％，56.7％ であるのに比較して，G3 は 31.2％ と低いことを報告している[1]。血行性転移は表在性のものでは少なく，肺，肝，骨などへの遠隔転移は約 15％ に見られるが，その大半は尿道海綿体や尿道周囲に浸潤するものであった[8]。局所に浸潤した男性尿道癌症例は姑息的な治療で局所の制癌が得られず，また，無治療の症例の大半が 15 カ月以内に癌死したことから，尿道癌の自然退縮は決してあり得ず[8]，尿道癌の自然史から見ても外科治療を中心とした集学的治療が治癒につながる治療といえる。

III. 臨床症状と診断法

初期の尿道癌は症状に乏しく，肉眼的に観察可能な外尿道口近傍のものを除いて，早期診断は困難である。尿道癌の臨床症状は腫瘍特有の出血に起因する血尿・尿道出血，腫瘍の増大による疼痛や勃起・排尿障害と腫瘍触知，および併発する感染症の症状に起因するものに大別される。無症候性の肉眼的血尿や尿道出血および下着の血性汚染は尿道腫瘍に特異的とはいえないが，尿線の乱れや細小化，排尿困難などの排尿異常を合併するときは，尿道癌をスクリーニングする必要がある。とくに男性では尿道狭窄や慢性尿道炎として治療されていたものが多く，治療に抵抗する症例は尿道癌を疑う必要がある。女性では排尿後の尿道出血を主訴とすることが多く，必ず外陰部の視診と経腟的に尿道触診を行う必要がある。確定診断には尿および尿道洗浄液の細胞診と尿道膀胱鏡検査が必須で，尿道膀胱鏡観察下に腫瘍および隣接正常部を生検し，尿道癌の局在を確認する。尿道癌の存在診断や尿道内での進展の確認には逆行性尿道造影が広く用いられている。

浸潤度診断には，尿道の触診，特に尿道鏡挿入下の触診が重要で，尿道周囲の硬結の有無から浸潤度が推定される。画像診断としては超音波断層診断と MRI が有用で，特に尿道・陰茎海綿体への浸潤には MRI が優れている。鼠径・骨盤リンパ節は CT もしくは MRI で病変の有無を検討する。病理診断が移行上皮癌であれば，排泄性尿路造影で上部尿路・膀胱の検索が必要である。遠隔転移は肺，次いで肝に起こることが多い。

IV. 鑑別診断

尿道癌と鑑別を要する良性の尿道上皮性腫瘍には，カルンケル，尿道尖圭コンジローム，前立腺部尿道ポリープなどがある。

カルンケル（caruncle）は尿道小阜とも呼ばれ，女性の外尿道口後壁の内側に発生する赤色の表面平滑な有痛性のポリープで，擦過などで容易に出血する。組織学的には扁平上皮で被われ，その粘膜下層は血管増殖の強い肉芽組織を特徴とし，周囲組織の炎症性変化を伴うことが多く，腺様化生や乳頭状増殖を示す非定型的なものや，糜爛や潰瘍を合併する女子尿道脱は女子遠位部尿道癌と鑑別が困難で病理診断が必要である。

尖圭コンジローム（condyloma acuminatum）は両性にみられる性行為感染症の一つで，男性では外尿道口付近や尿道内にも発生することが報告され，単独で尿道に発生し，乳頭状増殖を示すものは鑑別が困難である。組織学的には分化した扁平上皮で構成され，確定診断には免疫組織学的，分子生物学的検査で papilloma virus を同定する[12]。前立腺部尿道ポリープ（villous polyp of urethra）は前立腺管開口部から精丘部に発生する良性の乳頭状腫瘍で，前立腺カルンケルともいわれ，前立腺組織が尿道内に発育したものと考えられ，特有の腺構造や類澱粉小体を認め，前立腺特異抗原（PSA）染色で容易に尿道癌と鑑別診断できる[13]。

V. 治　療

尿道癌の治療は他の固形癌と同様に，腫瘍の早期診断・早期切除が基本となることは言うまでもなく，手術術式は男女で異なるが，基本的には1）腫瘍単純切除，2）尿道部分摘除，3）陰茎部分摘除，4）根治的陰茎摘除および女性の尿道全摘除，5）骨盤前方全臓器摘除に大別される[14,15]。しかし，進行尿道癌の予後は悪く，尿道機能の温存は患者のQOLに大きな影響を及ぼすことから，尿道癌の特性に応じて慎重に治療を選択する必要があり，近年では尿道癌に対する治療は外科療法を中心として化学療法や放射線療法を併用する集学的治療が適用されることが多くなってきている。

1. 原発巣に対する外科療法

1）腫瘍単純切除

一般的に腫瘍辺縁から2cm以上の正常組織を含めて切除することが望ましく，また，生物学的悪性度の高いものは尿道温存の対象とならないことを認識する必要がある。尿道温存手術（経尿道的電気切除術（TUR）または腫瘍単純切除）で長期間制癌できた症例の大半は前部もしくは前立腺部尿道に発生したlow grade，low stageの扁平上皮癌または移行上皮癌である[16]。このことから尿道癌で腫瘍単純切除の適応となる症例は，1）前部もしくは前立腺部尿道に限局し，尿道内に突出する小さなもの，2）low grade，low stageの扁平上皮癌または移行上皮癌，3）DNA ploidyがdiploidの腫瘍，4）上部尿路・膀胱に尿路上皮癌を合併しないもの，5）定期的に経過観察が行え，再発時に適正な治療が行えることが条件となる。

腫瘍単純切除はTURが中心で，小さな表在性のものは腫瘍基部とその周辺を含めて行う。外尿道口近傍や前部尿道にあり，TURの施行が困難な症例は，レーザーによる切除が有用であるが，レーザー切除では病理組織診断が困難なことがあり，あらかじめ確実に生検を行う必要がある[17]。尿道癌に対するTURの合併症は比較的少ない。尿道穿孔はカテーテル留置で対処されるが，腫瘍播種による遠隔転移に注意して経過観察する必要がある。Nd-YAGレーザーでは深部熱凝固作用による尿道狭窄が発生することがある。

2）尿道部分摘除

外尿道口近傍に限局した前部尿道癌で男性ではT1まで，また女性ではT2までのものは尿道部分切除の対象となる。男性の前部尿道部分摘除は陰茎基部を阻血し，レーザーで外尿道口から腫瘍の2cm中枢側までの前部尿道を切除する。切除創面は尿道下裂の1期手術に準じて背側包皮で覆い，切除後6～12カ月目に尿道形成を行う[18]。女性の尿道部分摘除は，尿道周囲を前壁から腟壁に向かって円状に切開し，尿道を牽引しつつ腫瘍が完全に創外にでるまで剥離する。腫瘍の0.5～1cm中枢側で前部尿道を切断し，尿道断端と隣接する腟壁を吸収糸で縫合する。尿道カテーテルを5～7日間留置し，術後定期的に尿道拡張ブジーを行う。手術合併症は少なく，尿失禁を惹起することも少ない。なお，尿道部分摘除では迅速病理診断で断端部癌細胞の残存しないことを確認する。

3）陰茎部分切除

男子前部尿道癌に対する陰茎部分切除は症例の選択が適切であれば，優れた治療成績が期待できる。選択条件として前部尿道癌で，腫瘍の辺縁から2cm中枢側の陰茎を切除しても立位排尿に支障をきたさないことが必要で，この条件に合わない症例は陰茎全摘除の適応となる[14]。陰茎部分摘除は陰茎癌の陰茎部分摘除術に準じて行う。近年，男性尿道癌3例に対して，亀頭部と背側の神経血管束を温存し，温存した包皮でpenis shaftを形成するsubcutaneous penectomyが施行され，QOLの観点から推奨される術式であることが報告されている[19]。

手術合併症としては重篤なものはないが，外尿道口の狭窄に注意する。また，陰茎の変形は患者に大きな心理的葛藤を与えることから，術前の十分な説明と術後の精神的な介助が必要である。

4）根治的陰茎摘除

根治的陰茎摘除は，その浸潤が尿道海綿体まで

(≦T2) の男子前部尿道癌が対象となる。陰茎部分切除に比較して，腫瘍がより近位側にあり，high stage, high grade であることが多いことから，骨盤前方全臓器摘除の対象となることも多い[9,10,14]。

尿道癌に対する陰茎全摘除は，陰茎癌の陰茎全摘除に準じて行うが，尿道の十分な切除が必要で，会陰部尿道皮膚吻合部の術後狭窄を防止するために尿道粘膜の愛護的な取り扱いが必要である。手術合併症として，外尿道口狭窄に加えて，血腫形成や創部感染の頻度が高く，丹念な止血操作とともに，適切なドレーン留置と手術創部の compression dressing がこの合併症を軽減させる[14]。

女性の尿道全摘除は尿道周囲の筋層や膣前壁に浸潤する尿道癌で，膀胱温存が望まれる症例が対象となる。この術式は尿道癌が前部尿道にあり，術中迅速病理診断で断端に癌細胞残存が疑わしい症例が対象となる[15]。手術は尿道部分切除に準じて行い，尿道周囲の筋層や膣前壁の一部も合併切除し，膀胱頸部で尿道を切断した後，膀胱頸部で膀胱を閉鎖し，膀胱皮膚瘻を造設する。

5) 骨盤前方全臓器摘除（Anterior pelvic exenteration）

深部に浸潤した男子後部尿道癌および全尿道に進展し膀胱と膣に浸潤する女子尿道癌が本術式の対象となる。骨盤前方全臓器摘除は骨盤リンパ節郭清に加えて，男性では尿道・前立腺・膀胱および陰茎，陰嚢およびその内容，恥骨と恥丘前部と骨盤底筋群を，女性では尿道・膀胱，子宮・卵巣および小陰唇・膣前側壁・恥骨を含めた外陰部を広範囲に合併切除する。Zeideman ら[14] は男子進行尿道癌に本術式を行った 12 施設の 64 症例のうち 25 例（38％）が術後再発を認めず，骨盤前方全臓器摘除術は進行尿道癌に対する治療の第一選択としている。骨盤リンパ節転移のある症例の予後は悪く，侵襲の大きな手術の選択は疑問視されるが，本手術により術後の生存期間の延長と患者の QOL の向上が期待できる[14]。

男性では順行性に膀胱前立腺を前立腺尖部まで剝離した後に，皮切を陰茎・陰嚢の両側方に会陰部まで延長し，会陰部後方で骨盤底筋群を切断・剝離し，前立腺尖部後方で交通させ，さらに尿道・陰茎の外側を展開し，陰茎恥骨靱帯および陰茎脚を起始部で切断する。女性では膀胱と子宮および付属器を含めて剝離し，子宮頸部遠位の膣後壁から膣側壁に切開を進め，この延長で会陰部は小陰唇に向かう逆 U 字型切開で陰核を越えて切開線を前側方に延長し下腹部正中切開と合流させる。この時点で男女とも陰茎・陰核恥骨靱帯への浸潤の有無を確認し，恥骨切除の適応とその切除範囲を検討する。浸潤がないときは恥骨下部の切除にとどめ，浸潤があれば恥骨結合・恥骨下枝を露出し，恥骨下枝に付着する大腿内転筋群を剝離・切開して閉鎖孔内縁で恥骨を切除し，男女とも恥骨を含めて骨盤前方臓器を一塊として摘除する。次いで，適切な尿路変向を行い術創を閉鎖するが，欠損部が大きいときは薄股筋皮膚弁による修復が必要である。

手術合併症として広範切除に伴う創部縫合不全，恥骨炎や死腔の膿瘍形成，会陰部ヘルニアが，恥骨切除に伴う合併症として仙腸骨の instability や恥骨上枝の骨折がまれに見られる。また，大半の症例に大腿内転筋の筋力低下が見られるが，経時的に機能の回復が期待できる[14,15]。

2. リンパ節に対する外科療法

男性尿道のリンパ管は，前部尿道からは浅部および深部鼠径リンパ節に，球部尿道および膜様部尿道からは陰茎背静脈に沿って恥骨結合背面から外腸骨リンパ節に，一部は閉鎖・内腸骨リンパ節に流入する。女性の遠位部尿道からのリンパ液の大半は陰唇に沿って浅部および深部鼠径リンパ節に，近位部尿道からは腸骨，閉鎖，前坐骨および傍大動脈リンパ節に流入する。尿道癌は診断時にリンパ節転移が 20～50％ に，また，浸潤癌では 50％ 以上にリンパ節転移が見られ[20]，尿道癌は陰茎癌とは異なり，鼠径リンパ節腫大の大半は癌転移に起因する[8]。

リンパ節転移が鼠径部リンパ節に限局している時にはリンパ節郭清は有用で，鼠径リンパ節転移症例の 5 年生存率は 12％ である[8]。一方，骨盤リンパ節転移症例の予後は不良であるが，郭清後長期間にわたって再発を見ない症例も少数例であるが，報告されており[21]，鼠径部リンパ節の腫大した症例には原発巣の手術と鼠径リンパ節郭清を施行し，転移があれば，骨盤リンパ節を郭清する。

また，骨盤腔を開創する症例では骨盤リンパ節郭清は必須である。予防的なリンパ節郭清については いまだ論議が多く，その有用性は証明されていない。予防的な鼠径リンパ節郭清は Catalona[22] の提唱した伏在静脈温存鼠径リンパ節郭清により，合併症が大きく減少したことから，局所に浸潤した前部尿道癌症例ではより正確な staging と治療を目的としてその適用を考慮すべきで，腫瘍の局所切除や尿道部分切除で対処できる限局性の前部尿道癌症例で，鼠径部リンパ節の腫大を触知しないときは鼠径リンパ節を郭清せずに，定期的に注意深く経過観察する。

3．放射線療法

男子尿道癌に対する放射線療法単独の治療成績の報告は少なく，また，外科治療との比較もないことから，尿道癌に対する放射線療法の有用性はいまだ確立していない。照射線量は通常，小さい尿道癌には総線量 50 Gy を，2〜4 cm の大きなものに対しては 70 Gy が必要とされるが，最適の線種や照射量はいまだ決まっていない。放射線療法の副作用としては陰茎皮膚の障害と浮腫が 2〜4 週の照射でほぼ全例に生じるが，潰瘍形成や皮膚壊死などの重篤なものの報告はない[23]。

女性尿道癌に対する放射線療法では，ほぼ外科治療に匹敵する効果が報告されている。尿道癌に対する放射線療法の最大の長所は尿道機能を温存できることにある。女性の尿道癌の放射線療法には外照射と近接照射療法としての組織内照射および管腔内照射が選択され，大きな尿道癌には通常 40〜50 Gy の外照射とその後に 20〜35 Gy の近接照射が行われる。女性尿道癌に対する放射線単独療法の治療成績は low stage のものでは 5 年後の非再発率は 70〜90 ％ ときわめて良好である。一方，high stage のものでは 20〜30 ％ と大きく低下するが，外科治療の成績とほぼ同等の成績である[20]。手術適応とならない女性扁平上皮癌 4 症例において，Eexternal beam irradiation と high dose rate intracavitary brachytherapy を行い，12〜55 ヵ月の観察期間で排尿障害の合併症もなく制癌が可能であったことが報告され[24]，brachytherapy による表在性遠位尿道癌の 5 年生存は 75 ％ と，外科治療の 70〜80 ％ に比肩する成績が報告されている。表在性近位尿道発生や全尿道癌では，external beam therapy と brachytherapy の放射線治療に化学療法を併用することで，臓器温存と良好な治療成績を修め，拡大手術の軽減を図れることが報告されており[25]，今後，本邦においても brachytherapy の導入が期待される。

放射線療法の副作用は 20〜42 ％ に発現し，尿道狭窄が最も多く，皮膚や膀胱・尿道の壊死および膀胱腟瘻形成など重篤な晩期合併症も報告されている。

4．化学療法

尿道癌自体がまれな疾患であり，尿道癌に対する化学療法の成績は患者の選択や前治療の違いによるバイアスがあり，化学療法の有用性はいまだ確立していない[26]。単剤投与で有効な抗癌剤の評価がなされていない尿道癌に対する化学療法は，尿道癌の約 70 ％ を占める扁平上皮癌と移行上皮癌を主体とする他臓器癌の治療成績を参考にして，治療法を選択する以外に方策はない。有効と考えられる薬剤には Cisplatin, Bleomycin, 5-Fluorouracil, Adriamycin および Mitomycin C などがある。食道癌や肛門癌で高い評価を得ている 40Gy の放射線照射と 5-Fluorouracil と Mitomycim C による化学療法の併用や[27]，Methotrexate, Vinblastine, Adriamycin と Cisplatin の併用療法で完全寛解が得られた症例が報告されている[28]。

5．集学的治療

尿道癌自体がきわめてまれな疾患であり，多数例を経験している施設においても，年代による治療成績の向上はみられておらず，外科療法，放射線療法ならびに化学療法の単独治療では治療成績に限界があり，今後，high stage 尿道癌の治療成績の向上と low stage 尿道癌の臓器温存を目的として，外科治療に放射線療法や化学療法を積極的に併用する集学的治療の発展に大きな期待が寄せられている[9,10,29]。局所進行癌に対する集学的治療の理論的根拠は単独治療では必ずしも局所制癌が期待し得ないことにあり，外科療法では広範囲切除を行っても境界領域での不十分な切除の可能性があり，放射線療法では腫瘍中心部に腫瘍の残存の可能性があり，両者を補完する neoadjuvant radiation therapy の5年非再発率は，外科療法単独の37％に比較して，100％と局所の制癌効果に優れた成績が報告されている。しかしながら，生存率は40％と低く両者に有意の差はなく，原発巣に対する初期治療の時点での微小遠隔転移巣が予後不良の大きな原因となっている[9,10]。局所進行癌を全身的疾患と見なすならば化学療法に期待が寄せられるが，多剤併用化学療法のみでは局所制癌が困難なことが報告されている[30]。化学療法剤には放射線感受性の増強効果がみられ，非治癒線量照射においても細胞修復を阻害することから，両者の併用効果が期待され，術前化学放射線療法を施行した進行尿道癌8例中1例にのみ癌細胞残存を認めた報告がある[29]。このように局所に進展した尿道癌，とくにT3症例においては，放射線化学併用療法を先行させ，その治療効果を6ヵ月後に臨床的・病理組織学的に判定し，必要ならば salvage surgery を行う治療法の有用性を検証することが尿道癌の治療成績の向上，さらに QOL を考慮した尿道温存治療の発展につながると考えられる。

文 献

1) Akaza, H., Homma, Y., Koiso, K., et al.: Clinical evaluation of urethral tumors based on a simple classification system. Eur J.Urol., 14: 107-110, 1988.
2) UICC: TNMclassification of malignant tumors (5th. ed., Japanese ed.), 金原出版, 東京, 1998.
3) Ray, B., Canto, A. R. and whitmore, W. F. Jr.: Experience with primary carcinoma of the male urethra. J. Urol., 117: 591-594, 1977.
4) Grabstald. H., Hilaris, B., Henschke, U., et al.: Cancer of the female urethra. JAMA, 197: 835, 1966.
5) Prempree, T., Amornmarn, R. and Patanaphan, V.: Radiation therapy on primary carcinoma of the female urethra. Cancer, 54: 729-733, 1984.
6) Fadl-Elmula, I., Gorunova, L., Mandahl, L., Elfving, P., Heim, S. Chromosome abnormalities in squamous cell carcinoma of the urethra. Genes Chromosomes Cancer, 23 (1): 72-73, 1998.
7) Bolduan, J. P. and Farah, R. N.: Primary urethral neoplasms: Review of 30 cases. J. Urol., 125: 198-200, 1981.
8) Kaplan, G. W., Bulkley, G. J., and Grayhack, J. T.: Carcinoma of the male urethra. J. Urol., 98: 365-371, 1967.
9) Dalbagni, G., Zhang, Z. F., Lacombe, L. and Herr, H. W.: Male urethral carcinoma: Analysis of treatment outcome. Urology, 53: 1126-1132, 1999.
10) Female urethral carcinoma: an analysis of treatment outcome and a plea for a standardized management strategy. Dalbagni, G., Zhang, Z. F., Lacombe, L., Herr, H. W. Br. J. Urol. 82: 835-841, 1998.
11) Winkler, H. Z. and Lieber, M. M.: Primary squamous cell carcinoma of the male urethra: Nuclear deoxyribonucleic acid ploidy studied by flow cytometry. J. Urol., 139: 298-303, 1988.
12) 岩澤晶彦，熊本悦明，福島道夫，藤永恵：尿路性器腫瘍における human papilloma-virus (HPV) の検討．日泌尿会誌，81: 1626-1632, 1990.
13) 植村天受，馬場谷勝廣，生間昇一郎，平尾佳彦，岡島英五郎：後部尿道ポリープの1例．臨泌, 42: 353-355, 1988.
14) Zeidman, E. J., Desmond, P. and Thompson, I. M.: Surgical treatment of carcinoma of the male urethra. Urol. Clin. North Amer,, 19: 359-372, 1992.
15) Narayan, P. and Konety B.: Surgical treatment of female urethral carcinoma. Urol. Clin. North Amer., 19: 373-382, 1992.
16) Konnak, J. W.: Conservative management of low grade neoplasms of the male urethra: A preliminary report. J. Urol. 123: 175-177, 1980.
17) Staehler, G., Chaussy, C., Jocham, D. and Schmiedt, E.: The use of neodymium-YAG lasers in urology: Indication, technique and critical assessment. J. Urol. 134: 1155-1160,

1985.
18) 林 美樹, 駒田佐多男, 丸山良夫, 平尾佳彦, 岡島英五郎：男子原発性尿道移行上皮癌の1例. 泌尿紀要, 33：428-432, 1987.
19) Bird, E., Coburn, M. J.: Phallus preservation for urethral cancer: subcutaneous penectomy. Urol., 158: 2146-2148, 1997.
20) Ray, B. and Guinan, B. D.: Primary carcinoma of the urethra. Principles and management of urologic cancer, Javadpour, N. (ed.) pp. 445-473, Williams and Wilkins, Baitimore, 1979.
21) Klein, F. A., Whitmore, W. F Jr., Herr, H. W., Morse, M. J. and Sogani, P. C.: Inferior pubic rami resection with en bloc radical excision of 51: 1238-1242, 1983.
22) Catalona WJ.: Modified inguinal lymphadenectomy for carcinoma of the penis with preservation of saphenous veins: Technique and preliminary results. J. Urol., 140: 306-310, 1988.
23) Gorman, J. D. and Lichetr, A. S.: The role of radiation therapy in the management of carcinoma of the male and female urethra. Urol. clin. North Amer., 19: 383-389, 1992.
24) Kuettel, M. R., Parda, D. S., Harter, K. W., Rodgers, J., E., Lynch, J. H.: Treatment of female urethral carcinoma in medically inoperable patients using external beam irradiation and high dose rate intravavitary brachytherapy. J. Urol., 157 (5) 1669-1671, 1997.
25) Micaily, B., Dzeda, M. F, Miyamoto, C. T., Brady, L. W.: Brachytherapy for cancer of the female urethra. Semin. Surg. Oncol., 13 (3): 208-214, 1997.
26) Eisenberger, M. A.: Chemotherapy or carcinomas of the penis and urethra. Urol. Clin. North Amer., 19: 333-338, 1992.
27) Baskin, L. S. and Turzan, C.: Carcinoma of male urethra: management of locally advanced disease with combined chemotherapy, radiotherapy and penile-preserving surgery. Urology, 19: 21-5, 1992.
28) 打林忠雄, 平田昭夫, 布施春樹, 上木 修, 西野昭夫, 久住治男：Methotrexate, Vinblastine, Adriamyc in, Cisplatin 併用療法により完全寛解がえられた進行性尿道癌. 臨泌. 41：997-999, 1987.
29) Sherr, H. I., Yagoda, A., Herr H. W. et al.: Neoadjuvant M-VAC (methotrexate, vinblastine, doxorubicin and cisplatin) for extravesical urinary tract tumors. J. Urol. 139: 475-477, 1988.
30) Gheiler E. D., Marcos, V., Tiguert, R., et al.: Management of primary urethral cancer. Urology, 52: 487-493, 1998.

（藤本清秀, 平尾佳彦）

15. 後腹膜腫瘍の治療

　後腹膜腫瘍は、後腹膜腔に発生する腫瘍のうち、実質臓器である腎、副腎、尿管、膵などに由来するものを除く、間葉系組織や神経系組織などを発生母地とするものをいい、その組織型は多種にわたる。

　これら後腹膜腫瘍の発生頻度は全腫瘍の0.2％程度とされ[1]、比較的まれであるが、過半数が悪性であることから、重要な疾患群である。悪性腫瘍としては、脂肪肉腫が最も多く、悪性リンパ腫、平滑筋肉腫、横紋筋肉腫、線維肉腫、悪性神経鞘腫、悪性奇形種の順で見られる。良性腫瘍では奇形種、嚢腫、神経鞘腫、混合腫、脂肪腫、リンパ管腫、線維腫の順である。近年、悪性線維性組織球腫が新しい腫瘍概念として認識されてきている。また、これらに小児に見られる神経芽細胞腫を加える場合もある。

　以下、後腹膜腫瘍の病理学的特徴と、その診断および治療について概説し、腹腔鏡下摘除術の経験などについても言及する。

I. 後腹膜腫瘍の組織型別特徴[2]

1. 中胚葉性悪性後腹膜腫瘍

1) 脂肪肉腫

　脂肪肉腫は悪性後腹膜腫瘍に中で最も頻度が高く、全後腹膜腫瘍の7％程度を占めるとされている。一般に無症候性に経過し、巨大な腫瘤として自覚されて気付くことが多い。50歳代にピークを示し、女性にやや多い。超音波断層像で、類円型または楕円形の低エコーを示す腫瘤として描出され、CTではlow densityに描かれる。本腫瘍は、外科的切除がその治療の第一選択であるが、完全切除が不能であった場合や、術後に局所再発をきたした際には、化学療法が適応となる。

2) 悪性リンパ腫

　後腹膜悪性腫瘍の中で脂肪肉腫に次いで多く認められ、全後腹膜腫瘍の4％余りを占める。悪性リンパ腫の分類では、大きく非ホジキンリンパ腫とホジキンリンパ腫とに分かれ、前者は濾胞性とびまん性とに大別される。

3) 悪性線維性組織球腫

　本腫瘍型は、線維芽細胞様および組織球様の低分化で多形性の腫瘍細胞から形成され、肉腫の中では頻度の高いものである。60歳代に発生のピークがあり、ほとんどが成人に見られる。本組織型の概念は、比較的最近確立したもので、従来は多形性を示す横紋筋肉腫や脂肪肉腫に分類されていた可能性が高い。

4) 平滑筋肉腫

　全後腹膜腫瘍の約4％を占める。その発生母地としては血管壁、精索、胎生期Wolf管、Müller管の遺残などが考えられる。中高年者に多く、その2/3は女性で占められる。偽被膜をもち、腫瘍割面は壊死、出血、嚢胞化などを高頻度に認める。

5) 横紋筋肉腫

　横紋筋芽細胞由来の腫瘍で、組織上、胎児型、胞巣型、多形細胞型の3型に分類される。胎児型は10歳以下の小児に好発する。胞巣型は10歳以上の小児に、多形細胞型は30歳以上の成人に多い。男性にやや多く見られる。発生部位は泌尿生殖器が比較的高頻度であるが、その中で膀胱、前立腺が多く、後腹膜腔からの発生はそれらに次ぐ。

後腹膜腔に発生する肉腫の中で，10～15％を占めるとされる。

6）その他の中胚葉性悪性後腹膜腫瘍

血管肉腫，線維肉腫，リンパ管肉腫，滑膜肉腫，骨外性骨肉腫，軟骨肉腫，悪性間葉腫，中皮腫などがある。

2．悪性神経原性腫瘍

1）神経芽細胞腫

わが国の小児悪性腫瘍の約10％が本腫瘍である。また，本腫瘍の65％が後腹膜腔に発生する。発生年齢は2歳以下が約50％，4歳以下で75％程度を占める。1歳以下の乳児検診で5000人に1人の割合で本症が発見される。6ヵ月検診に早期発見のための尿検査が推奨されている。

2）その他の神経原性腫瘍

悪性Schwann腫，神経節腫，神経節芽腫などがあり，前者は成人に多いが，後二者は主として小児に見られる。

3．その他の後腹膜腫瘍

胎生期遺残あるいは異所性組織由来と考えられる腫瘍として，奇形種，嚢腫，脊索腫，異所性副腎腫瘍などが見られる。その中で奇形種は，最も高頻度の後腹膜腫瘍である。

II. 後腹膜腫瘍の診断

1）症　状

後腹膜腫瘍の症状は，組織型を問わず共通しており，腫瘍が周囲臓器を圧迫するまでは無症状に経過し，腫瘤が大きくなってはじめて症状が自覚される。主訴としては腹部腫瘤が最多で，腹部膨満，腹部痛，腰背部痛などが認められる。

2）画像診断

腫瘤が大きくなると，KUB（腎膀胱部単純X線撮影）で，腸管が反対側へ圧排されることにより，患側に腸管ガス像が見られなくなる。IVPでは，腫瘍による尿管の圧排所見や水腎症が見られることがある。エコーでの腫瘤の描出，X線CTやMRIによる腫瘍の性状の把握で，ある程度組織型が推定される。腎原発の腫瘍との鑑別を要する場合には，血管造影が有用である。

III. 後腹膜腫瘍の治療

1）手術療法

組織型を問わず，第一選択とすべき治療法は腫瘍の外科的切除である。被膜を含めた腫瘍摘除および所属リンパ節郭清が基本である。時には，腎，膵，脾などの隣接臓器の合併切除を余儀なくされることもある。

大きな腫瘍には開放手術が選択され，一般に経腹膜的アプローチがとられる。標準的な皮膚切開は上腹部あるいは下腹部正中切開である。腫瘍が比較的小さい場合には後腹膜的アプローチや腹腔鏡下の切除も可能である。腫瘤が後腹壁や腸間膜に浸潤している場合，完全切除が不可能で，可及的切除に留めざるを得ないことも少なくない。

2）化学療法

中胚葉系悪性後腹膜腫瘍の化学療法として，最も一般的で確立しているのはVAC（VCR＋AMD＋CYT）療法とCYVADIC（CYT＋VCR＋ADR＋DIC）療法である（表15-1）。

3）放射線療法

術後のアジュバント療法として放射線療法が選択されることがある。

表 15-1　治療プロトコール

Chemotherapy Regimen	VCR	AMD	CYT
VAC (Regimen A, B, & D of IRS-I) (Regimen 21 of IRS-II)	2mg/m² (max. 2mg) wkly×12	0.015mg/kg (max. single dose 0.5 mg). Daily×5q12 wk for 5 courses	2.5mg/kg P. O. from wk 6 until 2 yr from diagnosis
pulse VAC (Regimen E of IRS-I) XRT begin wk 6	2mg/m² (max. 2mg) wkly×12	0.015mg/kg (max. single dose 0.5 mg). Daily×5. Initially, then q 12 wk from wk 18 for 4 courses	10mg/kg/d×5 initially and then d×7 at wk 13. Then, 2.5mg/kg/day P. O. from wk 21 until 2 yr from diagnosis

Regimen	VCR	ADR	DIC	CYT
CYVADIC	1.5mg/m² (top dose 2mg) day 1 and wkly×7	50mg/m² on day 2 (40mg/m² with inadequate marrow reserve)	250mg/m²/day, days 1-5. (200mg/m²/day, days 1-5 with inadequate marrow reserve)	500mg/m² on day 2. (400mg/m² on day 2 with inadequate marrow reserve)

IV. 横紋筋肉腫について

代表的な組織型である横紋筋肉腫について化学療法などのアジュバント療法を解説し，自験例を供覧する。

1) 横紋筋肉腫のアジュバント療法[3]

本腫瘍は，20歳以下の若年発症の横紋筋肉腫を検討対象にした International Rhabdomyosarcoma Study (IRS) の分類（表15-2）[4]にしたがった治療方針が一般化している。IRS-Iの成績では，グループIで術後アジュバントとしてVAC療法のみとこれに放射線照射を加えた両群でいずれもが5年後に約80％の症例が再発無く，生存率にも差がなかったとしている。グループIIの患者に術後療法としてVA＋照射またはVAC＋照射の両群で比較したところ，5年非再発率はそれぞれ72％および65％と差を認めていない。グループIII（手術後に明らかな残存腫瘍あり）とグループIV（転移あり）に対しては，pulseVAC＋照射またはpulseVAC＋アドリアマイシン＋照射のいずれかで，完全寛解はグループIIIで69％，グループIVで50％となっており，これらの寛解例における5年後の効果の持続は，グループIIIで約60％，グループIVでほぼ30％であった。眼窩と泌尿生殖器の本腫瘍が最も予後がよく，後腹膜のそれが一番予後不良という成績となっている。これらをさらに修飾しCDDPやVP 16をも取り入れたレジメンを病期別に細分化したIRS-IIおよびIRS-IIIのプロトコール[5]も報告され，より治療成績が向上しているが，紙面の関係で詳細は文献を参照されたい。

2) 膀胱後部原発横紋筋肉腫自験例

72歳，男性。排尿困難を主訴に近医受診。直腸診にて前立腺部に巨大な腫瘤を触知。針生検にて横紋筋肉腫の診断を得，当科紹介入院となる。CT，MRI（図15-1）にて膀胱後部に9×7cm

表 15-2 横紋筋肉腫の分類

Group I	Localized disease, completely resected (Regional nodes not involved)
	(a) Confined to muscle or organ of origin
	(b) Contiguous involvement-infiltration outside the muscle or organ of origin, as through fascial planes.
Group II	(a) Grossly resected tumor with microscopic residual disease (Nodes negative)
	(b) Regional disease, completely resected (Nodes positive)
	(c) Regional disease with involved nodes, grossly resected, but with evidence of microscopic residual disease.
Group III	Incomplete resection or biopsy with gross residual disaese.
Group IV	Metastatic disease present at onset.

(International Rhabdomyosarcoma Study (IRS) より引用)

大の腫瘤断面を認め，発生母地は前立腺とは異なることが推定された．膀胱後部腫瘍および骨盤内リンパ節郭清術を施行．腫瘍と前立腺とは剝離でき，骨盤底筋群から発生したものと考えられた．最も遠位端で腫瘍切除を行うも残存が疑われた．

組織学的に断端陽性であったため，VAC 療法1コース，さらに放射線療法計 25 G，さらに VAC 療法1コース行うも，左下肢のしびれ感が出現，左腸腰筋に接してその後面に発育する 10×8 cm 大の腫瘍再発を認めた（図 15-2）．同腫瘍の摘出

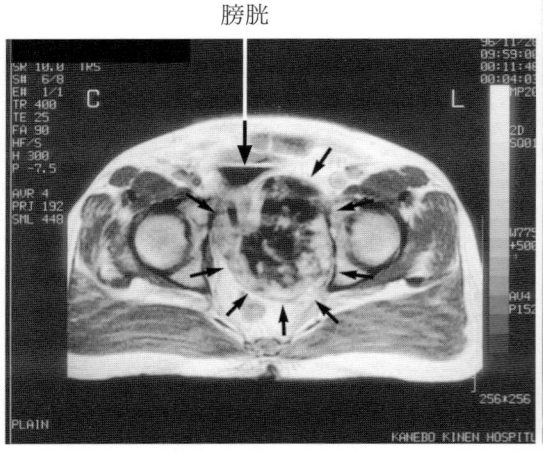

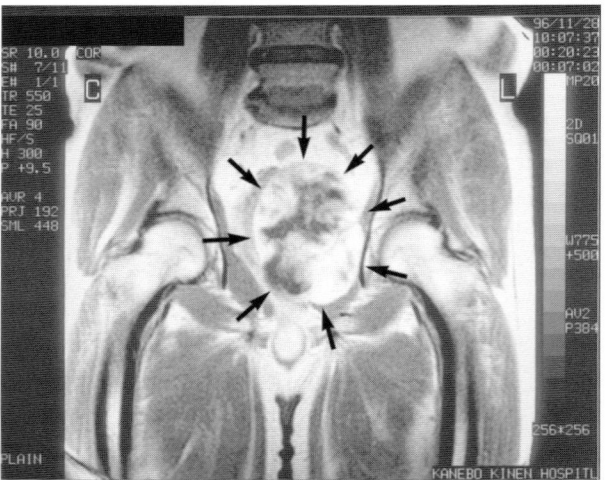

図 15-1 膀胱後部に発育した横紋筋肉腫（矢印）が膀胱を圧排している

術を施行，病理組織学的に横紋筋肉腫であり，再発と診断された．患者はその後，外来経過観察中であるが，2回目の手術より3年を経た現在，再発・転移なく良好な経過をたどっている．

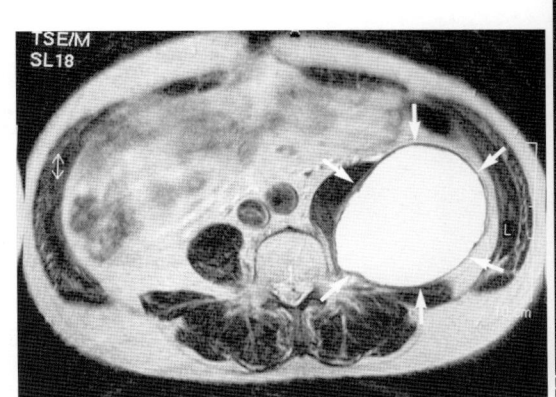

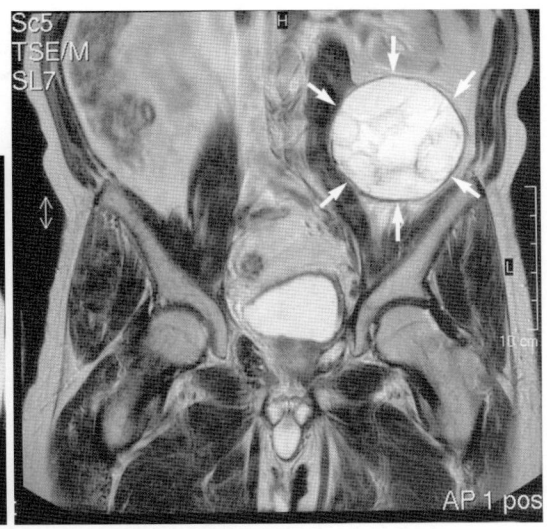

図15-2 左腸腰筋に接して（矢印）横紋筋肉腫の再発を認める

V. 腹腔鏡下手術による後腹膜腫瘍の摘除

　低侵襲手術のひとつとして，泌尿器科領域でも腹腔鏡下手術が普及しつつある．当科で経験した後腹膜腫瘍摘除症例[6]を紹介する．

　症例は68歳の男性．左腎結石に対しESWLを施行．その後のCTで左腎中央部外側の後腹膜腔に腫瘍を認めその内部に石灰化像も観察されたため，当科に手術目的で入院した．

　画像所見：腹部CT（図15-3 a）にて，左腎中央部の外背側の壁側に径約2 cmの辺縁部に石灰化影を伴う内部均一な腫瘤影を認めた．この腫瘤には造影効果は認められなかった．

　手術：良性の後腹膜腫瘍を疑い，腹腔鏡下手術を行った．体位は右側臥位，臍のレベルで左鎖骨中線上にopen laparoscopy法によりトロッカーを挿入し内視鏡用ポートとした．同部の3横指頭側および尾側からもトロッカーを挿入し，手術を開始した．左white lineを切開し，後腹膜腔に入り壁側を展開，同時に体表から超音波探触子を用い腫瘍の位置を確認した．腫瘍は腹壁から栄養血管を得ており，これは5 mmのクリップを用い処理し，その周辺の組織は電気メスで切離し比較的容易に摘出し得た．ドレーンは留置しなかった．手術時間は80分，出血量は少量であった．

　摘出標本：直径1.6 cmの粘稠な内容液を有する腫瘍で，表面平滑，重量は12.3 gであった．

　病理組織学的所見（図15-3 b）：気管支，軟骨，骨，脂肪組織，神経線維が混在し，未熟成分が認められないことから，成熟奇形種と診断された．

　術後経過：患者は，術後1日目から経口摂取および歩行を開始し，術後鎮静剤は必要とせず，良好な経過をたどり，8日目に退院した．その後，再発などの徴候はない．

　このように，画像診断機器の発達により，検診や他疾患の検査時に偶然発見される後腹膜腫瘍も今後は増加していくものと考えられる．これらいわゆるincidentalomaで腫瘍の大きさが比較的小さいものは，腹腔鏡下あるいは後腹膜鏡下手術の適応となる．これらの鏡視下手術の利点は，手術創が小さく，術野を拡大視でき安全確実な手術手技で行えること，術後の回復が早い低侵襲手術であることで，今後本腫瘍に対しても普及していく術式と考えられる．

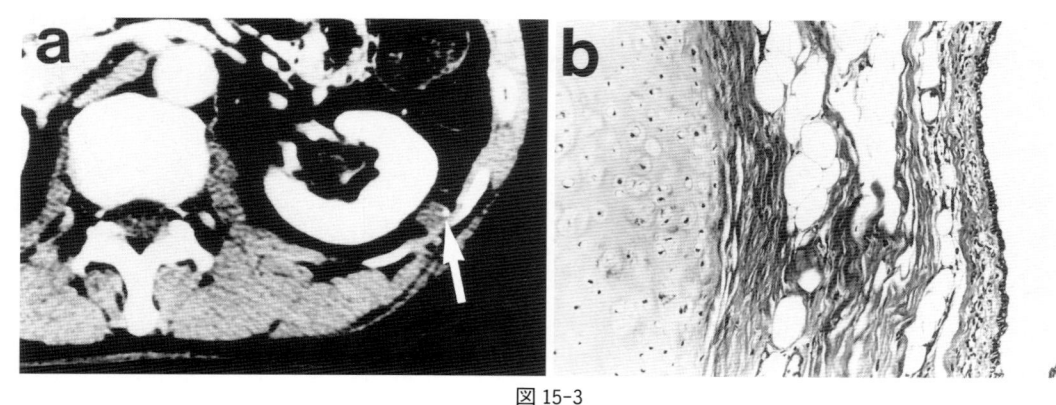

図 15-3
a. 左腎中央部外側に後腹壁に接して 2 cm 大の腫瘤（矢印）を認める　b. 摘除標本の病理組織像

まとめ

　後腹膜腫瘍は，頻度が低く見過ごされがちな疾患である．腫瘍が小さいうちは無症状であることから，従来は早期に発見されることが少なかった．画像診断が普及した今日でも中胚葉性の肉腫に関しては，診断時すでに浸潤性に大きく発育していることが多く，手術的に完全摘除ができない場合，その予後は不良であることが問題といえる．抗癌化学療法も，確立したレジメンはあるが，一部の組織型を除けば，劇的に有効なものではない．今後，検診などに腹部超音波検査などがルーチンに組み込まれてくるようになれば，早期発見例が増えてくることが予想される．これら肉腫の自然史は必ずしも明らかにはされていないが，臨床的な感触からすると，一定以上の大きさに達したあとは，非常に発育が早い場合が多い．診断したら早めに外科的摘除するというのが，悪性後腹膜腫瘍の鉄則である．

　今後は，早期発見例に腹腔鏡あるいは後腹膜鏡を用いた低侵襲手術が応用されることを期待したい．

文献

1) Pack GT, Tabe EJ : Primary retroperitoneal tumors. A study of 120 cases. Int. Abstr. Surg. 99 : 209-231, 313-341, 1954.
2) 諸星利男：後腹膜腫瘍の病理．腹部画像診断，11, 288-294, 1991.
3) 山本憲男：後腹膜腫瘍の管理．勝岡洋治，馬場志郎，編集：泌尿器科悪性腫瘍マニュアル，p. 261, 医典社，東京，1989.
4) Maurer HD, Beltangady M, Gehan EA, Crist W, Hammond D, Hays DM, Heyn R, Lawrence W, Newton W, Ortega J, Ragab AH, Raney RB, Ruymann FB, Soule E, Teffet M, Webber B, Wharam M, and Vietti TJ : The Intergroup Rhabdomyosarcoma Study-1, A final report, Cancer 61 : 209-220, 1988.
5) Crist W, Gehan EA, Ragab AH, Dickman PS, Donaldson SS, Fryer C, Hammond D, Hays DM, Hermann J, Heyn R, Jones PM, Lowrence W, Newton W, Ortega J, Roney RB, Ruymann FB, Tefft M, Webber B, Wiener E, Wharam M, Vietti TJ, and Maurer HM : The Third Intergroup Rhabdomyosarcoma Study, J. Clin. Oncol., 13, 610-630, 1995.
6) 川端　岳，水野禄仁，岡本恭行，乃美昌司，原　勲，岡田　弘，荒川創一，守殿貞夫：腹腔鏡下手術を行った後腹膜腫瘍の 2 例．泌尿紀要 45：691-694, 1999.

（荒川創一）

16. 抗癌剤の併用および強化化学療法の現状と副作用対策

　精巣腫瘍および尿路上皮癌に対しては種々の併用化学療法が行われている。現状においては精巣腫瘍に対する BEP 療法や尿路上皮癌に対する M-VAC 療法が代表的な標準化学療法と考えられる。これらの標準治療の適応および有効性については各疾患の項目にゆずり，本稿では標準化学療法に加えて造血幹細胞移植併用の大量化学療法が精力的に検討されている精巣腫瘍化学療法について現状および副作用対策についてまとめた。

I. 精巣腫瘍の標準化学療法

1. 治療方針

　当科では非セミノーマでは日本泌尿器科学会病期分類のII期およびIII期症例，セミノーマではIIB 以上の症例に対して全身化学療法を適応としている。導入化学療法としては当科では**表 16-1** に示す BEP 療法を採用しているが，予後良好群にでは BEP 療法 3 コースと EP 療法 4 コースが治療効果のうえで等価とする意見が多く，予後良好群では EP 療法での代替が可能であると考えられる。腫瘍マーカーが陰性化したのちの残存病変については手術的切除を原則としているが，最近では後腹膜リンパ節については残存病変の小さい症例では RPLND を省略し経過観察を行っている。切除手術を行った場合，病理組織で癌細胞が認められなければ治療を終了し経過観察とする。癌細胞が残存した場合は原則としてレジメンを変更した追加化学療法を行うが，原則としてビンブラスチン，イフォスファミドおよびシスプラチンによる VIP 療法を選択する。BEP 療法により多くの症例で腫瘍マーカーの陰性化が得られるが，治療前予後分類で予後不良群に相当する症例，特に治療前 HCG 値が非常に高い症例や肝転移を伴う症例では 3 ないし 4 コースの BEP 療法で腫瘍マーカーの正常化が得られないことも多く，その場合には大量化学療法の適応を考慮する。

2. 副作用対策

　BEP 療法は単剤で精巣腫瘍に対して有効な 3 種の薬剤を組み合わせ，なおかつ DLT を肺毒性，骨髄毒性，腎毒性に分散し得た点で理想的な併用化学療法であり，大部分の症例において特に問題なく施行できる。導入化学療法における完遂率またはその指標としての dose intensity は精巣腫瘍の治癒率に大きく影響するため副作用，特に骨髄抑制を過大評価し安易に用量を減量してはならない。基本的事項ではあるが dose intensity を維持した導入化学療法を，患者の闘病意欲を損なわずに完遂することが精巣腫瘍化学療法の最も重要なポイントである。そのためには治療の目標（治癒），治療期間などの見通し，起こり得る副作用，

表 16-1　当科における精巣腫瘍化学療法

導入化学療法（BEP）		
Bleomycin	30 units	Day 1, 8, 15
Etoposide	100 mg/M	Day 1-5
Cisplatin	100 mg/M	Day 1
大量化学療法（CEC）		
CBCDA	500 mg/M	Day -7, -5, -3
Etoposide	400 mg/M	Day -7, -5, -3
CPA	50 mg/Kg	Day -5, -3

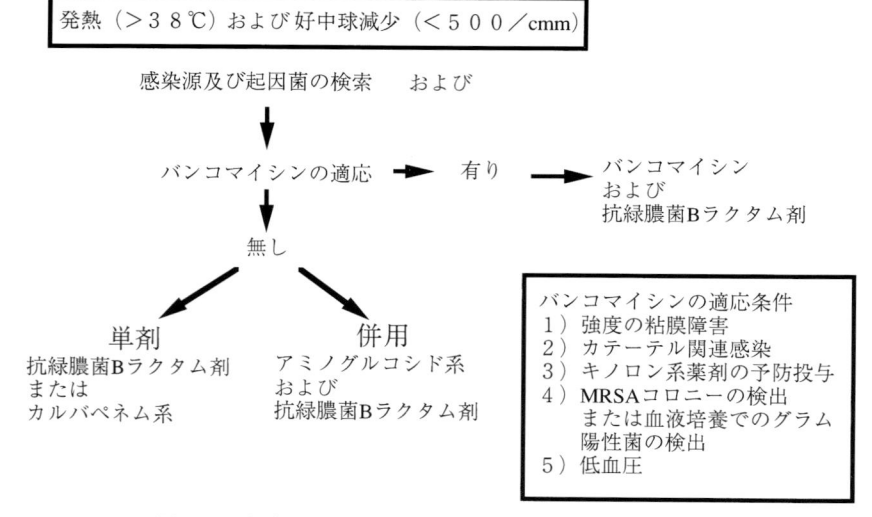

```
発熱（＞38℃）および好中球減少（＜500／cmm）
          ↓
感染源及び起因菌の検索　および
          ↓
バンコマイシンの適応　→　有り　→　バンコマイシン
          ↓                        および
         無し                      抗緑膿菌Βラクタム剤
        ↙   ↘
      単剤    併用
  抗緑膿菌Βラクタム剤  アミノグルコシド系
  または          および
  カルバペネム系    抗緑膿菌Βラクタム剤

バンコマイシンの適応条件
 1) 強度の粘膜障害
 2) カテーテル関連感染
 3) キノロン系薬剤の予防投与
 4) MRSAコロニーの検出
    または血液培養でのグラム
    陽性菌の検出
 5) 低血圧
```

図16-1　好中球減少時の発熱に対する抗生剤選択の基本方針

採血や個室管理の必要性について治療前に十分なインフォームドコンセントを得ることが前提となる。また悪心，嘔吐対策は特に重要であり，当科では5-HT受容体拮抗剤とステロイドの併用を基本として，必要に応じメトクロプラミドを追加している。以下にBEP療法の主な副作用対策について述べる。

a) 感　染

骨髄抑制については本邦においては精巣腫瘍化学療法における dose intensity を重視する観点から G-CSF の予防投与が承認されている。BEP療法における骨髄抑制は主に etoposide によるものと考えられ，合併症のない症例に初回治療として行う場合の好中球減少症に伴う発熱の頻度は20％以下で，敗血症による治療死の頻度は1〜2％程度と推定される[1]。当科では導入化学療法では relative dose intensity（RDI）が治療成績に大きく影響することが明らかなことから，発熱の有無にかかわらず好中球数 1000/μl 以下（白血球数 2000/μl 以下）で G-CSF を皮下投与することを原則としている。また，これにより retrospective study ではあるが RDI の向上が認められている[2]。一方，先行する化学療法で好中球減少に伴う発熱がみられた場合や，salvage 化学療法（VIP療法などの標準量化学療法）では化学療法終了の翌日以降から G-CSF を投与している。好中球減少症に伴う発熱がみられた場合は血液培養を含む培養検査を行うとともに，原則的に米国感染症学会のガイドライン[3]などを参考にした図16-1のような基本方針で抗生剤投与を開始する。通常 BEP 療法においてはバンコマイシンが必要になることはなく，大部分の症例で広域β-ラクタム剤やカルバペネム系抗菌剤の単剤投与で対処可能である。BEP療法中の発熱としては感染の他にブレオマイシンによるものが約20〜50％の患者で観察される。通常，投与後4〜5時間から48時間以内に発症し，悪寒戦慄を伴い症候としては菌血症に類似するが，高熱に至るまでの経過が早く，短期間で解熱することから鑑別は比較的容易である。

b) 腎障害

当科では CDDP 投与は初日1回投与法を採用し，当日 CDDP 投与前に 2000 ml，投与後 2500 ml の補液を行っている。また，day 5 までは1日 2500 ml 程度の維持輸液を行う。利尿剤としてはマニトールを使用したうえで尿量および体重のチェックを行い，十分な補液が行われてるにもかかわらず利尿が得られない場合は少量のフロセミドを追加する。利尿剤の投与に関してはマニトールについては腎障害が軽減したとする報告と差

がなかったとする報告がある。また，フロセミドについては確実に有効であるとする科学的証拠（エビデンス）はなく，特に補液が足りない場合は腎障害を増強する可能性もあり注意が必要である。利尿が得られない場合に低用量のドーパミンを併用することもあるが，腎障害の予防については科学的証拠はない。いずれにしても，予備力の少ない高齢者や転移により全身状態が不良な症例では厳重な輸液管理が必要である。また，5-HT受容体拮抗剤の出現以後は少なくなったが，嘔吐が大量の場合は輸液の追加および電解質管理が必要になる。

c) 肺障害

ブレオマイシンによる肺障害は一般的には用量依存性とされ総量150 mg以下では臨床的に問題となるような肺障害はまれとされているが，1) ブレオマイシンが腎排泄型であること，2) 高齢者では肺毒性が出現しやすいことの2点が重要である。前者についてはBEP療法ではシスプラチンによる腎障害が合併し得ることに留意する必要がある。肺拡散能はブレオマイシンのみならずシスプラチンやエオポシドでも低下するという報告もありブレオマイシン肺毒性の指標としては特異性に問題はあるが，自験例での検討では治療中に血清クレアチニン値の上昇を認めた症例で化学療法後の肺拡散能が異常値を示すリスクが明らかに高いという結果が得られている[4]。また，悪性リンパ腫の化学療法においてG-CSFの使用がブレオマイシンの肺毒性を増強する可能性が示唆されているが，年齢や腎機能など種々の因子が関与しているため，G-CSF使用との因果関係は現在に至るまで明らかではない。この点に関してはIndiana大学のグループが精巣腫瘍を対象としてretrospective studyでにあるが，G-CSFの使用により少なくとも臨床的に明らかなブレオマイシン肺毒性の増加は認められないと結論している[5]。われわれも肺拡散能を指標としてG-CSF使用中の白血球増多との関連を多因子解析で検討したが，少なくとも末梢血白血球数と化学療法後の肺拡散能には関連を認めなかった。

II. 精巣腫瘍の強化化学療法

1. 治療方針

現在ではIGCC分類で中間群（intermediate）以上の症例でBEP療法中に末梢血幹細胞を採取しておき，BEP 3コース後に治療前予後分類，腫瘍縮小効果および腫瘍マーカーの減衰などから総合的に判断し末梢血幹細胞移植併用の大量化学療法の適応を決定している。この場合，大量化学療法の適応の基準となる治療前予後因子としてはIGCC分類およびインデアナ分類の双方を判断材料としている。大量化学療法のレジメンとしては原則として表16-1に示すようなMSKCCの方法に準じたサイクロホスファミド，エトポシドおよびカルボプラチンによるCEC療法を採用している。大量化学療法の方法の詳細については省くが，現在までに9例の大量化学療法を施行し，1例を除き先行治療中に十分量の末梢血幹細胞の採取が可能であった。合併症としては集中管理を必要とする重症感染症を3例に認めているが，治療関連死は経験していない。

2. 副作用対策

a) 感 染

大量化学療法施行時には造血器疾患に対する骨髄移植に準じた感染予防対策を行っている。具体的には1) 原則としてIVH管理とし，治療開始時より移植骨髄（幹）細胞の生着（好中球>500/μl）まで固形物の摂取を禁止する，2) 白血数2000/μl以下となった日から移植骨髄（幹）細胞の生着確認までは簡易層流隔離システムを設置した個室に収容し，ガウンテクニックを行う，3) 2) と同時にキノロン剤およびフルコナゾールの経口予防投与を行うなどである。G-CSFに関しては原則として骨髄（幹）細胞輸注当日より5 mg/kgで投与を開始し好中球>3000/μlとなった時点で投与量を漸減，中止している。ただし，キノロン剤の予防投与については大規模なメタアナリシスの結果ではグラム陰性菌感染や発熱のリ

スクを減少させるものの，グラム陽性菌感染や感染による死亡を有意に減少させないという結果が報告されており，少なくとも後者のエンドポイントを設定した場合の有用性は確立していない。発熱を認めた場合の抗生剤投与については明確な基準は示しにくいが，CEC療法では1）使用する3種の抗癌剤のいずれもが高用量では強度の粘膜障害をきたしうること，2）白血球数が$1000/\mu l$以上に回復するまでに約10日前後が必要であること，3）予防的なキノロン投与が行われているなどのリスクファクターがあることからバンコマイシンの適応を早めに判断している。すなわち，移植後早期に発熱を認めた場合はカルバペネム系抗菌剤の単剤投与あるいは広域β-ラクタム剤とアミノグルコシドの併用を開始するが，カテーテル感染や粘膜障害を疑った場合，または尿量の減少や血圧低下傾向が出現した場合は培養の結果をまたずバンコマイシンの併用を開始し，培養結果により再評価している。

b）粘膜障害

　大量化学療法では増量された抗癌剤による口内炎や下痢などの消化管粘膜障害の頻度が高い。いずれも患者の闘病意欲に大きく影響するものであり，種々の対症療法が行われるが標準的な治療法は確立していない。一方，大量化学療法においては図16-2に示すような抗癌剤による粘膜障害，好中球減少および抗生物質の使用が関与すると考えられる重症消化管感染症が起こりえる点に注意が必要である。このような病態については，主に白血病や再生不良性貧血などの造血器疾患において以前よりneutropenic colitis, typhiitisまたはnecrotizing colitisなどとして散発的に報告されてきたが，最近では強化化学療法が普及したこともあり固形腫瘍でも合併しえることが認識されつ

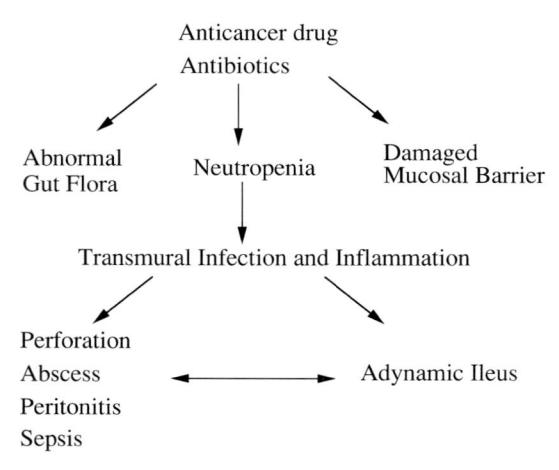

図16-2　Neutopenic colitisの病態

つある。当科においても大量化学療法を施行後にneutropenic colitisを契機として多臓器不全に陥ったが救命しえた1例を経験している。このような重症消化管感染症を診断治療する際に問題となるのは症状が水様性下痢，腹痛，発熱などのように非特異的であり，特に下痢は大量化学療法においては高頻度にみられるため初期診断が困難な点である。通常の下痢と異なる点は図16-2に示すように麻痺性イレウスを合併することであり，これには腸管壁を貫通する炎症の波及や抗癌剤による神経障害が関与していると考えられている。われわれは大量化学療法後に増悪傾向を示す水様性下痢あるいは程度に関わらず発熱を伴った下痢を発症した場合は経口バンコマイシンを開始するとともに，腹部理学的所見，腹部単純撮影，超音波検査で腸管の運動性，腸管壁肥厚の有無，腹水の有無を定期的に観察している。

III. 精巣腫瘍化学療法の最近の研究動向

　欧米では大量化学療法が難治性の精巣腫瘍に導入されはじめて10年以上が経過しており，また本邦においても各施設における実施例が増えるとともにPBSCT研究会精巣腫瘍分会による多施設共同臨床試験が行われ多くの知見が得られつつある[6]。表16-2には1990年以降の大量化学療法の主な報告について適応別にまとめた。これによると2回目以後の再発に対して施行された場合の長期寛解率は不良（約21％）であり，また治療関連死率も約11％と高率である。したがって現

表16-2 大量化学療法の治療成績

2回目以後の再発に対する大量化学療法によるサルベージ療法の成績

発表者	年	CBDCA	etoposide	CYC	IFO	回数	長期寛解/評価可能症例	治療関連死
Nichols	1992	1500	1200				5/38	5
Mandanas	1993	1650-2100	1200-2250				4/31	6
Debono	1994	2100	2250				1/15	0
Lotz	1991	875-1125	1000-1250		7500-12500		5/15	3
Lotz	1995	875-1125	1000-1250		7500-12500	(×2)	6/29	5
Rosti	1992	1350	1800		12000		5/28	1
Siegert	1996	1500-2000	1200-2400		0-10000		NR/68	2
Linkesch	1992	2000	1500	120 mg/kg			9/42	3
Guimaraes	1992	1500	1200-1800	80-120 mg/kg			4/8	0
Ibrahim	1993	800-1600	1750		6400		3/10	1
Motzer	1996	1500	1200	60-150 mg/kg		(×2)	12/58	7
Margolin	1996	1200		60 mg/kg	6000	(×2)	9/19	0
						集計値	61/293 (20.8%)	33/293 (11.3%)

初回再発に対する大量化学療法によるサルベージ療法の成績

発表者	年	CBDCA	etoposide	CYC	IFO	回数	長期寛解/評価可能症例	治療関連死
Honwich	1993	escalated	1200				7/11	2
Bamett	1993	1200	3000		6000		14/19	2
Broun	1994	1500-2100	1200-2250				7/18	0
Broun	1997	2100	2250				13/25	1
						集計値	41/73 (56.2%)	5/73 (6.8%)

Poor-risk症例に対する初回化学療法からの大量化学療法の成績

発表者	年	CBDCA/CDDP	etoposide	CYC	IFO	回数	長期寛解/評価可能症例	治療関連死
Chevreau	1993	CDDP 200	1750	kdoo			24/41	0
Motzer	1993	CBDCA 1500	1200				8/22	1
Bokemeyer	1996	CDDP 150	1000-1250		8000-10000	(×4)	69/141	11
Motzer	1997	CBDCA 1800	1800	150 mg/kg		(×2)	6/14	0
						集計値	107/218 (49.1%)	12/216 (5.6%)

状では，このような症例に対する大量化学療法には限界があることは明らかであり，その適応についても慎重に考慮する必要がある．この点でBeyerらは多因子解析の結果，先行するシスプラチン併用化学療法中に進行を認めた症例やHCG値が1000 U/l以上の症例は，大量化学療法による治癒が困難なことを指摘している[7]．また，大量化学療法の治療効果の予測を目的とした治療前因子によるスコアリング法を提唱しており適応を考慮する際に参考になる[7]．一方，大量化学療法が初回再発に対するsalvage療法やpoor-risk症例に対しての初回化学療法として施行された場合には治療関連死が5～6%と低減することが最も明らかな傾向と認められる．しかしながら，初回再発に対してはVIP療法に代表される標準salvage療法と比較した場合の大量化学療法の有用性は確認されておらず，これについては欧州で無作為比較試験が進行中である．poor-risk症例に対する初回化学療法としての大量化学療法については最も期待されるところであり，MSKCCでの検討では1) historical controlと比べた場合に予後の改善が認められる，2) CRが得られた症例の大部分は2コースの大量化学療法が施行されているなどの点が指摘されている．本邦における

多施設共同試験においても1コースの大量化学療法では不十分であることが示唆されており，今後の検討課題である[6]。また，どのような症例において真にメリットが得られるかについては無作為比較試験による解析がもっとも有用であり，これについてはBEP療法4コースおよびBEP療法2コース＋CEC療法2コースの2群による比較試験が米国で進行中である。最後に精巣腫瘍に対する新規抗癌剤としてはpaclitaxel，gemcitabine，CPT-11などの有用性を示唆する知見が得られつつある。特にpaclitaxelについては最近，ifosfamideおよびcisplatinとの併用によるTIP療法が初回salvage療法として有用であることが報告され注目される[8]。

文　献

1) Williams SD, Birch R, Einhorn LH et al.: Treatment of disseminated germ-cell tumos with cisplatin, bleomycin and either vinblastine or etoposide. N. Engl. J .Med. 316, 1435-1440, 1987.
2) Miyanaga N, Akaza H, Hattori K et al.: The importance of dose intensity in chemotherapy of advanced testicular cancer. Urol. Int. 54: 220-225, 1995.
3) Hughes WT, Armstrong D, Bodey GP et al.: 1997 guidelines fo the use of antimicrobial agents in neutropenic patients with unexpalained fever. Clin. Infect Dis. 25: 551-573, 1997.
4) Kawai K, Hinotsu S, Tomobe M et al.: Serum creatinine level during chemotherapy for testicular cancer as a possible predictor of bleomycin-induced pulmonary toxicity. Jpn J Clin Oncol. 28; 546-550, 1998.
5) Saxmann SB, Nichols CR and EinhornLH: Pulmonary toxicity in patients with advanced-stage germ cell tumors receiving bleomycin with and without granulocyte colony stimulating factor. Chest 111: 657-660, 1997.
6) 中川修一，三木恒治，赤座英之，他：難治性精巣腫瘍に対するPBSCT併用超大量化学療法―PBSCT研究会精巣腫瘍分化会による多施設共同臨床試験．泌尿紀要，45: 805-809, 1999.
7) Beyer J, Kramar A, Mandanas R et al.: High-dose chemotherapy as salvage treatment in germ cell tumors: a multivariate analysis of prognostic variables. J. Clin. Oncol. 14: 2638-2645, 1996.
8) Motzer RJ, Sheinfeld J, Mazumdar M et al.: Paclitaxel, ifosfamide, and cisplatin second-line therapy therapy for patients with relapsed testicular germ cell cancer. J Clin Oncol 18: 2413-2418, 2000.

（河合弘二）

17. 泌尿器癌における腹腔鏡下手術

　1987年の胆嚢摘除術の開発以降，手術侵襲の低減をめざしてさまざまな腹腔鏡下手術が開発されたが，技術の進歩に伴い，悪性腫瘍の治療にも応用されるようになった。泌尿器科でも，表17-1に示すように，各種泌尿器癌も適応となる腹腔鏡下手術が開発されている[1]。とりわけフランスでの腹腔鏡下前立腺全摘除術の開発は，わが国でも大きな関心がもたれ，すでに多くの施設で行われつつある。2001年現在，これら腹腔鏡下手術は悪性腫瘍に対する保険適応はなく，一部の施設で腎癌，腎盂尿管癌を対象とする腹腔鏡下腎尿管手術が高度先進医療の適応を受けている。近い将来，これら手術の保険収載，さらに前立腺全摘除術の高度先進医療適応が予想される。各手術の適応，術式，成績の概略を述べる。

I. 副腎悪性腫瘍に対する腹腔鏡下副腎摘除術

1) 適　応

　腹腔鏡下副腎摘除術は原則として良性副腎腫瘍を対象とするが，5〜6cm以下の小腫瘍の場合，悪性腫瘍でも摘除可能である。経過観察期間中に腫瘍が増大するインシデンタローマ，転移性副腎腫瘍などが良い適応となる。悪性腫瘍の場合，良性腫瘍より周囲と癒着が強く手技は難しいと考えるべきである。

2) 手術方法

　腹腔鏡下副腎摘除術はすでに多くの成書で報告されているので割愛する[2]。到達法は，広い術野で操作できる経腹膜到達法が適していると考えるが，腹腔内播種の危険がある[3]。悪性腫瘍が疑わ

表17-1　泌尿器癌に対しても適応可能な各種腹腔鏡手術

発表年	術　式
1990	腹腔鏡下腎摘除術
1991	腹腔鏡下骨盤リンパ節廓清術
1992	腹腔鏡下副腎摘除術
1992	腹腔鏡下後腹膜リンパ節廓清術
1998	腹腔鏡下前立腺全摘除術

表17-2　悪性副腎腫瘍に対する腹腔鏡下前術の成績（関西医大，京都大学）

症例	年齢-性別	腫瘍径(cm)	診　断	手術時間(分)	出血量(ml)	再発
1	59-男	6×5×5	副腎皮質癌	170	60	―
2	29-女	7×4.5×4	副腎皮質癌	240	90	―
3	51-男	9×7×2	肺癌の転移	246	40	癌死
4	73-男	4.5×4×3.5	対側腎癌の転移	150	70	―
5	52-男	4×4×2	non-Hodgkin lymphoma	215	50	―
6	66-男	4.5×3.3	副腎皮質癌	404	50	―

れる場合は，副腎を損傷しないように，決して鉗子で副腎をつかまないこと，超音波メスや超音波吸引装置で副腎を傷つけないことなどがきわめて重要である。

3) 成　績
関西医大と京都大学の6例の経験を表17-2に示す[4]。手術時間は総じて長いが，局所やトロカー部再発などは生じていない。

II. 腎癌に対する腹腔鏡下手術

1) 適　応
直径5cm以下のT1N0腫瘍。最近は5cm以上のT1症例も対象としている報告があるが，大きな腫瘍ほど手技が難しいこと，広範囲のリンパ節郭清を要することなど，適応の拡大にはより高度な技術が求められる。また，腎表面から外側に突出した直径2〜3cm以下の腫瘍の場合，マイクロターゼを用いた腹腔鏡下腎部分切除術も適応となる[5]。

2) 手術手技
根治的腎摘除術には，経腹膜到達法と後腹膜到達法がある。また，腎の摘出用の創を最初に設け，腹腔鏡補助下またはハンドアシスト法で根治的腎摘除術を行う方法もある。後腹膜到達法は，開放手術の腰部斜切開による根治的腎摘除術に相当するもので，腎の後面以外に存在する小腫瘍が適応となる。ここでは，われわれが行っている経腹膜到達法を紹介する。手術操作は基本的に経腹式根治的腎摘除術と同様の操作を行う。

(1) 患者は約60度の半側臥位，軽いジャックナイフ体位とする。

(2) トロカーの位置は，腎を取り囲むように上腹部に4〜5本留置する（図17-1）。

(3) 左側では，下行結腸外縁Toldt白線に沿って腎下極のレベルから脾外縁を可及的頭側まで後腹膜を切開し，腎筋膜の外から腹部大動脈に至る。右側では，上行結腸外縁から肝結腸間膜を切開して後腹膜腔に入り，下大静脈を露出する。

(4) 腎茎部で腎筋膜を開放し，腎静脈を剝離し，その後方の腎動脈を剝離，クリッピングの上切断する。腎静脈は腹腔鏡用GIAで切断する。右腎動脈は下大静脈の外側で切断する。

(5) 左右とも大血管に沿って腎下極の高さまで剝離し，尿管を切断する。

(6) 腎を腎筋膜の外側で剝離し，完全に遊離する。副腎は腫瘍が上極に存在するときには合併切

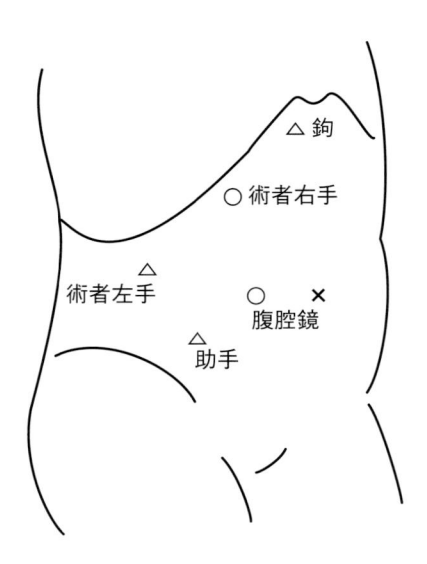

図17-1　経腹膜的腹腔鏡下右根治的腎摘除術のトロカーの位置
○ 12 mm，△ 5 mm

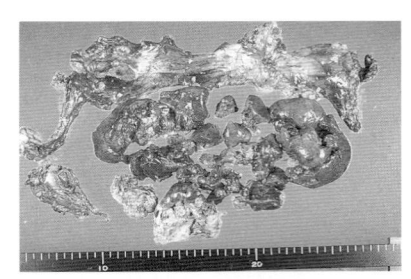

図17-2　腹腔鏡下根治的腎摘除術で細切摘出された腎

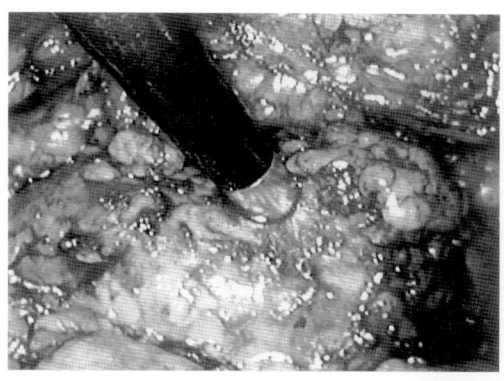

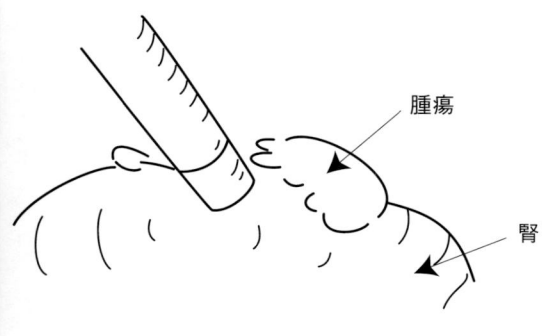

図17-3 腹腔鏡下腎部分切除術の術中写真
マイクロターゼを使用している。

除するが，それ以外でCT上正常副腎の確認できるときは温存する。

(7) 腎茎部リンパ節の郭清を行う。右側の腎摘除術では腰静脈を切断して腎動脈起始部のリンパ節郭清を行う方法も考案されている[6]。

(8) 遊離した腎の摘出には，創を延長してそのまま摘出する方法と，袋に収納した腎を袋の中で細切し，3～4cmの創から摘出する方法とがある。われわれは細心の注意を払って細切摘出している(図17-2)。

腹腔鏡下腎部分切除術は，後腹膜到達法で行う。バルーン剝離器で後腹膜にスペースを作成し，腎被膜に沿って腎表面を剝離，腫瘍を露出する。マイクロターゼで腫瘍外縁から1cmの位置を全周にわたって焼灼すると，ほとんど出血なく部分切除が可能である(図17-3)。

3) 成　績

腹腔鏡下根治的腎摘除術の報告を，われわれの成績を含めて表17-2に示す[7～13]。Onoらは開放手術と同等の予後が得られていると述べている[9]。腹腔鏡手術はlearning curveが明瞭で，経験を積むことによって手術時間は著しく短縮すると考える。

表17-3 腎癌に対する腹腔鏡下根治的腎摘除術の成績

発表者	到達法・摘出法*	症例数	腫瘍径 (cm)	開放手術への移行 (%)	手術時間 (分)	出血量 (ml)	合併症 (%)	入院期間 (日)	回復期間 (日)	観察期間 (月)	再発
Gill[7]	後腹膜・一塊	53	4.6	3.8	174	128	3.8	1.6	28.7	13	3.8
Abbou[8]	後腹膜・一塊	29	4.0	3.4	145	100	6.9	4.8		15	3.4
Ono[9]	経腹膜**・細切#	60	1.7		312	255	13		23	24	1.7
溝口[10]	経腹膜・一塊	10	<7	20	247	258	0	22			0
Jeschke[11]	経腹膜・一塊	51	2～9	0	125		3.9	7.2		7.9	0
Barret[12]	経腹膜・細切	72	4.5	8.3	175		1.4	4.4		21.4	0
McDougall[13]	経腹膜・一塊#	17	<7	5.9	414	105	17.6	4.5	24.5	14	0
Present series	経腹膜**・細切	9	4.0	0	418	206	0	9.4		39	0

* 一塊：腎を細切せず創を延長して摘出，細切：摘出用袋内で腎を細切して摘出
** 一部後腹膜到達法，# 一部症例は一塊摘除または細切摘除

III. 腎盂尿管癌に対する腹腔鏡下手術

1) 適 応

腎尿管全摘除術に必要な長大な切開創または2カ所の切開創を回避するために，腹腔鏡下に腎摘除術または尿管摘除術を行うことができる．さらに，腹腔鏡下腎尿管摘除術も可能である．

・腎摘除術を腹腔鏡下に行う：最も良い適応は，下部尿管腫瘍に対する腎尿管全摘除術で，腎の剥離を後腹膜到達法で行う．リンパ節郭清を要さず，腎の摘出には下部尿管に対する開放手術創を利用できる．

・尿管摘除術を腹腔鏡下に行う：腎盂～上部尿管腫瘍に対して，下部尿管摘除術のみを腹腔鏡下に行う．尿管口の摘除に膀胱壁の縫合操作が必要となり，手技は難しくなる．

・腎尿管全摘除術を腹腔鏡下に行う：高分化の早期癌で，広範なリンパ節郭清を要しない症例がよい適応となる．

2) 手術手技

腹腔鏡下腎尿管摘除術を示す．手術操作は後腹膜到達法で行う．

(1) 正側臥位で，4本のトロカーを側腹部に留置する．

(2) 後腹膜腔をバルーンで剥離後に気腹し，腎の後面より腎動静脈を切離する．腎周囲を剥離，副腎は温存する．

(3) 腎の遊離が完了すると体位を半側臥位とし，下腹部にトロカーを追加して下部尿管の剥離を行う．膀胱までの剥離はきわめて容易である．膀胱壁内尿管も開放手術と同様に剥離し，膀胱粘膜を一部合併切除する．

(4) 摘除後の膀胱壁は腹腔鏡下に縫合閉鎖する．剥離後に GIA で切断している報告もあるが[14]，術後の結石形成など安全性は必ずしも保証されていない．

(5) 腫瘍の存在位置に応じてリンパ節郭清を行う．

(6) 後腹膜腔にラップザックを挿入し，遊離した腎尿管を収納，創の一つを延長して，腫瘍を損傷しない範囲で細切摘出する．手術終了後の創部を図17-4に示す．

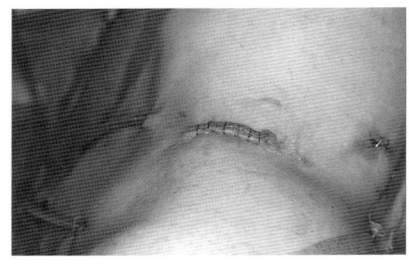

図17-4 腹腔鏡下左腎尿管全摘除術の創部

表17-4 腎盂尿管癌に対する腹腔鏡下手術の成績（文献[14]から追加改変）

発表者	術式・尿管下端処理	症例数	開放手術への移行(cm)	手術時間(時間)	出血量(ml)	合併症(%)	入院期間(日)	回復期間(日)	観察期間(月)	再発!
Chung	後腹膜・下腹部皮切	6	16.7	4.6			9	41.3	12.6	0
Keeley	後腹膜・下腹部皮切	18	16.7	2.6			5.5			5.6
Salomon	後腹膜・下腹部皮切	4	0	3.6	220		5.7		18	25
Shalhav	経腹膜・GIA	25	0	7.7	199	8	3.6	19.6	39	12
Present series	後腹膜*・腹腔鏡下縫合#	6	0	7.8	261	0	20.2		21.5	0

*1例は経腹膜，#3例は下腹部皮切，!膀胱再発を除く

3) 成　績

腎盂尿管癌症例に対する成績を，われわれの経験も含めて表17-4に示す[14]。腎尿管全摘除術は手術時間がまだ長いが，症例を重ねれば許容範囲まで短縮するものと考えている。

IV. 腹腔鏡下前立腺全摘除術

1) 適　応

病期Bまでの早期癌がよい適応となる。勃起神経温存手術も可能である。術式に習熟するまでは，TUR-Pや炎症の既往がなく術前内分泌療法を行っていない症例で，中葉肥大のないものが容易い。

2) 術　式

フランスのGillonneauらの術式を概説する。経腹膜到達法である。詳細は文献を参照されたい[15,16]。

(1) 開脚頭低位として，下腹部腹腔内に5本のトロカーを留置する（図17-5）。術者によってトロカーの位置は異なる。

(2) ダグラス窩後腹膜を切開し，両側精囊精管を剥離，精管を切断する。Denonvilliers筋膜を切開して前立腺後面と直腸前面の間を剥離する（図17-6 A）。

(3) 膀胱の外側と頭側（正中臍索）で後腹膜を切開し，Retzius腔を展開する。バルーンを用いてRetzius腔を展開し，トロカーを入れなおすのもよい。

(4) 両側骨盤筋膜を前立腺の外側で切開し，恥骨前立腺靱帯を切離する。

(5) Dorsal venous complex (DVC) を糸針で結紮する（図17-6 B）。

(6) 膀胱頸部と前立腺底部の間を剥離し，膀胱頸部を切開する。さらに膀胱頸部6時を切開し，剥離をしておいた精囊と精管を引き出す（図17-6 C）。

(7) 前立腺の外側を尖部に向けて剥離する。このとき神経を温存する症例では前立腺皮膜に沿って切離する。

(8) DVCを切離後，尿道を切断，前立腺を遊離する（図17-6 D）。

(9) 膀胱頸部と尿道を腹腔鏡下に吻合する。尿道カテーテルを留置し，通常結節縫合で8〜9針かける（図17-7）。

(10) 前立腺を摘出後，ドレーンを留置して手術を終了する。

術後は2〜3日でドレーン抜去，翌日から歩行，摂食，尿道カテーテルは5〜6日で抜去できる。

3) 成　績

表17-5に腹腔鏡下前立腺全摘除術の成績を示す[17〜19]。泌尿器科腹腔鏡手術の中では最も困難な手術ではあるが，10例以上の経験を積めば6時間以内に手術が行えると思われる。いまだ短期の成績が示されているに過ぎないが，摘除組織所見や術後尿禁制からは従来の開放手術と遜色ない成績と考えられる。

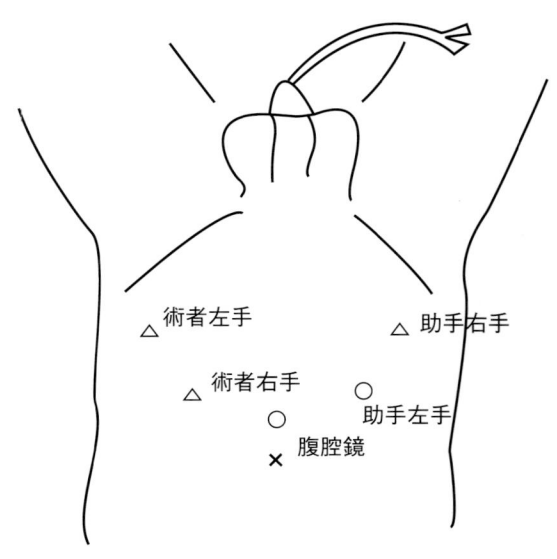

図17-5　腹腔鏡下前立腺全摘除術のトロカーの位置
　　　○ 12 mm，△ 5 mm
　　　尿道吻合に際しては術者右手は12 mmを使う。

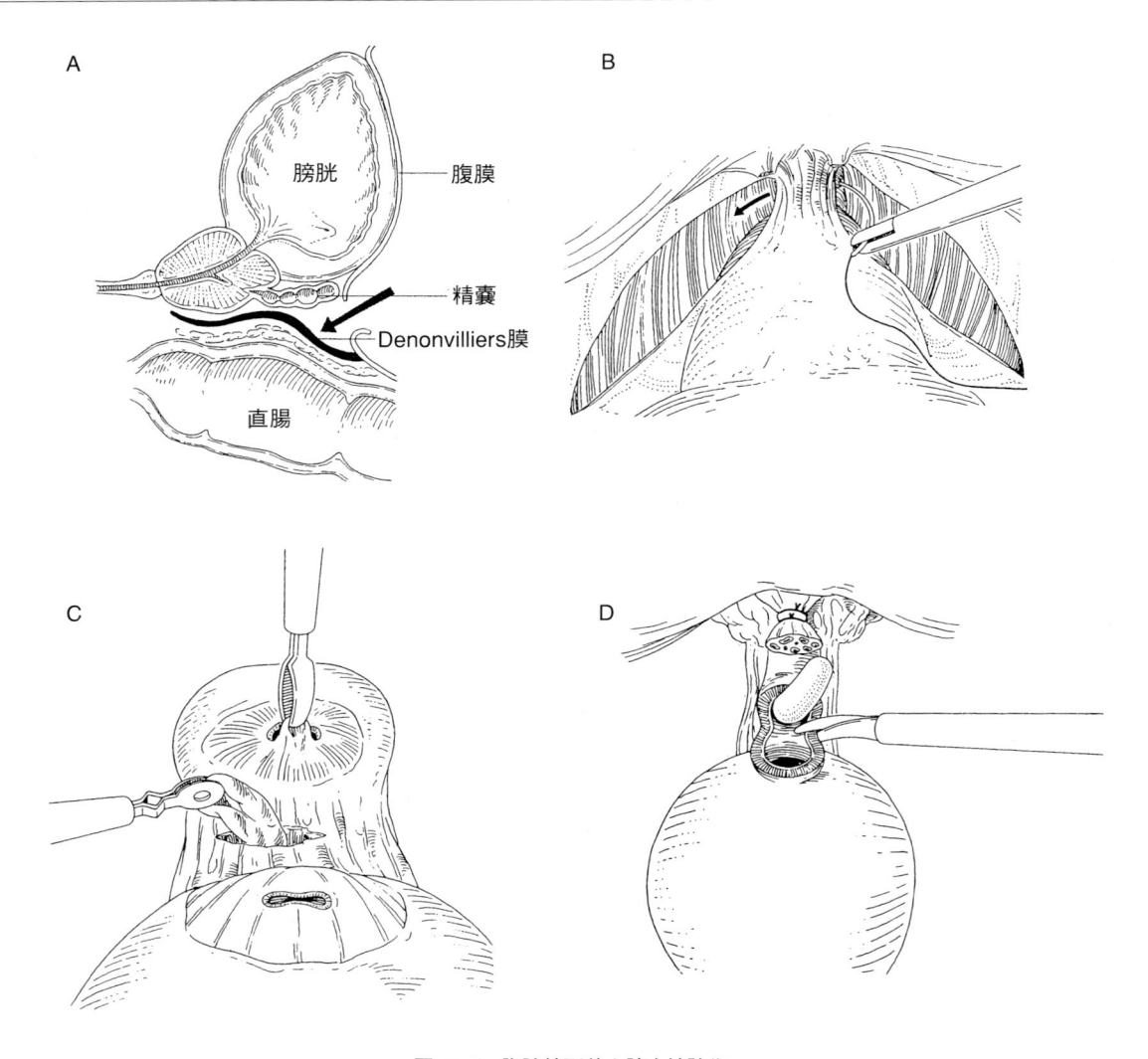

図17-6 腹腔鏡下前立腺全摘除術
A まずダグラス窩から精嚢，精管，前立腺後面の剝離を行う。
B Retzius腔を展開し，骨盤筋膜を切開後DVCを結紮する。
C 膀胱頸部と前立腺底部の間を剝離し，精嚢をつかみ出す。
D DVCと尿道を切開し，前立腺を遊離する。
(川喜田睦司：腹腔鏡下前立腺全摘除術。松田公志編集，泌尿器腹腔鏡手術，pp 150-159，メジカルビュー社，東京，2000．)

V. 腹腔鏡下骨盤リンパ節郭清術

1）適応

前立腺癌または膀胱癌で病期診断のために行う。前立腺癌では，腹腔鏡下前立腺全摘除術と同時に行うほかに，病期Cで放射線療法を行う症例も

表 17-5 腹腔鏡下前立腺全摘除術の成績

発表者	症例数	開放手術への移行(%)	手術時間(分)	出血量(ml)	輸血(%)	合併症(%)	カテーテル抜去(日)	入院期間(日)	完全尿禁制(%)	断端陽性(%)
Guillonneau[17]	120	5.8	239	402	10	2.5	6.6	6	71	15.8
Abbou[18]	43	0	320		4.7	11.6	6.3	5.9	84	27.9
Schuessler[19]	9	0	576	583		33.3	14	7.3	67	11.1

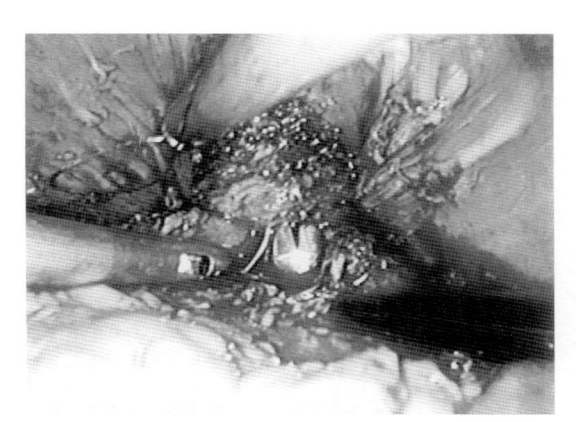

図 17-7 腹腔鏡下前立腺全摘除術の術中写真
尿道吻合を行っている。

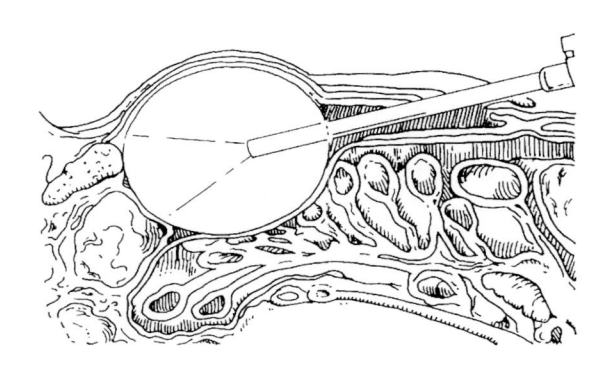

図 17-8 腹腔鏡下骨盤リンパ節郭清術におけるバルーンを用いた後腹膜の展開

良い適応である．膀胱癌では，化学放射線療法で膀胱を温存する症例の病期診断に適している．

2）術式

経腹膜到達法と後腹膜到達法がある．経腹膜到達法では腹腔内から外腸骨動脈に沿って骨盤後腹膜を切開して閉鎖腔を展開する．後腹膜到達法ではバルーンを用いてRetzius腔を展開する（図17-8）．リンパ節郭清範囲は通常の開放手術と同様に閉鎖腔とすることが多い．術式の詳細は成書を参照されたい[18]．

VI．腹腔鏡下後腹膜リンパ節郭清術

1）適応

非セミノーマ精巣腫瘍病期1に対してリンパ節転移の有無を検索する場合が最も良い適応となる．原発巣T2以上，ly+，v+，胎児性癌などでリンパ節転移の可能性の高い症例が，特に良い適応と考えられる．化学療法後の2a症例に対しても行った報告があるが，手術難度は高いと考えられる[21]．

2）術式

通常は経腹膜到達法が行われるが，後腹膜到達法の報告もある[22]．経腹膜到達法の手順は以下のとおりである．
（1）側臥位で腎摘除術とほぼ同様のトロカーを留置する．
（2）結腸外縁Toldt線に沿って後腹膜を切開して後腹膜腔を展開する．尿管，精巣静脈，下大静脈，腹部大動脈，総腸骨動静脈を同定する．

表 17-6 精巣腫瘍病期 1 に対する腹腔鏡下後腹膜リンパ節郭清術の成績

発表者	症例数	開放手術への移行(%)	手術時間(分)	出血量(ml)	輸血(%)	合併症(%)	入院期間(日)	回復期間(日)	N+(%)	観察期間(月)	局所再発(%)
Rassweiler[22]	34	2.9	249			5.9	5.3		18	40	0
Janetschek[24]	64		308							25	1.6
Nelson[25]	29	6.9	258	389	6.9	6.9	2.6	17	41	16	0
Bianchi[26]	6	0	325	<50	0	0	7	16.2	33.3	21.3	0
Gerber[27]	20	10	360	250	15	30	3	14	15	10	0
Klots[28]	4	25	275	535		25	2		0	3	0
Janetschek[21]	24*	0	240		0	0	4	13.5	29.2	24.4	0

* 病期 2a, 化学療法後

(3) 原発巣のサイドに応じた限局的郭清を行う[23]。この際に腰動静脈の切断を行う術者もある[24]。腰部内臓神経を温存した術式の報告は，これまでにはない。

(4) 後腹膜腔にドレーンを留置して手術を終了する。

3) 成 績

病期 1 精巣腫瘍に対する腹腔鏡下後腹膜リンパ節郭清術の成績を表 17-6 に示す[21,22,24～28]。局所再発症例は 1 例のみである。いずれも限局的郭清で，逆行性射精は Rasweiller らの 1 例のみである[21]。

まとめ

悪性腫瘍に対する腹腔鏡下手術では，侵襲の低減とともに，従来の開放手術と同等の治療効果が得られるような術式であることが重要である。今後，腹腔鏡手術の普及と新たな技術開発に伴い，泌尿器癌に対する腹腔鏡手術はさらに普及するものと予想される。

文 献

1) Matsuda T, Terachi T, Yoshida O : Laparoscopy in urology : present status, controversies and future directions. Int J Urol 3 : 83-97, 1996.
2) 腹腔鏡下副腎摘除術の標準術式―第 1 回泌尿器科腹腔鏡下手術ワークショップ報告．Jpn J Endourol ESWL 11 巻 2 号：101-168, 1998.
3) Ushiyama T, Suzuki K, Kageyama S, Fujita K, Oki Y, Yoshimi T : A case of Cushing's syndrome due to adrenocortical carcinoma with recurrence 19 months after laparoscopic adrenalectomy. J Urol 157 : 2239, 1997.
4) Terachi T, Matsuda T, Yoshida O : Laparoscopic adrenalectomy : current status. Recent Advances in Endourology 1, Urologic Laparoscopy, Edited by Yoshida O, Higashihara E, Ohshima S, Matsuda T, pp 31-46, Springer, Tokyo, 1999.
5) 萬谷嘉明：腎部分切除術．松田公志編集，泌尿器腹腔鏡手術，pp 96-101，メジカルビュー社，東京，2000.
6) 服部良平，小野佳成：経腹膜到達法による根治的腎摘除術．松田公志編集，泌尿器腹腔鏡手術，pp 72-77，メジカルビュー社，東京，2000.
7) Gill IS, Schweizer D, Hobart MG, Sung GT, Klein EA, Novick AC : Retroperitoneal laparoscopic radical nephrectomy : the Cleveland clinic experience. J Urol 163 : 1665-1670, 2000.
8) Abbou CC, Cicco A, Gasman D, Hoznek A,

Antiphon P, Chopin DK, Salomon L : Retroperitoneal laparoscopic versus open radical nephrectomy. J Urol 161 : 1776-1780, 1999.
9) Ono Y, Kinukawa T, Hattori R, Yamada S, Nishiyama N, Mizutani K, Ohshima S : Laparoscopic radical nephrectomy for renal cell carcinoma : a five-year experience. Urology. 53 : 280-286, 1999.
10) 溝口裕昭, 大野 仁, 江本昭雄, 今川全晴：腎癌に対する腹腔鏡下根治的腎摘除術—経腹腔的前方到達法. 日泌尿会誌 90：906-910, 1999.
11) Jeschke K, Wakonig J, Pitzler C, Henning K : Laparoscopic radical nephrectomy : a single-center experience of 51 cases. Tech Urol 6 : 9-11, 2000.
12) Barrett PH, Fentie DD, Taranger LA : Laparoscopic radical nephrectomy with morcellation for renal cell carcinoma : the Saskatoon experience. Urology 52 : 23-28, 1998.
13) McDougall E, Clayman RV, Elashry OM : Laparoscopic radical nephrectomy for renal tumor : the Washington University experience. J Urol 155 : 1180-1185, 1996.
14) Shalhav AL, Dunn MD, Portis AJ, Elbahnasy AM, McDougall EM, Clayman RV : Laparoscopic nephroureterectomy for upper tract transitional cell cancer : the Washington University experience. J Urol 163 : 1100-1104, 2000.
15) Guillonneau B, Vallancien G : Laparoscopic radical prostatectomy : the Montsouris technique. J Urol 163 : 1643-1649, 2000.
16) 川喜田睦司：腹腔鏡下前立腺全摘除術. 松田公志編集, 泌尿器腹腔鏡手術, pp 150-159, メジカルビュー社, 東京, 2000.
17) Guillonneau B, Vallancien G : Laparoscopic radical prostatectomy : the Montsouris experience. J Urol 163 : 418-422, 2000.
18) Abbou CC, Salomon L, Hoznek A, Antiphon P, Cicco A, Saint F, Alame W, Bellot J, Chopin DK : Laparoscopic radical prostatectomy : preliminary results. Urology 55 : 630-634, 2000.
19) Schuessler WW, Schulam PG, Clayman RV, Kavoussi LR : Laparoscopic radical prostatectomy : initial short-term experience. Urology 50 : 854-857, 1997.
20) 上領頼啓, 栗栖弘明：骨盤内リンパ節廓清術（限局性前立腺癌）. 松田公志編集, 泌尿器腹腔鏡手術, pp 144-149, メジカルビュー社, 東京, 2000.
21) Janeschek GJ, Hobisch A, Hittmair A, Holtl L, Peschel R, Bartsch G : Laparoscopic retroperitoneal lymphadenectomy after chemotherapy for stage 2b nonseminomatous testicular carcinoma. J Urol 161 : 477-481, 1999.
22) Rassweiler JJ, Frede T, Lenz E, Seemann O, Alken P : Long-term experience with laparoscopic retroperitoneal lymph node dissection in the management of low-stage testis cancer. Eur Urol 37 : 251-260, 2000.
23) 寺地敏郎：後腹膜リンパ節廓清術. 吉田 修編集, ベッドサイド泌尿器科学手術編, 第3版, pp 372-377, 南江堂, 東京, 2000.
24) Janetschek G, Hobisch A, Peschel R, Bartsch G : Laparoscopic retroperitoneal lymph node dissection. Urology 55 : 136-140, 2000.
25) Nelson JB, Chen RN, Bishoff JT, Oh WK, Kantoff PW, Donehower RC, Kavoussi LR : Laparoscopic retroperitoneal lymph node dissection for clinical stage I nonseminomatous germ cell testicular tumors. Urology 54 : 1064-1067, 1999.
26) Bianchi G, Beltrami P, Giusti G, Tallarigo C, Mobilio G : Unilateral laparoscopic retroperitoneal lymph node dissection for clinical stage I nonseminomatous germ cell testicular neoplasm. Eur Urol 33 : 190-194, 1998.
27) Gerber GS, Bissada NK, Hulbert JC, Kavoussi LR, Moore RG, Kantoff PW, Rukstalis DB : Laparoscopic retroperitoneal lymphadenectomy : multi-institutional analysis. J Urol 152 : 1188-1191, 1994.
28) Klotz L : Laparoscopic retroperitoneal lymphadenectomy for high-risk stage 1 nonseminomatous germ cell tumor : report of four cases. Urology 43 : 752-756, 1994.

(松田公志, 川喜田睦司)

18. 泌尿器癌に対する放射線療法

　泌尿器癌に対する放射線療法としては，単独あるいは他の治療法との併用により治癒をめざす根治療法として行われる場合と，転移巣の疼痛対策のように緩和治療として行われる場合とがある。根治療法としての放射線療法として，前立腺癌，膀胱癌，精巣腫瘍などについて述べ，さらに緩和治療としての放射線療法の意義について概説する。

I. 前立腺癌に対する放射線療法

　前立腺癌の臨床的特徴として，高齢者に多いこと，進行が比較的緩徐であること，内分泌療法が有効であることなどがあげられる。本邦においては，以前は診断時にすでに転移を有する進行癌の頻度が高かったこともあり，侵襲の少ない内分泌療法が好んで用いられてきた。内分泌療法の治療効果は優れたものであるが根治治療とはなり得ない。また，人口の高齢化，生活習慣の欧米化やスクリーニング検査としての前立腺特異抗原（Prostate specific antigen：PSA）の普及などにより，本邦における前立腺癌特に早期癌の発生率は近年急増している。今後は，前立腺全摘除術や放射線療法などの根治療法を含めて，個々の患者の病期や年齢に基づいた治療法を選択することが求められる。

1. 根治的放射線療法
1）照射方法

　局所限局前立腺癌に対する根治的放射線療法としては，欧米では古くからリニアックを中心とした外部照射が広く行われ，比較的良好な治療成績が報告されてきた[1,2]。しかし，この治療法には限界もあり成績向上や合併症の軽減のためにさまざまな工夫が試みられている。さらに，新しい試みとして粒子線治療や小線源治療も行われている。

・リニアック

　一般に，10 MV以上の高エネルギーX線を用いて60〜70 Gy以上を前立腺部に照射する。前立腺内の癌の占拠部位の同定は不可能なため，照射は前立腺全体に行う。また，所属リンパ節への効果を期待して40〜50 Gyを小骨盤に照射し，ついで前立腺部に追加照射をすることもある。良好な治療成績を得るためには十分な線量を照射する必要があり，局所再発の可能性と照射線量とは逆相関する。直腸や皮膚の照射線量を抑える目的で，4門照射（Box technique），多門照射，振子照射，回転照射，さらに多葉コリメータを用いた原体照射などが工夫されている。放射線外部照射の合併症として，下痢，出血，潰瘍形成などの直腸障害，皮膚障害，放射線性膀胱炎，尿道狭窄などが問題となる。

・粒子線治療

　粒子線治療には，速中性子線，陽子線，重粒子線治療がある。粒子線治療は放射線生物学的特性による高い治療効果や物理学的特性に基づく高精度の線量分布が期待される。放射線医学総合研究所において前立腺癌に対する重粒子線治療フェイズI/II臨床試行プロトコールが進行中である[3]。

・小線源治療（Brachytherapy）

　前立腺癌に対して開腹手術により小線源を刺入する治療法はかなり古くから行われてきたが，長期成績は不良であった。1980年代になって，

経直腸エコーガイド下に経会陰的にシードを刺入する方法が施行され，良好な線量分布と合併症の減少のため欧米において広く普及した[4]。低線量率組織内照射，高線量率組織内照射およびそれらと外部照射との併用などが行われている。本邦においては，小線源の取り扱いに関わる法規制の問題から低線量率シードの永久刺入は行われておらず，高線量率組織内照射の施行施設も少ない[5]。しかし，将来は局所前立腺癌の治療選択の一つとなることが期待される。

2）リンパ節転移への対応

局所前立腺癌において，画像診断上検出不可能な微小リンパ節転移が存在する確率は高い。この問題に対して，40〜50 Gy の小骨盤照射を行うこともあるが，その有効性については疑問が残る。これに対して，病期診断リンパ節郭清を施行して放射線療法の適応を決定すれば優れた治療成績が得られる[6,7]。最近は侵襲の少ない内視鏡的骨盤リンパ節郭清も可能であり，微小リンパ節転移の頻度の高い局所進展癌や低分化癌に対してはリンパ節転移の病理学的診断が有用と考えられる。

3）治療効果の判定

前立腺癌においては前立腺原発巣の治療効果を客観的に評価するのは困難であることが多い。PSA の変動は治療効果判定や経過観察のためのよい指標である。前立腺全摘除術後には前立腺組織は体内に残存しないと考えられるため，PSA 値は測定限界値未満（理論的にはゼロ）を示すと期待される。これに対して，放射線治療後ではたとえ癌細胞が全て死滅したとしても正常前立腺細胞由来の PSA が検出されえる。したがって，連続する 3 回の PSA の上昇を生化学的再発と定義することが推奨されている[8]。また，内分泌療法施行中の例と施行していない例とでは PSA 値の評価を区別する必要がある。PSA はアンドロゲンの刺激で産生が増加するため，内分泌療法中の PSA 値は抑制され低値を示すからである。

放射線治療後の効果判定には前立腺針生検による組織学的効果が有用である。前立腺癌取扱い規約においても viable cell の区別とその比率に変性所見を加えた組織学的治療効果判定基準が定められている[9]。

4）放射線単独治療の限界

リニアックおよび速中性子線による放射線外部照射単独によるわれわれの治療成績を分析すると，局所腫瘍の進展度（T因子），組織学的分化度，微小リンパ節転移が有意な予後因子であった[10]。欧米からの報告でも，放射線外部照射後の予後不良因子として，局所腫瘍が進行していること（T因子），Gleason score が高いこと，リンパ節転移が陽性であることがあげられている[1]。すなわち，局所進展癌，組織学的悪性度の高い癌，微小リンパ節転移の危険のある癌などに対しては，放射線治療のみでは治療効果に限界があると考えられる。

膨大な症例の分析に基づいて，PSA，Gleason scaore，局所所見（T因子）の3つの要因から前立腺癌の病理学的進行度を推測した Paritn のノモグラムが発表されている[11]。このノモグラムを利用して，PSA，Gleason score，T因子から微小リンパ節転移の確率を推定し骨盤リンパ節郭清の適応を決めることが可能である。また，同じく PSA，Gleason score，T因子の3因子から放射線治療の高危険群を予測して，内分泌療法併用の必要性を判断することができる。

5）内分泌療法との併用

早期癌に対する放射線外部照射の成績は比較的優れているが，局所進展癌の放射線単独療法の治療成績は不満足なものである。そこで，放射線外部照射と内分泌療法を併用することが試みられた。これは，内分泌療法による前立腺全体の縮小によって照射野を小さくする効果と，放射線と内分泌療法との相乗効果を期待するものである[12]。内分泌療法の併用効果を検討する無作為比較試験が欧米で行われた。2カ月間のネオアジュバント内分泌療法は局所制御率や非再発率を有意に改善した（RTOG 8610）[13]。また，アジュバント内分泌療法の併用によっても，局所制御および予後は有意に良好となった[14]。このように，特に局所進展癌について，放射線外部照射には内分泌療法の併用が治療成績向上に役立つものと考えられる（表18-1）。

6）前立腺全摘除術との比較

一般に放射線療法は全身状態の不良な例や高危険群に用いられることが多いため，両治療法の成

表 18-1　放射線療法における内分泌療法併用の効果：無作為抽出比較試験の結果

報告年	グループ	症例数	内分泌の時期	5年非再発率（%） （照射単独対内分泌併用）
1995	RTOG8610	471	ネオアジュバント（2月）	15 vs 36（P<0.001）
1997	EORTC	415	アジュバント（3年）	48 vs 85（P<0.001）
1997	RTOG8513	977	アジュバント（永続）	44 vs 60（P<0.001）
1998	Sweden	91	アジュバント（去勢）	74 vs 87（P=0.005）

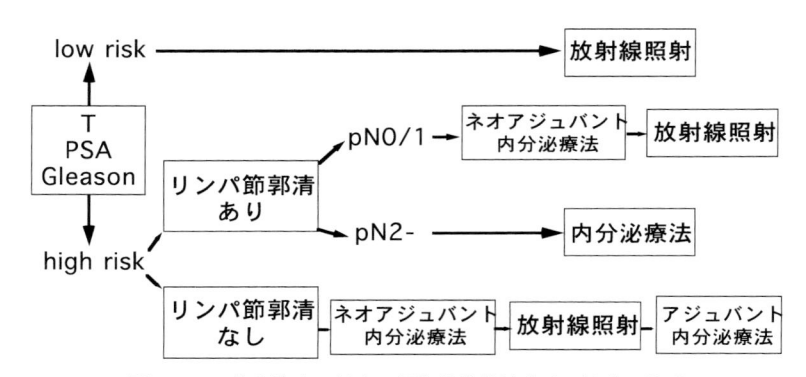

図 18-1　前立腺癌に対する根治的放射線療法の治療の体系

績を単純に比較はできない。治療前 PSA や組織学的分化度で層別化すると手術と放射線療法の間で生化学的再発に有意差はないとの報告もある[15]。また，stage C 前立腺癌では微小リンパ節転移の頻度が高いため，術中に証明されたリンパ節転移のため前立腺全摘除術を行わない例も相当数あると推測される[16]。放射線療法において，病期診断リンパ節郭清を施行して適応を決めれば治療成績は良好であるが，これを行わなければ成績は悪い。前立腺癌 stage B2 および C を対象として，ネオアジュバントおよびアジュバント内分泌療法を共通治療とした上で，前立腺全摘除術と外部放射線照射とを比較する無作為比較試験が厚生省がん研究助成金により行われた[17]。5年非再発率および疾患特異生存率は，手術群では 90.5％ および 96.6％，放射線群では 81.2％ および 84.6％ であり，ともに手術群の方が有意に優れていた。しかし，合併症および QOL 調査によれば，尿失禁と社会生活の点で放射線群が有意に良好であった。

7）治療体系

局所前立腺癌に根治的放射線治療を施行する場合には，局所進展度（T因子），PSA，Gleason score さらには骨盤リンパ節郭清により放射線治療の適応を決定し，また内分泌療法併用について考慮することが有用である。すなわち，T 因子，PSA 値，Gleason score により高および低危険群の判定を行って，低危険群には放射線照射単独治療を施行する。高危険群にはリンパ節郭清を行い，適応があればネオアジュバント内分泌療法後に放射線を照射する。何らかの理由でリンパ節郭清が施行できなかった場合には，ネオアジュバントおよびアジュバント内分泌療法を併用した放射線照射を施行する（図 18-1）。

2．術後照射

1）アジュバント放射線療法

前立腺全摘除術後に局所再発の高危険群に対してアジュバント放射線照射を行えば，PSA 再発を抑止できるとされている[18]。しかし，アジュバント内分泌療法と比較した場合の治療侵襲の大きさの点から本邦ではあまり施行されていない。

2）局所再発に対する放射線療法

前立腺全摘除術後の再発例に対して，放射線療法を行い根治が可能である。この場合に問題とな

るのは，再発様式が局所であるか転移巣であるかの点である。前立腺癌においては，臨床的に再発病巣が確認されるより数年以上前に PSA の再発（生化学的再発）が先行する[19]。したがって，生化学的再発をみた時点で再発病巣を特定することは困難であり，必ずしも局所放射線照射が奏効するとはいえない。

まとめ：前立腺癌は高齢者に多く，治療法の選択にあたっては治療後の QOL も重要な因子である。これまで本邦においては，根治的放射線療法はあまり広く普及してこなかった。しかし，本稿で述べたような放射線療法の進歩に伴い，今後は治療法の選択肢の一つとして放射線療法が考慮されるべきであろう。

II. 膀胱癌に対する放射線療法

浸潤性膀胱癌に対しては膀胱全摘除術が標準的治療法である。根治手術の治療効果を高める目的で術前放射線照射が行われた。また，膀胱温存をめざした根治療法として，放射線療法が単独あるいは化学療法との併用により試みられている。

1. 術前放射線照射

癌細胞の局所微小浸潤や所属リンパ節転移への効果，さらには手術時の播種の危険の減少を期待して，膀胱全摘除術前に 20 ないし 40 Gy の放射線照射が行われた。しかし，これまでの報告によれば術前放射線照射の有用性を示す証拠は得られていない[20]。

2. 根治的放射線療法

浸潤性膀胱癌を放射線外部照射あるいは組織内照射により根治させる試みは古くからなされてきた。しかし，その治療成績は満足できるものではなかった[21]。照射方法の工夫や粒子線の利用などが行われているが，照射線量を増すと重篤な放射線膀胱炎を生じるため，膀胱を温存できないか温存する意義が少なくなる。また，骨盤に 50 Gy 程度を照射することが多いが，これにより所属リンパ節の転移が制御できるかについては不明である。

3. 全身化学療法と放射線療法の併用

浸潤性膀胱癌に対する膀胱温存可能な根治療法として，多剤併用化学療法を先行させ放射線治療を行う治療法が試みられている。治療経過中に腫瘍の再評価を行い，根治が困難であると判定された場合には膀胱全摘除術により救済する。シスプラチンを含んだ化学療法が施行されることが多いが，化学療法の内容や照射線量方法などはいまだ確立されていない。また，現在のところ長期成績も良好とはいえない[22]。

4. 動注化学療法と放射線療法の併用

腫瘍および所属リンパ節に対してより高濃度の薬剤を作用させることを意図して，大腿動脈に挿入したカテーテルを通じて化学療法剤を投与することが行われている。放射線療法との併用により膀胱温存可能な根治療法が期待される[23,24]。

III. 精巣腫瘍に対する放射線療法

セミノーマ（pure seminoma）stage I に対して高位精巣摘除術の後に後腹膜リンパ節に放射線照射を行うことが推奨されている。セミノーマは放射線感受性が良好であるし，治療成績も優れている。ただし，照射野外の再発の問題や照射後に再発をみた場合の骨髄への影響の懸念，さらには治療不要な症例への過剰治療を避ける意味から，無治療で厳重に経過を観察する選択肢も取られている。

IV. その他の腫瘍に対する放射線療法

1. 陰茎癌に対する放射線療法

陰茎癌原発巣に対して，ブレオマイシンなどとの併用による放射線療法が有用である。また，切除不能なリンパ節転移やリンパ節郭清術後の補助療法として放射線照射が行われることもある。

2. 腎盂尿管癌に対する放射線療法

手術療法あるいは全身化学療法が治療の主体であり，根治的放射線療法の適応は少ない。

3. 腎癌に対する放射線療法

腎細胞癌は放射線感受性が低いため，根治的治療のために放射線照射が行われることは現状ではほとんどない。

V. 緩和治療としての放射線療法

1. 局所照射

前立腺癌，膀胱癌，腎盂尿管癌，腎癌などの切除不能な局所腫瘍による疼痛や出血を制御する目的で放射線照射が施行される。20～30 Gy から場合によっては 60 Gy 程度までの線量が照射される[25]。癌腫にもよるが，除痛や止血効果は十分期待できる。ただし，膀胱全体に 40 Gy 以上を照射した場合には尿意切迫，頻尿などの合併症が問題となり，結果的に尿路変向が必要となることも多い。

2. 転移巣への照射

泌尿器癌の転移による疼痛や骨転移に伴う脊髄圧迫症状の軽減のために，放射線照射が行われる。20～30 Gy あるいはそれ以上を責任病巣へ照射する。転移による局所疼痛については一般に比較的速やかに除痛効果が得られる。骨転移に伴う脊髄圧迫症状に対しては緊急の対応が必要である。前立腺癌未治療例の脊髄圧迫による下肢麻痺に対しては，骨転移巣への照射と内分泌療法との併用が有効で歩行可能となる長期生存例もありえる。これに対して，既治療例での下肢麻痺の場合は予後不良である[26]。

文　献

1) Bagshaw, M. A., Cox, R. S. and Hancock, S. L.: Control of prostate cancer with radiotherapy: long-term results. J. Urol., 152: 1781-1785, 1994.
2) Zagars, G. K., von Eschenbach, A. C. and Ayala, A. G.: Prognostic factors in prostate cancer: analysis of 874 patients treated with radiation therapy. Cancer, 72: 1709-1725, 1993.
3) 森田新六, 辻井博彦, 鎌田　正, ほか：粒子線治療. 泌尿外科, 12: 890-897, 1999.
4) Prestidge, B. R., Prete, J. J., Buchholz, T. A., et al.: A survey of current clinical practice of permanent prostate brachytherapy in the United States. Int. J. Radiat. Oncol. Biol. Phys., 40: 461-465, 1998.
5) 井上武宏, 井上俊彦, 吉田　謙：前立腺癌に対する小線源治療. 泌尿外科, 12: 885-889, 1999.
6) Lee, R. J. and Sause, W. T.: Surgically staged patients with prostatic carcinoma treated with definitive radiotherapy: fifteen-year results. Urology, 43: 640-644, 1994.
7) Akakura, K., Akimoto, S., Ohki, T., et al.:

7) Radiation therapy for prostate cancer confined to pelvis. Int. J. Urol., 1 : 268-272, 1994.
8) American Society for Therapeutic Radiology and Oncology Consensus Panel : Consensus statement : guidelines for PSA following radiation therapy. Int. J. Radiat. Oncol. Biol. Phys., 37 : 1035-1041, 1997.
9) Akakura, K., Furuya, Y., Suzuki, H., et al.: External beam radiation monotherapy for prostate cancer. In. J. Urol., 6 : 408-413, 1999.
10) 日本泌尿器科学会・日本病理学会編：前立腺癌取扱い規約．金原出版，1992.
11) Partin, A. W., Kattan, M. W., Subong, E. N. P., et al.: Combination of prostate‐specific antigen, clinical stage, and Gleason score to predict pathological stage of localized prostate cancer. JAMA, 277 : 1445-1451, 1997.
12) Zietman, A. L., Prince, E. A., Nakfoor, B. M., et al.: Androgen deprivation and radiation therapy : sequencing studies using the Shionogi in vivo tumor system. Int. J. Radiat. Oncol. Biol. Phys., 38 : 1067-1070, 1997.
13) Pilepich, M. V., Sause, W. T., Shipley, W. U., et al.: Androgen deprivation with radiation therapy compared with radiation therapy alone for locally advanced prostatic carcinoma : a randomized comparative trial of the Radiation Therapy Oncology Group. Urology, 45 : 616-623, 1995.
14) Bolla, M., Gonzalez, D., Warde, P., et al.: Improved survival in patients with locally advanced prostate cancer treated with radiotherapy and goserelin. N. Engl. J. Med., 337 : 295-300, 1997.
15) D'Amico, A. V., Whittington, R., Kaplan, I., et al.: Equivalent biochemical failure-free survival after external beam radiation therapy or radical prostatectomy in patients with a pretreatment prostate specific antigen of > 4-20 ng/ml. Int. J. Radiat. Oncol. Biol. Phys., 37 : 1053-1058, 1997.
16) Lu-Yao, G. L. and Yao, S-L.: Population-based study of long-term survival in patients with clinically localised prostate cancer. Lancet, 349 : 906-910, 1997.
17) Akakura, K., Isaka, S., Akimoto, S., et al.: Long-term results of a randomized trial for the treatment of stages B2 and C prostate cancer : radical prostatectomy versus external beam radiation therapy with a common endocrine therapy in both modalities. Urology, 54 : 313-318, 1999.
18) Valicenti, R. K., Gomella, L. G., Ismail, M., et al.: The efficacy of early adjuvant radiation therapy for pT3N0 prostate cancer : amatched-pair analysis. Int. J. Radiat. Oncol. Biol. Phys., 45 : 53-58, 1999.
19) Pound, C. R., Partin, A. W., Eisenberger, M. A., et al.: Natural history of progression after PSA elevation following radical prostatectomy. JAMA, 281 : 1591-1597, 1999.
20) Crawford, E. D., Das, S. and Smith, J. A. Jr.: Preoperative radiation therapy in the treatment of bladder cancer. Urol. Clin. North Am., 14 : 781-787, 1987.
21) Pollack, A., Zagar, G. K. and Swanson, D. A.: Muscle invasive bladder cancer treated with external beam radiotherapy : prognostic factors. Int. J. Radiat. Oncol. Biol. Phys., 30 : 267-277, 1994.
22) Kaufman, D. S., Shipley, W. U., Greffen, P. P., et al.: Selective bladder preservation by combination treatment of invasive bladder cancer. N. Engl. J. Med., 329 : 1377-1382, 1993.
23) Eapen, L., Stewart, D., Danjoux, C., et al.: Intraarterial cisplatin and concurrent radiation for locally advanced bladder cancer. J. Clin. Oncol., 7 : 230-235, 1989.
24) Miyanaga, N., Akaza, H., Okumura, T., et al.: A bladder preservation regimen using intra-arterial chemotherapy and radiotherapy for invasive bladder cancer : a prospective study. Int. J. Urol., 7 : 41-48, 2000.
25) Furuya, Y., Akakura, K., Akimoto, S., et al.: Radiotherapy for local progression in patients with hormone-refractory prostate cancer. Int. J. Urol., 6 : 187-191, 1999.
26) 布施秀樹，秋元　晋，赤倉功一郎，ほか：前立腺癌脊椎転移による脊髄麻痺．日泌尿会誌，81 : 465-470, 1990.

（赤倉功一郎，伊藤晴夫）

19. 泌尿器科癌に対する遺伝子治療

　21世紀は癌における分子生物学の進歩を実際の治療に還元する時代と言われており，遺伝子治療に向けられた社会の期待はきわめて大きい。前立腺癌をはじめとする泌尿器悪性腫瘍に対しても同様で，治療に難渋するホルモン抵抗性進行前立腺癌，転移を有する腎細胞癌に対する新しい治療法出現への期待と合い重なり，大きな期待が寄せられている。しかし，現時点では遺伝子治療の臨床研究はその緒についたばかりであり，実験的医療の域を出ておらず，大きな期待に応えるだけの成果が得られているとは言い難い[1,2]。しかし，前立腺癌に対する第1相試験の最近の結果では安全性，有効性が確認され，今後の発展が大いに期待されている[3]。本稿では泌尿器悪性腫瘍，主に前立腺癌に対する遺伝子治療について概説するとともに，実際の治療までの手順，患者の管理などについて述べる。

I. 癌に対する遺伝子治療の戦略

　癌の遺伝子治療における方法の分類を**表19-1**に示した。以下に主なものについて述べる。

1. 免疫遺伝子治療

　癌の遺伝子治療として最初に用いられた手法であり，腎細胞癌，前立腺癌に限らず多くのプロトコールはこの免疫遺伝子治療の範疇に分類される。

　癌細胞の免疫原性を高め，宿主の抗腫瘍免疫（主に細胞性免疫）を増強することを目的とした治療法である。いわゆる腫瘍ワクチン療法のひとつであり，患者の癌細胞を手術などにて分離し，免疫応答を増強させる作用を有する種々のサイトカイン遺伝子を導入し，増殖能を失わせるために放射線照射を行った後に再び患者に接種する方法である（ex vivo法）。導入するサイトカインとしてはIL-2 (Interleukin-2), IL-12(Interleukin-12), GM-CSF (Granulocyte-Macrophage Colony Stimulating Factor), co-stimulatory factor

表19-1　癌に対する遺伝子治療の戦略

1. 抗腫瘍免疫能の増強
   腫瘍浸潤リンパ球（TIL）の機能増強：TNF-α, IFN-γ, IL-2R, TCR, FcRなどの各遺伝子
   腫瘍ワクチンの強化：IL-2, 3, 4, 6, 7, 12, GM-CSF, IFN-γ, TNF-α, MHC class I, CD 28 リガンド（B 7/B 70）などの各遺伝子
2. 癌細胞への遺伝子導入による脱癌化
   アンチセンスras遺伝子
   癌抑制遺伝子（p 53）
3. 癌細胞への遺伝子導入による殺細胞効果
   自殺遺伝子の導入：HSV-TK遺伝子/ganciclovirなど
   毒素遺伝子の導入
4. 造血幹細胞の抗癌剤耐性獲得
   多剤耐性遺伝子（MDR-I）

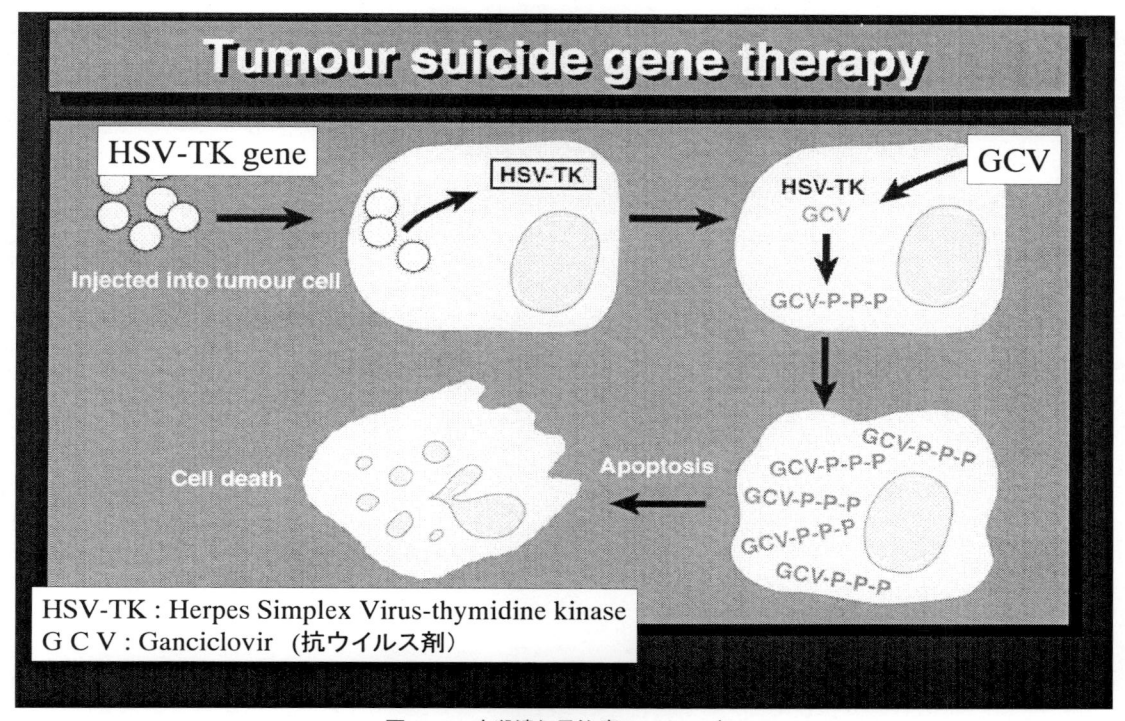

図19-1 自殺遺伝子治療のメカニズム
ガンシクロビル（GCV）はHSV-TKgeneが導入された細胞においてのみ3リン酸化ガンシクロビル（GCV-P-P-P）に変換され細胞増殖抑制効果を発揮し細胞をアポトーシスに導く。

Uronetよりの引用（http://www.uronet.org）を改変

などが用いられる。特にGM-CSFに関しては多くの蓄積がこれまでなされており基礎，臨床研究とも進んでいる[4]。GM-CSFは抗原提示細胞（antigen presenting cell：APC）である樹状細胞，マクロファージを活性化し腫瘍抗原をその細胞表面上に提示し，T細胞（ヘルパー）に認識され易くする作用を有する。これは腫瘍に対する細胞性免疫（CTL活性：Cytotoxic T lymphocyte activity）を誘導するための重要なステップである。

2. 癌遺伝子の抑制ならびに癌抑制遺伝子の導入

P53やRbなどの癌抑制遺伝子に変異，欠損が存在している腫瘍に正常の癌抑制遺伝子を導入し癌細胞を正常細胞に戻したり，アポトーシスに誘導しようとする方法である。または癌遺伝子に対するアンチセンス配列を有する遺伝子を導入し，これらの遺伝子からのタンパクの発現を抑制しようとする方法である。

3. 自殺遺伝子の導入

毒性の低いプロドラッグ（prodrug）を代謝して強い細胞障害性のある物質に変換させる働きを持つ酵素をコードする遺伝子は一般に"自殺遺伝子"と呼称され，外来性にこの遺伝子を導入された細胞はプロドラッグの投与により選択的に死に至る。細菌やウイルスが保有し哺乳動物細胞には存在しない代謝系酵素をコードする遺伝子が自殺遺伝子として用いられる。最もよく用いられる自殺遺伝子であるHerpes Simplex Virus-thymidine kinase遺伝子（HSV-tk gene）は，単純ヘルペスウイルスに存在するチミジンキナーゼというリン酸化酵素をコードしており，この酵素は哺乳動

物細胞の有するチミジンキナーゼとは異なる基質特異性を有している。基質特異性の違いを利用して開発された抗ウイルス薬であるガンシクロビル（GCV）がプロドラッグとして用いられる。遺伝子導入された細胞内で発現したHSV-tkはGCVを特異的にリン酸化し，一リン酸化GCVがつくられる。その後，細胞内のチミジンキナーゼにより段階的にリン酸化され最終的には3リン酸化GCVとなり，細胞の持つDNAポリメラーゼを阻害したり，DNAに取り込まれDNAの伸張を阻害し，細胞をアポトーシスに導く（図19-1）。遺伝子非導入細胞では，このリン酸化反応の律速段階である最初のリン酸化反応が起こらないため，GCVは活性化されず細胞毒性を示すことはない。一方，本治療法において最も興味深い点は，薬剤代謝性遺伝子が導入されていない周りの腫瘍細胞も死滅する現象（bystander effect：バイスタンダー効果）が認められることである。このバイスタンダー効果のメカニズムは不明な部分もあるが，遺伝子導入細胞で産生された細胞障害性物質が，gap junctionを介して周囲の遺伝子非導入細胞に伝播されることにより，これらの細胞も死滅すると考えられている。このことは，かならずしもすべての癌細胞に遺伝子が導入されなくとも治療効果が得られるということを意味している。さらに，腫瘍特異的免疫の活性化もin vivoにおけるバイスタンダー効果の発現に関与していると考えられている。基礎研究，臨床研究において最も進んでいる方法であり，HSV-tk遺伝子に関しては前立腺癌のみならず，脳腫瘍，悪性中皮腫，卵巣癌などに適応されている。その他の自殺遺伝子としてはE.coli cytosine diaminase（CD）遺伝子を用いて抗がん剤である5-FU（5 fluorouracil）の効果増強を図る方法などがある。

II. 遺伝子の導入方法（ベクターについて）

ベクターとは"運び屋"となど訳され，目的の遺伝子を標的となった細胞に導入する媒体のことであり，ウイルスを用いる場合とそうでない場合に大別される。各ベクターの長所，短所について表19-2に示した。

1. レトロウイルスベクター

ウイルスベクターとして初期から用いられてきた。導入された細胞の染色体DNAに取り込まれることが特徴であり，増殖期にある細胞に効率良

表19-2　遺伝子導入法の特徴

遺伝子導入法	長所	短所
レトロウイルスベクター	染色体に組み込まれる（発現が長期） Packaging細胞により簡単に作製できる	非分裂細胞に導入できない 細胞ゲノムへの組み込みにより異常を与える可能性 In vivoでの導入効率が低い 増殖性ウイルスに（RCR）に病原性
アデノウイルスベクター	高力価のベクターが調整できる 非分裂細胞への導入が可能 In vivo遺伝子導入が可能 導入・発現効率が高い	染色体に組み込まれないため発現が一過性 免疫原性がある 細胞毒性がある 作成法が複雑
アデノ随伴ウイルス（AAA）ベクター	病原性，細胞毒性がない 染色体の特定部位への組み込みが可能	大量生産が困難 4.5 kb以上の遺伝子は導入できない
リポソーム	病原性がない In vivo遺伝子導入が可能 複数遺伝子の導入が可能	発現が一過性 発現効率が低い

く取り込まれ発現する。染色体DNAに取り込まれることは長所（発現が長期）にも短所（非分裂細胞には導入できない）にもなる。

2. アデノウイルスベクター

現在もっとも良く用いられるようになりつつあるベクターである。感染効率がレトロウイルスに比較して高く、非増殖期の細胞にも取り込まれること、染色体DNAに取り込まれずに発現されるなどが長所である。染色体DNAに取り込まれないため発現が一過性であり、反復投与が必要となることが欠点である。免疫原性があり、反復投与により中和抗体が形成されることがある。しかし種々の改良が加えられそう言った欠点が徐々に解決されつつあり、今後は遺伝子治療に用いる主要なベクターとなるであろう。

3. アデノ随伴ウイルスベクター

染色体の特定の部位にと取り込まれることが最大の特徴である。血液系の幹細胞への導入を行い、血液疾患の治療を行う試みが精力的になされている。

4. リポソーム

脂質二重膜を有する小胞をつくり、DNAを包み込み細胞内に導入する方法であり、日本で精力的に研究されているベクターである。

表19-3 前立腺癌に対する遺伝子治療のプロトコール

治療戦略	導入遺伝子	導入方法（ベクター）	主任研究者	施設
免疫遺伝子治療	GM-CSF（Auto）	レトロウイルス	Jonathan Simon	Johns Hopkins Oncology Center
	PSA	ワクシニアウイルス	Chen	National Naval Medical Center
	PSA	ワクシニアウイルス	Donald Kufe	Dana-Farber Cancer Institute
	PSA	ワクシニアウイルス	Martin Sanda	University of Michigan Urology Clinics
	Iterleukin-2	リポソーム	David Paulson	Duke University Medical Center
	Iterleukin-2	リポソーム	Arie Belldegrum	UCLA School of Medicine
	GM-CSF（Allo）	レトロウイルス	Jonathan SimonJohns	Johns Hopkins Oncology Center*
	Iterleukin-2	ワクシニアウイルス	Figlin	UCLA School of Medicine
自殺遺伝子治療	HSV-tk	アデノウイルス	Peter Scardino	Baylor College of Medicine*
	HSV-tk	アデノウイルス	Dov Kadmon	Baylor College of Medicine
	HSV-tk	アデノウイルス	Simon Hall	Mount Sinai School of Medicine
	HSV-tk	アデノウイルス	Thomas Gardner	University of Virginia
癌遺伝子抑制	Antisensec-myc	レトロウイルス	Mithchel Steiner	Vanderbilt University Medical Center
癌抑制遺伝子導入	p53	アデノウイルス	C. Logothetis	MD anderson Cancer Center
	p53	アデノウイルス	Arie Belldegrum	UCLA School of Medicine
	p16	アデノウイルス	J. gingrich	Univeristy of Tennessee
その他	Promoter and Enhancer Element of PSA	アデノウイルス	Jonathan Simon	Johns Hopkins Oncology Center

＊結果が論文化されたプロトコール　　　　　　　　　　　（2000.8現在、NIH home pageより集計）

III. 前立腺癌に対する遺伝子治療

2000年8月現在NIHに登録されている前立腺癌遺伝子治療プロトコールに関するものは表19-3に示す如く17プロトコールである。多くのものは進行中もしくは結果未公表のものであり、試験が終了し結果が論文として公表されているものはベイラー医科大学[3]とジョンズホプキンス大学[4]のプロトコールである。

1. 免疫遺伝子治療

GM-CSFを用いた免疫遺伝子治療は、本邦では腎細胞癌を対象に開始されている。前立腺癌に関しては米国のジョンズホプキンス大学のSimonたちのグループによって知見が集積されている[4]。前立腺癌において免疫遺伝子治療を行う際には、前立腺全摘出術により癌細胞を採取し、遺伝子を導入後細胞に放射線照射した後、ワクチンとして患者に投与する必要がある（ex vivo法）。しかし前立腺癌の場合、腎細胞癌などと比較して採取できる癌細胞数が少なく、培養に成功する確率が低いため本治療法を推進する上で問題となっていた。そこでSimonらのグループはワクチンとして患者自身の癌細胞を（autologous）用いるかわりに、すでに樹立されているヒト前立腺癌細胞株であるPC-3、LNCapを用いた治療法を開発し臨床試験を導入した（allogeneic）。初期の臨床試験として前立腺全摘出術後のPSA上昇例に投与し、その安全性と免疫学的な反応性が確認された。次のステップとして内分泌療法後再燃例を対象とした試験が開始されている。

2. 癌遺伝子の抑制ならびに癌抑制遺伝子の導入

癌抑制遺伝子であるp53遺伝子を組み込んだアデノウイルスベクターを用いた肺癌に対する遺

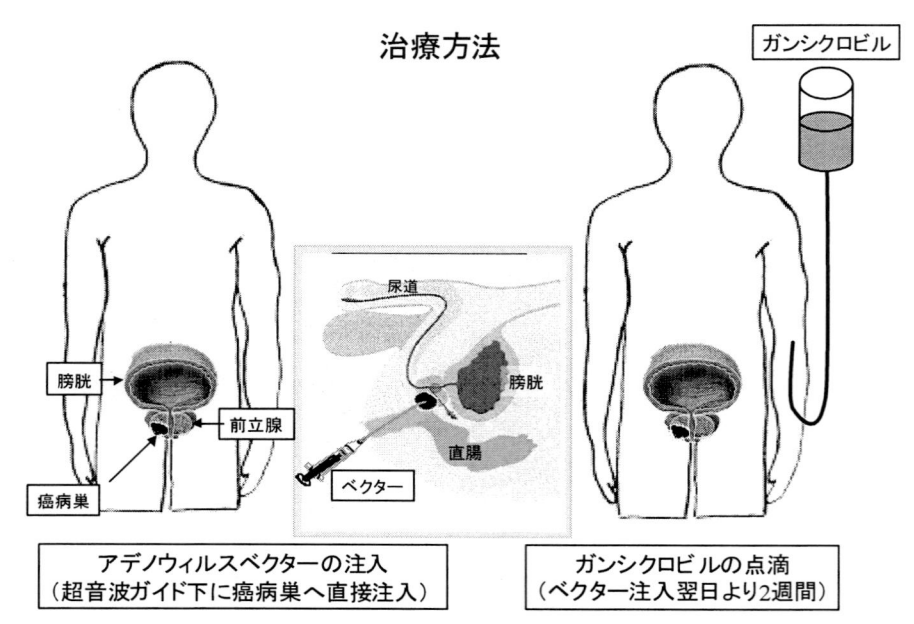

図19-2 前立腺癌に対する自殺遺伝子治療
超音波ガイド下にアデノウイルスベクターを直接注入し、翌日より2週間ガンシクロビルを点滴静注する。

19. 泌尿器科癌に対する遺伝子治療

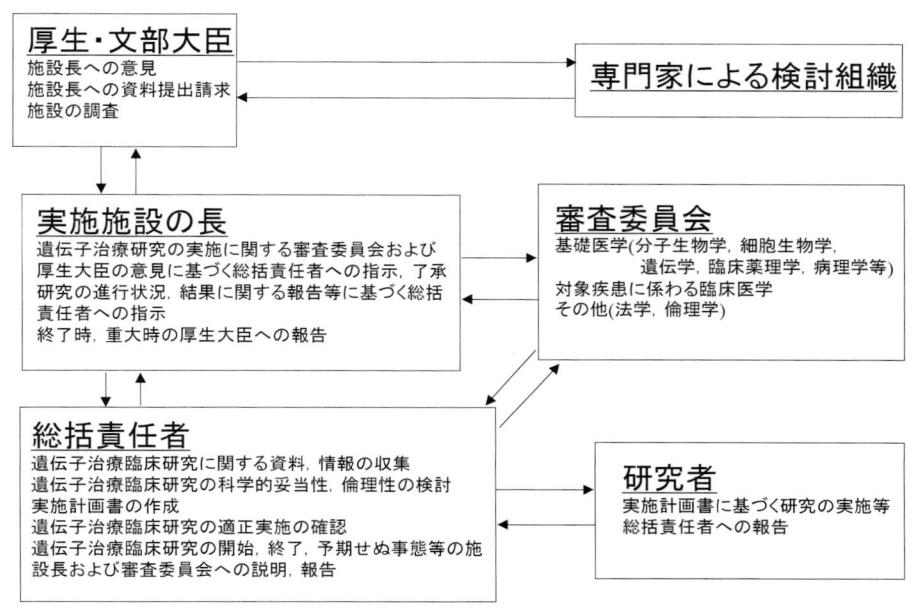

```
┌─────────────────────────┐                    ┌─────────────────────┐
│ 厚生・文部大臣           │                    │ 専門家による検討組織 │
│ 施設長への意見           │◄───────────────────┤                     │
│ 施設長への資料提出請求    │                    └─────────────────────┘
│ 施設の調査              │
└─────────────────────────┘

┌─────────────────────────────────────┐       ┌─────────────────────────────────┐
│ 実施施設の長                         │       │ 審査委員会                       │
│ 遺伝子治療研究の実施に関する審査委員会および│      │ 基礎医学(分子生物学,細胞生物学,    │
│ 厚生大臣の意見に基づく総括責任者への指示,了承│ ───► │      遺伝学,臨床薬理学,病理学等)   │
│ 研究の進行状況,結果に関する報告等に基づく総括│ ◄─── │ 対象疾患に係わる臨床医学          │
│ 責任者への指示                       │       │ その他(法学,倫理学)              │
│ 終了時,重大時の厚生大臣への報告       │       └─────────────────────────────────┘
└─────────────────────────────────────┘

┌──────────────────────────────────────┐       ┌──────────────────────────┐
│ 総括責任者                            │       │ 研究者                    │
│ 遺伝子治療臨床研究に関する資料,情報の収集│ ────► │ 実施計画書に基づく研究の実施等│
│ 遺伝子治療臨床研究の科学的妥当性,倫理性の検討│ ◄──── │ 総括責任者への報告          │
│ 実施計画書の作成                      │       └──────────────────────────┘
│ 遺伝子治療臨床研究の適正実施の確認      │
│ 遺伝子治療臨床研究の開始,終了,予期せぬ事態等の施│
│ 設長および審査委員会への説明,報告      │
└──────────────────────────────────────┘
```

図19-3　ガイドラインに基づく遺伝子治療臨床研究の手順

伝子治療はすでに本邦では岡山大学において実施されている。前立腺癌に関しては，本邦では実施されておらず肺癌の場合と同一のベクターをもちいた臨床試験が米国にて進行中であるが十分な効果は確認されていないようである[6]。

3. 自殺遺伝子治療

米国ベイラー医科大学において，内分泌未治療かつ放射線治療後の遠隔転移を有しない局所再発前立腺癌患者を対象とし，HSV-tk遺伝子発現アデノウイルスベクターとGCVを用いた第1相臨床試験が1996年8月より開始された。その結果，試験の主な目的であるアデノウィルスベクターを前立腺癌患者に局所投与することならびにGCVを投与することの安全性が確認された。さらに腫瘍マーカーであるPSA(Prostate specific antigen)の低下を示す症例を認め，臨床的有効性も確認された[3]。前立腺癌に対する遺伝子治療の臨床的有効性を示した最初の報告であるとともに，自殺遺伝子治療の臨床的有効性を示した報告として注目に値する。われわれが計画している本治療法の対象は，日本における前立腺癌患者と治療法の特性を反映して，内分泌療法抵抗性局所再燃前立腺癌を予定している[5]。手技的には超音波ガイド下にアデノウイルスベクターを癌病巣に注入した後，プロドラッグであるGCVを投与することで治療効果を得ることが可能であり，きわめて簡便である（図19-2）。さらに治療効果の判定もPSAを用いることで容易に行える。こういった点からも前立腺は遺伝子治療に適した臓器であるといえる。また，考えられる副作用も他の治療法と比較して軽微であることより，患者のQOLを損なう可能性はきわめて低い治療法といえる。したがって，従来の前立腺癌治療の概念にない本遺伝子治療は，これからの前立腺癌治療における重要な選択肢のひとつになるものと考えられる。

IV. 腎癌に対する遺伝子治療

腎細胞癌は，手術療法以外に有効な治療法がないこと，サイトカイン治療などの免疫療法に反応することから遺伝子治療，特に免疫遺伝子治療の対象疾患として捉えられ，初期の時点より種々の試みがなされてきている。

基礎分野におけるGM-CSFによる免疫遺伝子治療に関する研究成果に基づき臨床試験が導入された。特にGM-CSFについつてはJonhs Hopkins大学のSimonたちのグループによって臨床第I相試験が開始され安全性，生物学的活性，臨床効果が確認されている[6]。本邦においても東京大学医科学研究所，筑波大学を中心に同一のプロトコールが実施されている。HSV-tk遺伝子による自殺遺伝子治療に関しては，動物実験においてその効果が確認されている。

V. 遺伝子治療の実施手順と患者管理

遺伝子治療は標準的治療として一般化されるには至ってはいなものの，21世紀の医療において重きをなす可能性があるため，遺伝子治療研究の推進と体制の整備が求められていた。そこで，平成5年厚生省の諮問機関である厚生科学会議で「遺伝子治療に関するガイドライン」が作成され，

表19-4 遺伝子治療臨床研究実施計画書の作成に際し必要とされる項目
（ガイドラインより抜粋）

1. 遺伝子治療臨床研究の名称
2. 総括責任者およびその他の研究者の氏名並びに
    当該遺伝子治療臨床研究において担当する役割
3. 遺伝子治療臨床研究の実施施設の名称およびその所在地
4. 遺伝子治療臨床研究の目的
5. 遺伝子治療臨床研究の対象疾患を選んだ理論的根拠
    対象疾患に関する現時点での知見
    当該遺伝子治療臨床研究の概要
    他の治療法との比較および遺伝子治療を選択した理由
6. 遺伝子の種類およびその導入方法
    導入する遺伝子の構造と性質
    遺伝子導入方法の概略および当導入法を選択した理由
    ウイルスベクターを用いる場合の人に対する影響，作製方法など
7. 培養細胞，実験動物を用いたこれまでの研究成果
8. 安全性についての評価
    遺伝子導入方法の安全性
    遺伝子産物の安全性
    細胞の安全性
9. 遺伝子治療臨床研究の実施が可能であると判断する根拠
10. 遺伝子治療臨床研究の実施計画
11. 当該遺伝子治療臨床研究の実施施設の施設設備の状況
12. 当該遺伝子治療臨床研究に関連する国内外の研究状況
13. 研究者の略歴および研究業績
14. その他必要な事項

平成6年には文部省の学術会議から大学病院を対象としたガイドラインが発表された。これらのガイドラインにより審査方法を含め我が国における遺伝子治療の体制は整備され，全ての遺伝子治療はこのガイドラインに沿って実施されることとなっている。本稿では実際に遺伝子治療臨床研究を実施する際の必要なステップについて概説する。

1. 計画の立案，申請から承認まで

ある遺伝子治療の方法について安全性，有効性が動物実験において確認されたのち，実際の人への応用が計画されることとなる。具体的には実施計画書を作成し学内の審査委員会に申請し，審査委員会でその科学的妥当性，安全性，倫理性を審査された後，国へ申請され再度同様の審査を受け，文部大臣，厚生大臣よりの実施承認を得ることとなる（図 19-3）。実施計画書には国のガイドラインに定められた必要事項が漏れなく記載されることが必要である（表 19-4 参照）。

2. ベクターの入手

導入する遺伝子ならびにベクターの安全性はもっとも重要な項目であり，厳密な工程で製造され（GLP：good laboratory product, GMP：good manufacturing product），厳密な品質検査を受けたもののみ投与可能であることは言うまでもないことである。アデノウイルスベクターに関しては，現時点ではヒトへの投与可能なベクター（clinical grade vector）を日本において製造，供給する段階までには至っておらず，主に米国からの輸入に頼っているのが現状である。所定の手続きを経て国内に輸送し，定められた受入試験を実施し輸送の工程で力価等に変化がないことを確認した後に実際の治療に供されることとなる。

3. ベクターの取り扱い

アデノウイルスベクターの調整に関してはバイオハザードマテリアルとしての取り扱いが必要であり，バイオセーフティレベル2指針に準拠して行われている。患者に関しても一定の隔離操作が行われ，医療従事者に関しても手袋，ガウン，マスク着用によるベクター投与が実施されている。公衆衛生上の配慮も含め，感染性廃棄物の処理管理も厳重に実施される必要が要求されている。

4. 患者の管理とフォロー

治療後の患者については，個室での管理が原則であり排泄物（前立腺癌の場合は，特に尿）は入院患者と別に採取され，消毒したのち廃棄される。また尿中よりのアデノウイルスベクター粒子が検出されなくなることを確認した後，部屋からの外出を許可する。遺伝子治療に特徴的な事項としては，遺伝子が目的とする組織に導入されていることを確認するため，アデノウイルスベクター投与48から72時間後に組織を採取する場合がある。治療後のフォローに関しては，他の治療法に準拠したスケジュールで実施される。

VI. 治療上の諸問題（社会的側面について）

21世紀の医療としての期待は大きいものの，遺伝子治療はいまだに実験的医療の段階である。そのためインフォームド・コンセントの確保は不可欠と考えられ，また，その手続きについても人権保護の観点から公正かつ厳格さが求められる。また，遺伝子治療がどのような医療技術であるのかについては，必ずしも一般には周知されていないのが現状であり，正確な情報を国民に提供していく姿勢も求められている。特に臨床研究を実施する場合は，国民の理解を得ることが重要であり，研究者は平素から社会的，倫理的問題についても把握し，これに配慮した研究を実施するべく努力する必要がある。このことは将来にわたる研究の進歩に大きな影響を与えるものと考えられる。

文 献

1) Sanda, M. G.: Biological principles and clinical development of prostate cancer gene therapy, Seminars in Urologic Oncology. 15 : 43-55, 1997.
2) Hrouda, D., Perry, M., and Dalgleish, A. G. Gene therapy for prostate cancer, Seminars in Oncology. 26 : 455-471, 1999.
3) Herman, J. R. et al.: In situ gene therapy for adenocarcinoma of the prostate : a phase I clinical trial, Human Gene Therapy. 10 : 1239-49, 1999
4) Simons J.W. et al.: Induction of immunity to prostate cancer antigens : results of a clinical trial of vaccination with irradiated autologous prostate tumor cells engineered to secrete granulocyte-macrophage colony-stimulating factor using ex vivo gene transfer Cancer Res. 59:5160-5168, 1999.
5) 那須保友，公文裕巳：前立腺癌に対する遺伝子治療―HSV-tk遺伝子を用いた自殺遺伝子治療―，医学のあゆみ，192 : 184-185, 1999.
6) Simon J.W. et al.: Bioactivity of autologous irradiated renal cell carcinoma vaccines generated by ex vivo granulocyte - macrophagecolony-stimulating factor gene transfer. Cancer Res. 57 : 1537-1546, 1997.

（那須保友）

20. クリニカルパスの実践

　クリニカルパス，あるいはクリティカル（以下パス）は，もともとは製品工作過程の効率化と，品質管理のために発案された手法である。医療の分野にこの手法が導入された動機には，疾病に関する知識の膨大さ，あまりにも多様化された技術，多くの薬剤，それらを利用して行う病院機構の人的，構造的複雑さ，という背景のなかで，一定した質を確保できる医療や看護の提供が困難になってきたことがある。もう一つの大きな理由としては，現在世界的に起こっている医療経済の逼迫，困窮という事態がより効率的な医療や看護技術の提供を追っているということがある。

　したがって，パスを作成する目的は，効率よく，安全確実に医療，看護を提供するために，必要な検査，治療行為，看護，リハビリなどの全てのプロセスを文章化して表記し，入院期間中の患者への行為が時間を横軸において一目でわかるようにし，スケジュール通りに遂行してゆくことによって，患者の満足度を高めるとともに病院経済の安定化を図ることにある。

　したがって，パスを作成する対象となる疾患にはまず，急性期で，重病で，治療や看護の統一化がはかられ易く経済的に多くのコストがかかるもので，経済効果の見え易いものからはじめるのがよいと思われる。理由はパスを策定施行することによって患者だけでなく関連した職員全体が，その効果を理解でき，満足を得られ易いからである。パスの策定にあたっては，その主体となるのは看護婦である。病棟業務は看護業務を中心に行われており，且つ病棟内の業務量を規定するのは看護婦の人員とその労働量である。

　策定にあたっては，第1に病院内でパスを策定するというコンセンサスと，病院責任者の意思決定および，積極的な推進。第2に，それぞれの医師がそれぞれの判断で行ってきた，治療方針，使用薬剤，治療手順の統一をはかり，看護の流れのなかに組み込む。第3に関連する部署全てとの調整をはかることが必要であり，特に病院責任者の強い意欲と医師の協力による医療の標準化は不可欠の要素である。

　大きな問題は医師側の治療内容の細部に至るまでの統一を図る過程で生ずる，いつ検査を行い，いつ手術を行い，どの薬剤を何日使用し，いつ退院させるかは全て医師の裁量権としてみとめられており，かつ，医療経済を考えながら効率的にという空気はあっても具体的にその面で評価されることの少なかった我が国では，医療内容を統一化することは医師の既得権に対する侵害となるからである。

　医師側の医療内容の標準化はパス作成のための最低条件であるが，これはEBMの基本的な手法によって標準的治療の統一がなされるべきである。無論，パスは各病院での診療や看護行為のための手段であり，各病院の事情がその内に反映されるのは当然であるにしてもEBMから大きく逸脱するその病院にだけ通用する独自の医療では，今後は通用しなくなる。

　パスを策定施行することによって得られる効果はいくつか考えられるが，第1に，医療，看護の標準的スタイルができることによって提供する医療行為，看護行為にばらつきがなくなる。これは複雑さを大きく解消することにつながり，医療事故やミスの発生を小さくする。第2に，ミスや間違いがどの過程で発生しやすいのか見つけ易くなり，策定したパスの有効性の検討，見直しや改定が容易になる。第3に，策定するプロセスを含め各職種間での交流が盛んとなり，また，全体の治療，看護計画を共有することでそれぞれの役割，責任が明らかとなり，それぞれの職種の自律性が高まる。いわゆるチーム医療の推進が進む，第4

にパスに沿って動くことにより患者側にも自分の状況が把握でき不安の軽減と満足度の上昇につながる。第5に，計画通りに行うことによって収益の予測が可能になり，また，無駄を省くことが薬剤や材料の節減，在庫の減少，在院日数等の減少等につながり経済効果を生む。第6に，新人教育等統一した基準が教育内容の統一を生み，教育効果を挙げる。

パスの導入による課題は利点の裏返しのところにある。第1には，情報の共有化は情報の過剰な開示につながり易く，不特定多数の人間が容易に情報を入手できることから生ずる問題である。第2に，標準化は画一化に通ずる。策定されたパスどおりに入院から退院までスムーズにゆく例はむしろまれである。パスから外れた場合には患者側の不安を高めるであろうし，パスの流れそのものにも影響がでる。パスから逸脱した場合にいかに柔軟に対応するかが重要である。第3に，チーム医療は，役割の分担と責任の明確化を基本として成立するが，これは役割の固定化を意味することではない。役割の内容の範囲が言語化され，図表化されるとその部分については責任をもつが，その範囲を多少とも外れると責任範囲外の業務ということで拒否することが起こる。業務をどれほど細分化しても接着的な部分は常にあり，それらに対しても柔軟な対応が必要となる。第4に，経済的な効率は副次的なものとして捉えることが重要であり，これを第1の目的とすべきではない。パスの目的は一義的にはあくまで医療や看護の質の確保と保証にあり，あまりにも経済効果を強調しすぎると医療人としての基本的なあり方に抵触しかねず，その結果返って労働意欲の低下を招きかねない。

I. クリニカルパスの実際

泌尿器科領域での悪性腫瘍の治療として手術，化学療法，放射線療法が一般的に行われている。手術としては腎癌，腎盂尿管腫瘍に対する腎摘出術，浸潤性膀胱腫瘍に対する膀胱全摘出術などの開腹術から表在性膀胱腫瘍に対する内視鏡的膀胱腫瘍切除術があり，最近では腎癌に対する腹腔鏡下腎摘出術などがある。化学療法としては移行上皮癌に対するMVAC療法や，精巣腫瘍に対するBEP療法などから局所的治療として膀胱腫瘍に対する動注療法，表在性膀胱腫瘍に対する膀胱内注入療法などがある。

ここでは泌尿器科腫瘍の治療の中で代表的な経尿道的膀胱腫瘍切除術，膀胱全摘出術（回腸導管造設術），MVAC療法についてのクリニカルパスについて述べる。

1. 経尿道的膀胱腫瘍切除術（表20-1）

経尿道的膀胱腫瘍切除術は表在性膀胱腫瘍に対する一般的な治療方法で，定型的な手術，検査を行うため最初に取り組むにはパスとしてつくり易いという利点がある。表に入院時から，退院時までのパスを示す。表在性膀胱腫瘍は再発予防のため，抗癌剤の膀胱内注入療法が一般的に行われており，私達のパスの中にも治療として記載してある。術後1週間目に膀胱鏡にて残存腫瘍がなく，病理組織検査でpT1以下であれば術後8日目で退院としている。

2. 膀胱全摘出術，回腸導管造設術（表20-2, 3）

浸潤性膀胱腫瘍に対しては膀胱全摘出術，尿路変更術が一般的に行われている。尿路変更術として最近では導尿型，自排尿型などがあるが，ここでは回腸導管型の尿路変更の尿路変更についてのクリニカルパスについて述べる。

本手術では通常の排尿機能の喪失とbody imageの変化が生じるため，まず医療者側から患者および家族に十分な病状の説明と術後の生活などについての説明が必要である。したがって，クリニカルパスもこの説明と同意が得られることから始まる。患者への指導もVTRやパンフレットを使用し，術後の生活がイメージし易いよう工夫する。家族の協力も必要なため，手術の説明だけでなく，ストーマの位置決めやパッチテストも家族と共に

表20-1 経尿道的膀胱腫瘍切除術（TUR-BT）

	1.治療・処置	2.検査	3.栄養	4.活動	5.清潔	6.説明・指導	7.看護問題リスト
	VSチェック						#1 手術に対する不安 #2 麻酔，手術関連の合併症 #3 術後疼痛 #4 離床および生活指導 #5 退院時指導
術前3日 月 日	□抗生物質皮内テスト □日勤I検（14°）	□術前検査の確認 胸腹部XP, ECG, 血液ガス 血算，生化学， 尿検査， 血液型，感染症 □尿細胞診	□普通食	□フリー	□入浴	□入院時診療計画書 □手術同意書 □術前オリエンテーション □排尿記録　蓄尿の説明 □他科内服薬確認	#1 □手術の必要性を理解している □不安表出ができる
術前2日 月 日	□日勤I検（14°）		□普通食	□フリー	□入浴		□他科内服薬確認
術前日 月 日	□プルセニド2T（夜内服） □除毛 □日勤I検（14°）		□普通食	□フリー	□入浴	□麻酔ラウンド	
手術当日 月 日	（術前） □6°VSチェック □グリセリン浣腸，反応確認 □朝　抗生剤　点滴 □（　°）プレメジ（　） □（　°）入室 □術前DIV（100 ml/h） （術後） □酸素マスク　5 リットル 50% □DIV 150 ml/h □抗生剤（点滴） □血尿の観察(血尿程度の記載) □プレメジ前　□プレメジ後 □帰室時　□60′　□2 hr □18°　□21°（尿量のチェックも忘れずに）	□術後　血算，生化学 □術後，血液ガス □病理提出	□夕より水分可	□体交可		□主治医より手術結果の説明	#2 □循環動態の安定 □水分出納 □呼吸状態の安定 □血尿程度の観察 #3 □疼痛のコントロール
術後1日 月 日	□血尿の観察(血尿程度の記載) □抗癌剤　膀胱注入1時間バルーンクランプ □硬膜外カテ抜去 □DIV 3000 ml □抗生剤（点滴） □6°□10° □15°□20°	□血算，生化学 □胸部腹部XP □血液ガス	□朝より全粥	□トイレ歩行	□洗面介助，清拭，更衣	□早期離床	#2 □水分出納 □血尿の程度の観察 #3 □疼痛のコントロール #4 □早期離床がはかれる
術後2日 月 日	□血尿の観察(血尿程度の記載) □バルーンカテ抜去 □自尿確認 □DIV 2000 ml □点滴抜針 □抗生剤（点滴） □深夜　□日勤　□準夜		□普通食	□フリー	□清拭		#2 □血尿の程度の観察 □排尿状態の観察 #3 □疼痛のコントロール

日付		観察・処置	検査	食事	安静度	清潔	退院指導等	その他
術後3日	月 日	□血尿の有無,排尿状態の観察 □DIV 1000 ml □抗生剤(点滴) 日勤1検(14°)		□普通食	□フリー	□シャワー可		
術後4日	月 日	□血尿の有無,排尿状態の観察 □DIV 1000 ml □抗生剤(点滴) 日勤1検(14°)	□血算,生化学,尿検査,全尿生化	□普通食	□フリー	□シャワー可		
術後5日	月 日	□血尿の有無,排尿状態の観察 □抗生剤(内服) 日勤1検(14°)		□普通食	□フリー	□入浴可		
術後6日	月 日	□血尿の有無,排尿状態の観察 □抗生剤(内服) 日勤1検(14°)		□普通食	□フリー	□入浴可		
術後7日	月 日	□血尿の有無,排尿状態の観察 □抗生剤(内服) 日勤1検(14°)	□血算,生化学,尿検査,尿細胞診 □膀胱鏡	□普通食	□フリー	□入浴可		#5 □退院後の食事療養 □退院後の生活
術後8日〜10日	月 日	□血尿の有無,排尿状態の観察 □抗生剤(内服)		□普通食	□フリー	□入浴可	□退院時指導 □次回外来予約 　月　日　時 　Dr(　　)	

実施する。

手術は腸管を使用したものとなるため,術前には低残渣食を開始し,捕食可能な食事についても説明する。術前より数日緩下剤を服用するが,逆に下痢に伴う身体症状がある場合は緩和することも必要である。手術前日は絶食となるため手術前日より点滴を行い脱水にならないように注意する。

手術は長時間の開腹手術であり,中等量以上の出血もあるため,手術中,術後の水分出納バランスに注意を要する。体重測定,CVP圧測定,電解質のチェックなどの結果をみて適正な補液を行う。腸管吻合を行っているため経口摂取は術後1週間より開始するが,それまで血糖値をモニターしながら高カロリー輸液を行う。

手術では尿路変更を行うため尿管カテーテルや創部にドレーンが挿入されて帰室してくる。ドレーンの排液の性状に注意し尿管カテーテルの閉塞予防のため洗浄を行う。また,ストーマの色,出血,浮腫の有無のチェックをすることも行う。

周術期を過ぎたあとはストーマのスキンケアについて患者を指導する。装具交換も指導するがその際ストーマ周囲の皮膚の状態をよく観察し適切な処置について指導する。退院後のストーマ外来や専門家(ET)も紹介する。

3. MVAC療法 (表20-4)

MVAC療法は泌尿器科腫瘍に対する有用な治療方法であることは知られている。しかし,個々の医師によって微妙な違った処方ややり方が行われるとその指示によって動くコメディカルの作業は煩雑なものとなり,医療ミスの原因になり得る。そのためこのようなよく使われる化学療法にはクリニカルパスを作成し投与方法などを一定にしておくことは薬剤師,看護婦によるチェック機能も働き,抗癌剤の投与量,投与方法の誤りを防ぐことができる。

20．クリニカルパスの実践

表 20-2　膀胱全摘出術，回腸導管造設術（術前）

	1.治療・処置 VSチェック	2.検査	3.栄養	4.活動	5.清潔	6.説明・指導	7.看護問題リスト #1 手術に対する不安 #2 麻酔，手術関連の合併症 #3 術後疼痛 #4 離床および生活指導 #5 退院時指導
術前5日 月 日	□抗生物質皮内テスト 日勤1検（14°）	□CT，骨シンチなどで遠隔転移，リンパ節転移の確認	□普通食	□フリー	□入浴	□手術同意書	#1 □手術の必要性を理解している □不安表出ができる
術前4日 月 日	□ピオクタニン塗布 □ストーマの位置決め □パッチテスト □イメージトレーニング 日勤1検（14°）	□術前検査の確認 胸腹部XP, ECG, 呼吸機能 血算，生化学，尿検査， 全尿生化 血液型，感染症 □輸血準備 □血液ガス	□低残渣食	□フリー	□入浴	□回腸導管　オリエンテーション	
術前3日 月 日	□ピオクタニン塗布 □呼吸訓練 日勤1検（14°）		□低残渣食	□フリー	□入浴	□呼吸訓練指導	
術前2日 月 日	□プルセニド2T（夜内服） □ピオクタニン塗布 □呼吸訓練 日勤1検（14°）		□低残渣食	□フリー	□入浴		
術前日 月 日	□剃毛 □マグコロール1本（昼服用） □CVline確保 DIV 100 ml/h □ピオクタニン塗布 □呼吸訓練 日勤1検（14°）		□昼食以降絶食	□フリー	□入浴	□麻酔ラウンド	

　化学療法による治療を行うに当たってはやはり患者に病状の説明と治療の同意を得ておくことが必要である．抗癌剤により強い食欲不振，脱毛，腎，血液毒性などを合併するため，患者の十分な理解が得られていないと数コースの治療は出来ない．**表 20-4** に体表面積が $1.5\,kg/m^2$ としてMVAC療法のパスを示してある．MVAC療法ではそれぞれの薬剤による毒性があるため，副作用軽減のためにさまざまな投与方法や，補助治療が表中に記載してある．シスプラチンの腎毒性軽減のため大量の補液をおこなうため，体重のチェックは必要であり，電解質も調べて補正することも行う．

　表には記載していないが骨髄抑制が化療1週間ころより合併してくるため，血液検査を行い，必要に応じてG-CSFを使用し，病棟内での活動も制限することもある．

まとめ

　今回示したのはあくまでも私達の行っている例を紹介したものである．診療内容については現在

表20-3　膀胱全摘出術，回腸導管造設術（術後）

	1.治療・処置	2.検査	3.栄養	4.活動	5.清潔	6.説明・指導	7.看護問題リスト
	VSチェック						#1 手術に対する不安 #2 麻酔，手術関連の合併症 #3 術後疼痛 #4 離床および生活指導 #5 退院時指導
手術当日　月　日	（術前） □6° VSチェック □高圧浣腸，反応確認 □朝　抗生剤　点滴 □（ ° ）プレメジ（ ） □（ ° ）入室 □術前DIV（100 m/h） □吸入3回 （術後） □酸素マスク　5 ℓ/分 50% □DIV 150 m/h □生食45m/＋イノバン5m/ 4.5 m/h □抗生剤（点滴） □創の観察　ドレーン（ ） □プレメジ前　□プレメジ後 □帰室時　□30′□60′□2hr □18°　□20°（尿量のチェックも忘れずに）	□術後 血算，生化学 □術後，血液ガス □胸部腹部XP □病理提出	□絶飲食	□体交可		□主治医より手術結果の説明	#2 □麻酔全覚醒 □呼吸状態の安定 □循環動態の安定 □水分出納 □創出血がない #3 □疼痛のコントロール
術後1日　月　日	□包交 □創の観察 □尿管カテーテル洗浄 □DIV 3000 m/ □抗生剤（点滴） □6°　□10° □15°　□20° □CVP測定	□血算，生化学 □胸部腹部XP □血液ガス	□絶飲食	□体交可	□洗面介助，清拭，更衣		#2 □創出血がない □水分出納 □ストマの観察 #3 □疼痛のコントロール #4 □早期離床がはかれる
術後2日　月　日	□包交 □創の観察 □尿管カテーテル洗浄 □硬膜外カテ抜去 □高カロリー輸液 3000 m/ □抗生剤（点滴） □深夜　□日勤　□準夜 □体重測定（　kg） □CVP測定	□血算，生化学 □デキストロチェック	□絶飲食	□トイレ歩行	□清拭	□早期離床	#2 □腸管麻痺がない □水分出納 □ストマの観察 #3 □疼痛のコントロール #4 □早期離床がはかれる
術後3日　月　日	□包交 □創の観察 □尿管カテーテル洗浄 □膀胱摘出部ドレーン抜去 □高カロリー輸液 3000 m/ □抗生剤（点滴） □深夜　□日勤　□準夜 □CVP測定	□デキストロチェック	□絶飲食	□トイレ歩行	□清拭		#2 □腹部の観察 □ストマの観察 #3 □疼痛のコントロール
術後4日　月　日	□包交 □創の観察 □尿管カテーテル洗浄 □高カロリー輸液 3000 m/ □抗生剤（点滴） □深夜　□日勤　□準夜	□血算，生化学 □デキストロチェック	□絶飲食	□フリー	□清拭		□排便状態 □ストマの観察

術後5日目 月 日	□包交 □創の観察 □尿管カテーテル洗浄 □高カロリー輸液 3000 m*l* □抗生剤（点滴） □深夜 □日勤 □準夜	□デキストロチェック	□絶飲食	□フリー	□清拭		□排便状態
術後6日目 月 日	□包交 □創の観察 □尿管カテーテル洗浄 □高カロリー輸液 3000 m*l* □抗生剤（点滴） □深夜 □日勤 □準夜	□デキストロチェック	□水分可	□フリー	□清拭		
術後7日目 月 日	□包交 □創の観察 □半抜糸 □高カロリー輸液 3000 m*l* □抗生剤（点滴） □深夜 □日勤 □準夜	□血算，生化学，尿検査，全尿生化学 □腎盂造影	□流動食開始	□フリー	□清拭		□経口摂取状態の把握
術後8日目 月 日	□創の観察 □尿管カテーテル抜去 □全抜糸 DIV 1000 m*l* □抗生剤（内服） 日勤 I 検（14°）		□五分粥	□フリー	□シャワー可		□経口摂取状態の把握
術後9日目 月 日	□創の観察 □尿管導管吻合部ドレーン抜去 DIV 1000 m*l* □抗生剤（内服） 日勤 I 検（14°）		□全粥	□フリー	□シャワー可		
術後10日目 月 日	□創の観察 DIV 500 m*l* □抗生剤（内服） 日勤 I 検（14°）		□普通食	□フリー	□入浴可		#4 ストマケアの自立
術後11日〜14日目 月 日	□ラパックの張替え指導 □IVP □抗生剤（内服） 日勤 I 検（14°）		□普通食	□フリー	□入浴可		

行われているもっともよい根拠の明らかな治療法を基本として組み立てられるべきで，この点に関して病院に大きな異なりがあるのは問題があるが，入院から退院にいたるまでの検査・治療スケジュール，入院期間などについては病院による事情が大きく影響するところである．したがって，この部分では各病院による特殊性がパスの中に組み込まれることがあって当然である．

最初のところでも述べたようにパスは医療チームとして医療の質を確保するため，患者の満足度を上げるためのツールであり，治療方法の変化や社会的事情，病院内の情報の変化に対しては柔軟に対応して変化，改善させてゆくことが重要である．

表20-4 MVAC療法

	1.治療・処置 VSチェック	2.検査	3.栄養	4.活動	5.説明・指導
化療2日前 月 日	日勤1検（14°）	□化学療法前の確認 ECG，心エコー 血算，生化学，尿検査，全尿生化	□普通食	□フリー	□化学療法の説明 □副作用（腎，心毒性，骨髄抑制）の説明
化療前日 月 日	□COP, line 確保 DIV 100 ml/h 日勤1検（14°）		□普通食	□フリー	
化療1日目 月 日	体重測定 DIV 100 ml/h（500 ml 中メイロン 40 ml） □10時50分より氷片を舐める □11時～12時 メソトレキセート 50 mg 　　　　　　生食 100 ml □18時, 24時 ロイコボリン1錠内服 □深夜 □日勤 □準夜		□普通食	□病棟内	
化療2日目 月 日	体重測定 DIV 100 ml/h 以下の薬剤注入時には主管は維持点滴とする。 □8時30分～9時 制吐剤，生食 100 ml □9時～10時 マニトール 300 ml □10時～12時 シスプラチン 120 mg，生食 400 ml 2時間かけて遮光 □12時～13時 アドリアマイシン 50 mg，生食 100 ml/ダンクールキャップ，心電図モニター □13時～14時 ビンブラスチン 5 mg，生食 100 ml 14時以降 DIV 100 ml □6時, 12時 ロイコボリン1錠内服 □深夜 □日勤 □準夜		□普通食	□病棟内	嘔気時 制吐剤，ステロイド使用 □蓄尿指導
化療3日目 月 日	体重測定 DIV 100 ml/h □ラシックス1A 注射 □深夜 □日勤 □準夜	□血算，生化学		□病棟内	
化療15(22)日目 月 日	体重測定 DIV 100 ml/h（500 ml 中メイロン 40 ml） □10時50分より氷片を舐める 　以下の薬剤注入時には主管は維持点滴とする。 □11時～12時 メソトレキセート 50 mg 　　　　　　生食 100 ml □12時～13時 ビンブラスチン 5 mg，生食 100 ml 14時以降 DIV 100 ml □18時, 24時 ロイコボリン1錠内服 □深夜 □日勤 □準夜			□病棟内	
化療16(23)日目 月 日	体重測定 DIV 100 ml/h □6時, 12時 ロイコボリン1錠内服 □深夜 □日勤 □準夜			□病棟内	

文 献

1) 副島秀久, 町田二郎: クリニカルパスとチーム医療, 泌尿器外科: 13 (7), 865-869, 2000.
2) 長谷川俊彦 編: クリティカルパスと病院マネジメント―その理論と実際―, 薬業時報社, 1999.
3) 日野原重明 監修: クリティカルパス―導入, 作成, 実践の具体的手引き―, 小学館, 1999.
4) 阿部俊子: クリティカル・パスの考え方と導入の進め方, ウロ・ナーシング 4 (1), 18-22, 1999.
5) 南保幸代, 大久保由美子, 貝瀬友子: 膀胱腫瘍の動脈血管造影・薬物注入療法のクリティカル・パス作成を試みて, ウロ・ナーシング 4 (1), 23-33, 1999.
6) 堀田晴美, 道端由美子: 腎臓摘出術におけるクリティカル・パスの導入・作成の取り組み, ウロ・ナーシング 4 (1), 34-42, 1999.
7) 服部良平, 小野佳成: 腹腔鏡下腎摘除術のクリニカルパス, 日鏡外会誌, 5: 441-445, 2000.

(大島伸一, 服部良平)

21. 癌性疼痛患者の管理

　世界保健機関（WHO）が癌疼痛治療指針を1986年に発表して以来，本邦においてもモルヒネを中心とした薬物療法が行われてきている。最近の調査によると，本邦における完全除痛率はほぼ50％と不十分ではあるが，WHO方式のさらなる浸透により今後改善されるものと思われる。最近の癌性疼痛患者の管理の実際について述べたい。

I. WHO方式癌疼痛治療指針[1]

1. 癌の痛みの特徴

　癌性疼痛の特徴は手術や外傷の痛みと異なり，徐々に始まり，かつ次第に増強し長期間続く痛みであることである。癌疼痛の治療は，この特徴に見合ったものでなくてはならない。

2. WHO方式癌疼痛治療指針の基本方針

　本法の基本方針としては，鎮痛薬はby the mouth：経口投与を基本とし，by the ladder：患者の痛みの強さに合わせて調節し，by the individual：一人一人の患者による鎮痛状況の相違に留意すること，および by the clock：鎮痛薬は時間をきめて服用し，痛みが出現してからはじめて投与する頓用を避け，前に投与した薬物の効果の消失する前に次の薬が行くようする。また，このような基本方針に対しきめの細かい配慮をすることを強く勧めている。

表 21-1　WHO方式癌疼痛治療法の基本的鎮痛薬（WHO 1989）

群		標準薬	代替薬
I	非オピオイド鎮痛薬	アスピリン アセトアミノフェン イブプロフェン インドメタシン	アスピリン誘導体 ジフルニサル フェノプロフェン ナプロキセン
II	軽度・中等度の痛みに用いるオピオイド鎮痛薬（弱オピオイド）	コデイン	（デキストロプロポキシフェン） ジヒドロコデイン オキシコドン* アヘン末
III	中等度・高度の痛みに用いるオピオイド鎮痛薬（強オピオイド）	モルヒネ	（ヒドロモルフォン） （レボルファノール） （メサドン） オキシコドン* ペチジン ブプレノルフィン*

　（　）：日本で入手できない薬　　＊：日本では経口製剤が入手できない薬

3. 鎮痛薬の3段階ラダー (表21-1)

実際の方法としてWHOが推奨した鎮痛薬の選択方法が3段階ラダーである。痛みの程度に合わせ、第一段階として軽い痛みには非ステロイド性消炎鎮痛薬を用いる。これでうまく鎮痛できないときには第二段階として、麻薬としては弱い鎮痛作用を有するコデインを併用し、それでも鎮痛されない痛みには第三段階として強力な麻薬性鎮痛薬のモルヒネを用いるとしたものである。各段階における代表的薬物とその代用薬については表21-1にあげた。

4. 癌疼痛治療の実際的目標

目標を持った治療が必要である。通常、以下の3段階にわける。

まず、睡眠が妨げられぬような状態にし、次に安静時の無痛を得ること、最後に体動時にも痛みが無い状態にすることを目標にする。

5. 麻薬への誤解

麻薬を用いると麻薬中毒になる、死期を早めてしまう、病状を悪化させる、さらには、もっと痛くなった時に効かなくなる、といった誤った考え方は、痛みを有する患者においては全く起こらず誤解であることが臨床的、実験的に証明されている。また、麻薬を求めて異常な行動を起こす状態である精神的依存は、規則正しい服薬が行われるかぎり皆無であるといってよい。麻薬への耐性(効きにくくなる状態)は発現するが、痛みを有する患者においては発生しにくく、また、発生してもモルヒネの増量で対処できる。さらに、極量の制限は撤廃されており、外来での処方、14日処方も可能である。

6. WHO方式癌疼痛治療指針：実際の方法

1) 第一段階，非ステロイド性消炎鎮痛薬 (non-steroidal anti-inflammtory drugs: NSAIDs) によるがん疼痛治療[2〜4]

NSAIDsは、鎮痛、解熱および抗炎症作用をあらわす末梢性鎮痛薬であり、軽度の痛みにまず用いられる薬物である。ただし、本剤の頓用は避け、必ずby the ladder, by the timeの基本を守って使用する。

非ステロイド性消炎鎮痛薬には、量を増やしても鎮痛効果は頭打ちで副作用のみが増強するといった天井効果がある。通常の使用量で効果がなくなった場合には、躊躇なく次のステップへすすむ[3]。

2) 第二段階，弱オピオイド（コデイン）による治療[5〜7]

コデインは代謝されてモルヒネとなり鎮痛効果を発揮するので、本剤をわざわざ用いる意味がないとする意見もあるが、"モルヒネ"とか"麻薬"といった言葉に過敏な反応を起こす患者や家族に対し、オピオイド剤による治療を円滑に導入するといった利点がある[7〜10]。

a) 薬理[5]

コデインは肝臓で代謝され約10％がモルヒネになる。経口投与ではモルヒネの1/6程度の鎮痛効果を持つ。本邦ではりん酸コデインが用いられているが、注射薬はなく、10倍散、100倍散あるいは1錠中20 mgを含有する製剤が市販されている。100倍散は麻薬指定から除外されている。

b) 適応[6,7]

本剤の適応はNSAIDsを有効限界まで服用しても鎮痛が不十分となった例で、経口摂取可能か、あるいは経管栄養中の患者である。

c) 実際の処方[1,7〜11]

本剤はモルヒネと同様、便秘が高率に、その他、悪心も認められる。したがって、これら副作用対策にも十分配慮すること。

通常、次のように処方する。

●処方（開始時）

りん酸コデイン30 mg、アセトアミノフェン（アスペイン®）500 mg（あるいはアスピリン500 mg）以上、1回分、1日4〜6回。

悪心対策として、メトクロプラミド、クロルプロマジン、ドンペリドンなどを併用する。便秘に対しては、重質炭酸マグネシウムやセンノシド、あるいはピコスルファートナトリウム0.75％水溶液、その他、レシチン坐剤、大黄甘草湯などが用いられる。

	lag time (h)	Tmax (h)	Cmax (ng/ml)	AUC (ng・h/ml)
モルヒネ水溶液　10mg	0.12	0.5	19.5	54
MSコンチン®錠　10mg×2錠	1.2	3.0	18.7	125
MSコンチン®錠　10mg×3錠	1.46	2.7	29.9	166
アンペック®坐薬　10mg	0.36	1.5	25.8	121
アンペック®坐薬　20mg	0.34	1.3	35.4	170

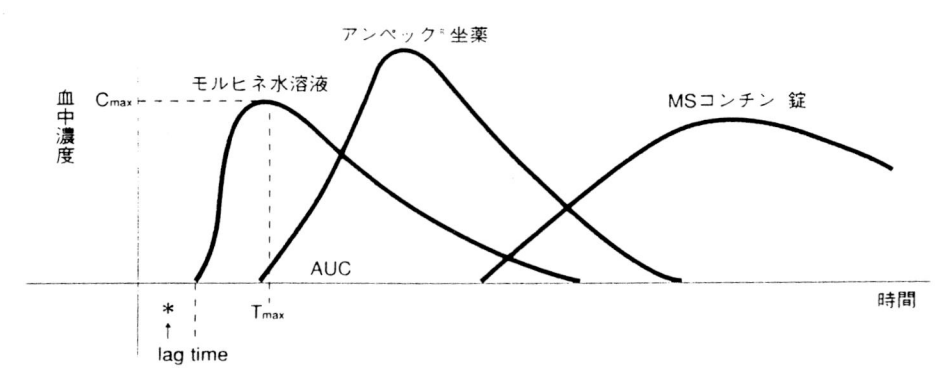

図21-1　モルヒネ製剤の薬物速度論的パラメータの解析
　lag time：吸収がはじまるまでの時間
　Tmax：最高血中濃度に達するまでの時間
　Cmax：最高血中濃度
　AUC：生物学的利用能（吸収されるモルヒネの量）

d）その後の維持法

1〜3日間鎮痛の程度を観察し，必要であればりん酸コデイン1回量のみを30→40→50mg→，と増量してゆく。

e）いつこの段階を中止するか[8]？

本剤の有効限界は600mg/日とされていが，実際には1日量で約2〜300mgを越え，かつ，増量しても鎮痛が不十分である場合には本剤に固執せず，モルヒネに移行すべきである。

f）モルヒネへの移行[7,8]

●経口モルヒネへ移行する場合。
りん酸コデイン300mg/日以下でモルヒネ製剤に移行する場合は，モルヒネ製剤30〜60mg/日から開始する。
●モルヒネ点滴静注へ移行する場合。
りん酸コデイン1日量の1/12の量が開始量となる。

3）第三段階モルヒネによる治療（図21-1）[1〜9]

a）モルヒネ処方時の原則

モルヒネによる便秘，嘔気・嘔吐は必発するものと考え，使用開始時よりこれらの対策を同時に行うこと。最初は少量から始めて，痛みの減少度を24時間ごとに観察し，不十分であれば前回処方の5割増しを基準に徐々に増量すること。製剤により作用持続時間が異なることを留意して処方すること。NSAIDsを併用することを原則とする。

b）モルヒネをいつ始めるか？

非ステロイド性消炎鎮痛薬を十分に用いても効果が悪く，ペンタゾシンやブプレノルフィンの筋注が必要になってきたとき，りん酸コデインの増量でも痛みがコントロールされなくなった時が開始時である。

c）使用可能なモルヒネ製剤

以下の製剤が現在（平成11年9月現在）市販されている。

散薬では塩酸モルヒネ末。錠剤では塩酸モルヒネ錠（10 mg錠），硫酸モルヒネ徐放錠としてMSコンチン錠10 mgと30 mg錠。坐剤では塩酸モルヒネ坐薬10 mgと20 mg。注射薬では塩酸モルヒネ注射薬10 mgと50 mg。

なお，吸収が始まるまでの時間は，散剤から作成した水溶液でおおよそ15分，MSコンチンで1時間30分，坐剤で30分である。また最高血中濃度に達するまでの時間はそれぞれ30分，3時間，1時間30分であり，一般に臨床的な効果持続時間はそれぞれ4時間，8～12時間，8時間と考えて処方する（図21-1）。処方時および，処方後の効果の推移を観察するときには上記の数値を念頭におくことが必要である。注射薬は持続注入として用いられることが多い。

d）モルヒネの投与法

●経口

処方例①（1日量）。NSAIDsを同時に処方する。

  塩酸モルヒネ末　60 mg
  単シロップ 6 ml
  精製水を加えて計60 mlとする
  （分6；6, 10, 14, 18, 22, 2時に服用。2時の服用が無理であれば22時に2回分を一緒に服用）
  アセトアミノフェン（0.5 g）4包 分4, 6時間ごと

処方例②（1日量）
  MSコンチン（60 mg）分2（1回30 mg）
  ボルタレン（25 mg）を3錠　分3

処方①でまずモルヒネの必要量を決め，疼痛がコントロールされたら処方例②に移行する。この際，MSコンチンの効き出しが遅いので，処方①の1回分をMSコンチン開始時に同時投与するとよい。

処方例③（1日量）
  MSコンチン（60 mg）　分3（1回20 mg）

MSコンチンを12時間ごとに服用しても次の服用前に痛みが出現するようなら，8時間ごとの服用がよいことがある。

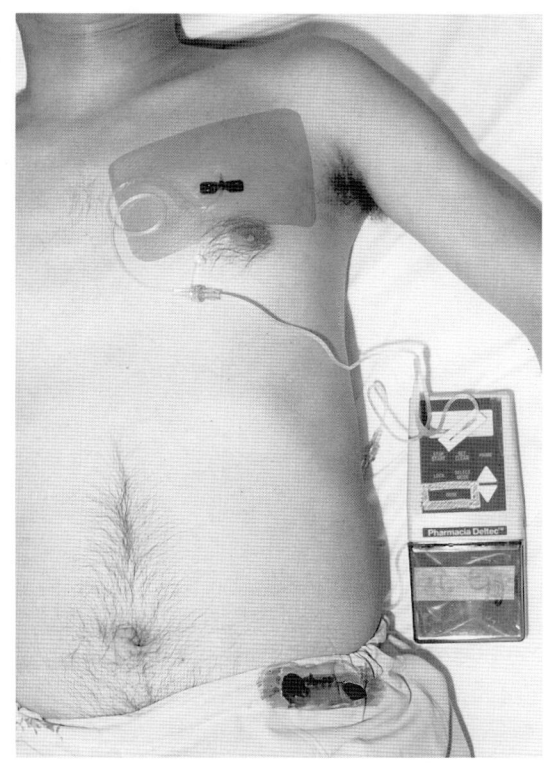

図21-2　鎮痛薬の持続皮下注入法
コンピュータ制御による持続注入器を接続し，患者の鎮痛の要求に従った薬物の注入（PCA）が行えるように設定している。

処方例④
  MSコンチン（1,200 mg）　分2

高用量の1例である。疼痛と鎮痛効果の程度によりモルヒネを徐々に増量した結果，ある時点での処方例としてあげた。処方例③，④とも，NSAIDsを併用する。

●経直腸：種々の理由で経口的な服用ができない時には坐剤を用いる。通常，1日経口量を3回に分けた量を1回量とし1日3回投与とする。NSAIDsも坐剤とし，モルヒネ製剤と同時あるいは交互に用いる。

●持続点滴：1日内服量の1/3～1/2の量を24時間で均等に投与する。最初から経静脈的に投与する場合には10 mg/日から開始する。嘔気にはセレネース1 mgかドロレプタン2.5～5 mg/日を輸液剤に混じる。

●持続皮下注入（図21-2）：持続注入器を用い，持続点滴と同様な量を用いる。翼状針を前胸部などに刺して施行する。持続注入器としてはゴムの弾性収縮力を利用した各種のディスポーザブル注入器が市販されている。一度の充填で1〜数日の疼痛管理が可能である。在宅による疼痛管理に有用な方法となっている。

●硬膜外注入：硬膜外カテーテルを通し，1日経口量の1/10〜1/15の量を生理食塩水に混じて24時間で投与する。モルヒネ2〜3 mgを10 mlの生食水に混じて1日2回間欠的に投与してもよい。投与量が他の方法と比べ少ないので副作用も一般に軽度である。

副作用対策はりん酸コデインの項参照[10]。

7. モルヒネの効かない痛み（表21-2）

ほとんどの痛みはモルヒネに反応するが，特にモルヒネが効きにくい痛みとしては，筋肉の痙攣による痛み，循環障害による痛み，神経因性疼痛（ニューロパシックペイン）がある。

1) 神経因性疼痛[11]

神経因性疼痛とは，神経組織が損傷されると発生する痛みであり，がん疼痛の30%ではこの疼痛が合併するとされている。たとえば，膀胱癌の骨盤内浸潤の患者では，癌が骨や腹膜を侵して痛みを起こしているほか，坐骨神経や大腿神経を侵してビリビリした痛みや，しびれるような，焼けるような痛みである神経因性疼痛を発生させている。

神経因性疼痛の主な発生機序は，①持続的な疼痛のために脊髄や中枢神経系の細胞が過敏になってしまう，②神経線維同士の絶縁状態が破壊され，情報の混乱が起こる，③神経線維が損傷されると，その部に新しく，カテコラミンに対する受容体が発現してきて，これがノルアドレナリンに反応して痛みの信号を発生してしまうなどが挙げられている。

2) 鎮痛補助薬（表21-3）

通常は鎮痛薬の範疇には入らないが，ある種の痛みに対しては鎮痛作用をもたらす薬物をいう。浮腫による神経圧迫がステロイド薬で鎮痛される場合などがこれにあたる。発作性の電撃痛に対し抗痙攣薬，神経因性疼痛に対しリドカインや静脈麻酔薬のケタミン，うつ状態による痛みの増強に抗うつ薬が用いられている。

3) ケタミンによる治療[11]

ケタミンはニューロパシックペインそれ自体へも鎮痛効果を発揮するほか，モルヒネ耐性を元にもどしたり，モルヒネ耐性が発現するのを抑制したりする効果があることが判明している。

ケタミンは麻酔量以下の低濃度を維持するように点滴静注や持続皮下注入することにより，モルヒネが作用しなかったり，副作用で処方できない場合にも非常に有用である。輸液剤に混じ，5〜20 mg/hrの速度で注入する。

8. 神経破壊薬を用いた神経ブロック法[12]

本法の基本的な適応条件としては①痛みが，癌やそれに伴う組織の変化による末梢神経への刺激から起こっていること，②局所麻酔薬による試験的ブロックで除痛できること，③出来れば消炎鎮

表21-2 モルヒネの効果が不良であったり，効果が出ない痛みとその対策

緊張型頭痛	筋弛緩薬，非ステロイド性抗炎症鎮痛薬（NSAIDs），局所麻酔薬の圧痛点注射など
帯状疱疹後神経痛	三環系抗うつ薬，神経ブロック，NSAIDs，他
痛覚求心路遮断性疼痛（神経破壊，切断後の疼痛）	三環系抗うつ薬，神経電気刺激法、抗けいれん薬，ケタミン持続点摘など
胃腸管の膨満痛	水酸化アルミゲル，メトクロプラミド，胃管による減圧ほか
筋のれん縮による痛み	筋弛緩薬（ジアゼパムなど），温熱療法，リラキサーションなど
交感神経が関与した痛み（反射性交感神経性ジストロフィーなど）	交感神経ブロック 交感神経遮断薬
神経圧迫による痛み	ステロイド，抗けいれん薬，リドカイン点摘

表21-3 WHO方式がん疼痛治療法の鎮痛補助薬

	鎮痛作用	抗うつ作用	抗不安作用	筋弛緩作用	制吐作用	抗錯乱作用	標準投与量	副作用
抗けいれん薬								
カルバマゼピン	+*						100〜400（〜600）mg/day	嘔気，運動失調，眠気ほか
フェニイトン	+*						100〜300 mg/day	嘔気，運動失調，眠気ほか
向精神薬								
プロクロルペラジン			+		+		5〜10 mg/回，4〜8時間ごと	抗コリン作動性症状
クロルプロマジン			+	(+)	+		10〜25 mg/回，4〜8時間ごと	錐体外路症状
ハロペリドール			+		+	+	1 mg×1〜2回/day（ときに10 mg×2〜3回/day）	抗コリン作動性症状ほか
ヒドロキシジン	+		+		+		10 mg×3/day〜25 mg 4時間ごと	鎮静，ミオクローヌスほか
ジアゼパム			+	+			2〜10 mg×1〜3回/day	眠気，低血圧，筋緊張低下ほか
アミトリプチリン	+**	+	(+)				10〜25（〜75）mg×1〜2回day	口渇，便泌，尿閉ほか
コルチコステロイド								
プレドニゾロン	+***	(+)					10〜100 mg×3回/day	浮腫，胃症状ほか
デキサメタゾン	+***	(+)					上記の1/7量	浮腫，胃症状ほか
ベタメタゾン	+***	(+)					同上	浮腫，胃症状ほか

* 放散性の（刺すような）痛みにしばしば有効
** 異常感覚的（浅在性の灼熱感のある）痛みにしばしば有効
*** 神経圧迫，脊髄圧迫，頭蓋内圧亢進による痛みにしばしば用いる

痛薬でコントロールされている時期に（早めに）施行することの3つである．泌尿器科領域で用いられうる代表的な方法をあげる．

1）内臓神経ブロック（図21-3）

胃，肝・胆，膵など，上腹部内臓由来の痛みは第一腰椎前面を走る内臓神経を通るので，背部からこの部位にブロック針を刺入し，80％エタノールを20 m*l* 程度注入する．これまでの約160例の経験では80％以上の例で完全な無痛を得ている．体表知覚・運動神経障害は起こらない．

2）くも膜下フェノールブロック

痛みを伝達している脊髄神経を，くも膜下腔に刺入したブロック針を通しフェノールグリセリンを注入して遮断する方法である．片側性で比較的限局している痛みによい適応がある．70％程度の例で良好な鎮痛が得られる．合併症としてその神経の支配領域の感覚脱出，運動障害も出現するので，十分な納得を得た上で施行する．本法の最大の利点はモルヒネでは取りにくい体動時痛に有効であることである．

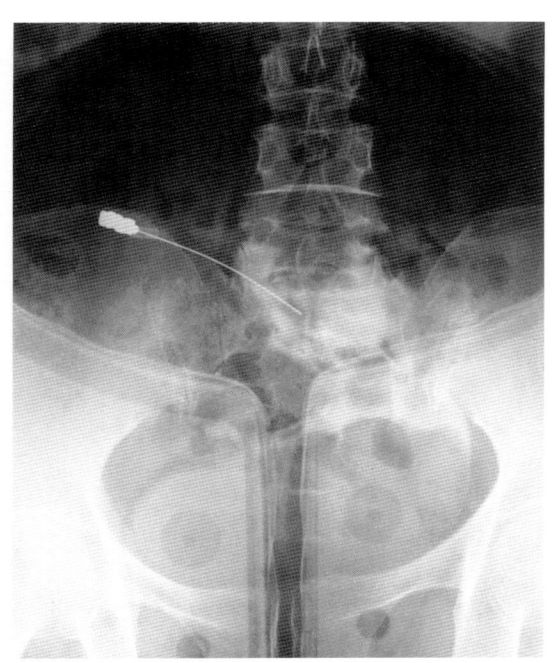

図21-3 上下腹部神経叢ブロック。腹がい位にてL5-S1椎間板を通してブロック針を挿入する。

3) 上下腹神経叢ブロック[13]

　骨盤腔内臓器からの痛みは上下腹神経叢を通って脊髄に入力するので，この神経叢に神経破壊薬を注入して除痛をはかる方法である。膀胱癌，前立腺癌の他，直腸癌，子宮癌による疼痛に適応がある。

9. 薬物投与法の進歩

　経口投与においては長時間作用性の製剤が開発されている。また，経皮剤，舌下投与法など，注射法としては経皮注入法，患者が自分で薬物の注入量を加減できるpatient-controlled analgesia (PCA) 法（図21-2）もそのひとつである。

10. 全人的疼痛と家族のケアー[14〜15]

　癌患者の痛みは，単に身体的な痛みのみではない。社会的，心理的な要因が痛みに深く関与している。これらを総合的にみることによって癌患者の痛みを深く理解できるものとなろう。
　がん疼痛患者のケアーに関与する場合，避けて通れないのが家族への配慮である。患者生存中から死亡後にわたる継続的なケアーが必要である。

まとめ

　癌性疼痛治療の成功の鍵はモルヒネをいかにうまく使いうかにかかっていると言っても過言ではないであろう。そのためにはWHO方式の正しい理解と教育が必要である。また，痛みの機序の相違による鎮痛法の選択も今後重要な課題となっている。集学的な取り組みの必要性を強調したい。

文　献

1) 世界保健機関編（武田文和訳）：がんの痛みからの解放。WHO方式癌疼痛治療法．東京，金原出版，1987.
2) 横田敏勝：炎症による痛みの生化学的基礎，臨床医のための痛みのメカニズム，南江堂，東京，1990, p49-66.
3) 中込昌子，小川節郎，佐伯　茂，他：癌疼痛に対する消炎鎮痛薬による治療経験．ペインクリニック 14：849-852, 1993.
4) Ventafridda V, De Conno F, Panerai AE, et al : Non-steroidal Anti-inflammatory drugs as the first step in cancer pain therapy : Double-blind, within-patient study comparing nine drugs. J Int Med Res 18 : 21-29.1990.
5) Jaffe JH., Martin WR.: Alfred Goodman Gilman el. eds. The Pharmacological Basis of Therapeutics (8th ed). p485-521, Pergman Press, Tokyo, 1990.
6) 小川節郎：癌疼痛におけるリン酸コデインの経口投与法．臨床と薬物治療 9：89-92, 1986.
7) 山室　誠：がん患者の痛みの治療, p50-53, 中外医学社，東京，1994.

8) 野田　薫, 他: ペインクリニック 15: 891-896, 1994.
9) 平賀一陽: モルヒネ反復経口投与の適応と実際. 武田文和編, がん患者の痛みに対するモルヒネの適応と実際, 真興交易医書出版部, 東京, 1995, p43-65.
10) 池永昌之, 恒藤　曉: モルヒネをいかに使いこなすか—モルヒネの活性代謝物からみた副作用対策—. 緩和医療 1: 158-166, 1999.
11) 小川節郎: がん疼痛への取り組み Up to Date. 緩和医療 1: 30-35, 1999.
12) 小川節郎: 硬膜外ブロックと神経破壊薬を用いた神経ブロック. ターミナルケアー 5: 115-119, 1995.
13) 宮崎東洋, 井関雅子, 岡崎　敦: 上下腹神経叢ブロック, 特集「困難な骨盤腔内癌性疼痛治療への工夫. ペインクリニック 18: 746-751, 1997.
14) 武田文和: 癌の痛みの鎮痛薬治療マニュアル—すべてのがん患者の痛みからの解放のために—. 金原出版, 東京 1994, p3-34.
15) 季羽倭文子: 患者・家族はなにを望んでいるか. ペインクリニック 17: 11-15, 1996.

(小川節郎)

22. 予後判定の概念と統計学的処理

I. 生存時間解析

　癌の予後を検討する場合には,「打ち切り」を考慮した生存時間解析を行う。まず,生存時間解析について解説し,この解析時に注意すべきデータ管理方法について説明を加える。

1. イベントと打ち切り

　イベントとは,解析対象に起こる事象であり,何を主たる解析項目にするかによって変わってくる。たとえば表在性膀胱癌の再発率(非再発率)を解析したいのであれば表在性膀胱癌の再発がイベントであり,浸潤性膀胱癌の生存率を解析する場合は死亡がイベントである。現在一般的に行われている生存時間解析においては1症例あたり1回起こるイベントを解析対象にしている。表在性膀胱癌の再発においても,一般的に行われている解析では研究対象となって最初の再発のみをイベントとして扱っている。

　打ち切りには右側打ち切り,左側打ち切り,区間打ち切りがある。右側打ち切り(right-censoring)とは,観測最終時点でイベントが起こっていないことである。生存曲線のグラフを思い出して欲しい。時間軸を横軸にとれば,時点が後になる側が右側になる。これは,たとえば表在性膀胱癌の術後再発をイベントとしてフォローアップ研究している場合に,最終膀胱鏡検査日に再発(イベント)を起こしていない場合であり,浸潤性膀胱癌の生命予後をフォローアップ研究している場合は最終外来受診日をもって右側打ち切りと扱われる。他に,飛行機事故などの原因で死亡した場合も右側打ち切りとして扱われる。また,転居などで全く連絡がとれなくなり,最終確認日にイベントが起きていないことはわかっているが,それ以後の経過は不明な場合もその最終確認日をもって右側打ち切りである。この右側打ち切りは,その後に起こるかもしれないイベントと関係なく打ち切りが起こることが,バイアスのない結果を導くための条件である。たとえば,前立腺癌stage D2のホルモン療法を外来で行っている場合,死亡をイベントとして外来通院日のみでデータをとっていると,全身状態が悪くなって外来にこれなくなった場合右側打ち切りとなるが,これでは正しい結論を導くことはできない。そのような右側打ち切りの後にイベントが起こっている可能性が高いからである。安易に打ち切りと扱わず,可能な限り症例の予後を調べる事が大変重要である。

　左側打ち切り(left-censoring)は,時間軸の左側つまり時点が前側の打ち切りである。たとえば,自覚症状の乏しい良性疾患などの診断日や発症日を考える。健診で発見された糖尿病で自覚症状がほとんどなかった場合,その健診以前に発症していたことはわかるが,その日時を特定することはできない。そのような場合を左側打ち切りという。泌尿器科領域で左側打ち切りが問題になる場面は比較的少ないと思われる。

　区間打ち切り(interval-censoring)は,ある時間の区間内にイベントが起こっていることはわかるのだが,その日時を特定することができない場合である。たとえば表在性膀胱癌のTUR後の再発をイベントとする。3ヵ月ごとに膀胱鏡検査を行い,再発の有無を調べていたとする。前回の膀胱鏡検査では再発を認めなかったが,今回の膀胱鏡検査で再発を認めた場合,前回の検査日と今回の検査日の間に再発日があるのだが,それを特定することはできない。このような場合が区間打

ち切りである。表在性膀胱腫瘍の術後再発のように，フォローアップ期間に比べて検査間隔が比較的短い場合は，検査日をもってイベント発生の日付にしても問題はない。しかし，2群比較する場合の片方の治療群の検査間隔が短く，他方の治療群の検査間隔が長い場合や，2群の治療期間が大きく違う場合など，この区間打ち切りを考慮した解析が必要になることもある。毎月定期的に外来受診して3ヵ月に1回必ず膀胱鏡検査をしていて再発が認められた患者さんと，術後2ヵ月で外来通院しなくなりその1年後に肉眼的血尿を主訴に外来受診され膀胱癌の再発を認めた患者さんではその再発日の持つ情報の質に差がある。このように患者さんが通院しなくなる場合は別であるが，臨床研究のプロトコールとして検査間隔がどうしても違ってくる場合には，ある時間間隔を設定し，その時間間隔内に起こったイベントについては同じ時点に起こったと扱って解析する。

2. イベントと打ち切りに関するデータ管理

イベントあるいは打ち切りのデータを保存する際に最も重要な点は日付データの持ち方である。表計算ソフトやデータベースソフトで日付型のセルやフィールドを定義すると日付データをある基準日からの経過日数として保存する。その経過日数に表示書式を指定することによって西暦で表示したり，年号で表示したりするのである。現在多く使われている表計算ソフトでは1900年1月1日を基準として計算している。セルの書式を「数値」に設定して「1900/1/1」と半角で入力すると，そのセルには「1」と表示されているであろう。このように日付データはある整数値として保存されているので，表示形式が違う2つの日付間の日数計算が簡単に行えるわけである。日付データをコンピュータに入力する際の注意点は，年は西暦ならば4桁で入力することである。2桁で入力した場合コンピュータは元号と解釈したり，西暦で1900年代と解釈したり2000年代と解釈したり，必ずしもこちらが考えているように保存してくれるとは限らない。他の研究データ解析の時も同様であるが，まずデータ解析する場合はデータそのものの吟味が重要である。日付に関する入力ミスは，日付の最大値と最小値，ある日付からの経過日数を計算してその最大値，最小値をみることによって，多くはチェック可能である。

次に，イベントか打ち切りかをコンピュータに記載する場合の注意点を述べる。イベントに関しては，「イベント」か「打ち切り」かを記載すればよく，その症例が現在「追跡可能」か「追跡不能」かは，イベントを記載する項目とは別に記載する欄を設けるべきである。たとえば，表在性膀胱癌の術後再発をフォローアップ研究している場合，退院後1度も外来受診せず追跡不能になった症例に対しては退院日をもって「打ち切り」と記載すればよく，イベントの欄に「追跡不能」と記載しても，非再発率を解析する際に「追跡不能」の情報を使うことはできない。また，データを入力する際に，必要以上にコーディングすることは避けるべきである。たとえばイベントを1，打ち切りを0とコーディングしたとしても，後々そのデータを見た時に1がイベントを意味していたのか打ち切りを意味していたのかを確認しなければならない。かつて外部記憶装置の容量が少なく記録媒体の値段も高かった頃には1症例あたりのデータ量を減らす工夫が必要であった。しかし，現在の状況では研究の基になるデータ保存時にはできるだけコーディングせず冗長になったとしてもワークシートやテーブルを開いて見たときに，そこに記載されているデータの意味が誰にでもわかるようにしておいた方が確認作業が容易である。コーディングは解析時に行えばよい。

3. 生存曲線

生存曲線の推定を行う方法は大きく分けて2つある。1つは生命表法（life table method）といわれる方法で，時間を区切って（たとえば1年）その間に起こったイベントと打ち切りを集計して計算する方法である。保険統計法（actuarial method）とも呼ばれる。もう1つの方法は，カプラン・マイヤー法である。一般に臨床のデータで用いられるのは，このカプラン・マイヤー法である。

まず，仮想データである**表22-1**を見て頂きたい。これは或る施設における表在性膀胱癌の術後再発データであるとしよう。この施設では水曜日

22．予後判定の概念と統計学的処理

表 22-1　表在性膀胱癌仮想データ

症例番号	手術日	再発の有無	再発確認日	最終膀胱鏡検査日	非再発期間
1	1998年 5月13日	再発有り	1999年 2月 2日		265
2	1998年 5月27日	再発なし		1998年10月 1日	127
3	1998年 6月 1日	再発有り	1999年 6月17日		381
4	1998年 6月17日	再発有り	2000年 1月18日		580
5	1998年 7月 1日	再発なし		2000年 3月14日	622
6	1998年 7月29日	再発有り	1999年10月14日		442
7	1998年 9月 2日	再発なし		1999年 9月30日	393
8	1998年 9月 9日	再発有り	1999年 3月 4日		176
9	1998年 9月30日	再発なし		2000年 5月23日	601
10	1998年10月 7日	再発有り	2000年 4月20日		561

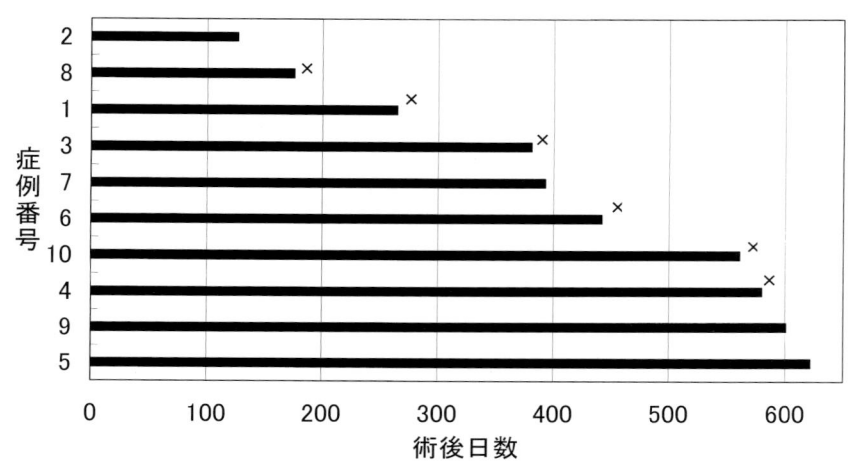

図 22-1　非再発期間　×はイベント

が泌尿器科の手術日で，1998年5月から10月までに経尿道的膀胱腫瘍切除術（TUR-Bt）が行われた10例のフォローアップデータを解析するとしよう。手術を行い，症例番号1，3，4，6，8，10に再発を認め，症例2，7はそれぞれ1998年，1999年以後外来通院しなくなった。それらも含め4症例は再発を認めず右側打ち切りとなっている。このデータそのままでは解析できないので，フォローアップ期間の短い順に並べ換えて手術時を時点0として書き直したのが図22-1である。ここで症例8の再発を認めた時点での再発率は，どのように計算されるであろうか。症例2が症例8再発よりも短い期間で打ち切りとなっているので症例8が再発を認めた術後176日時点では再発を起こす可能性のある集団の数（リスク集合の数：number of at risk）は9である。再発率の計算は9例中1例に再発を認めたので1÷9＝0.11である。非再発率は1から0.11を引いて0.89になる。次に症例1の再発を認めた術後265日時点ではリスク集合の数は8に減り（1例再発しているので，この時点で再発を起こす可能性のある集団の数は8に減る）この時点で8例中1例の再発を認めたので，再発率は1÷8＝0.125である。さて，非再発率はどう計算されるであろうか。術後176日以後，非再発率はすでに89％まで下がっている。その89％の非再発率の集団に12.5％の再発が起こったので，89％の中の87.5％（＝100－12.5）が術後265日時点以後の非再発率である。

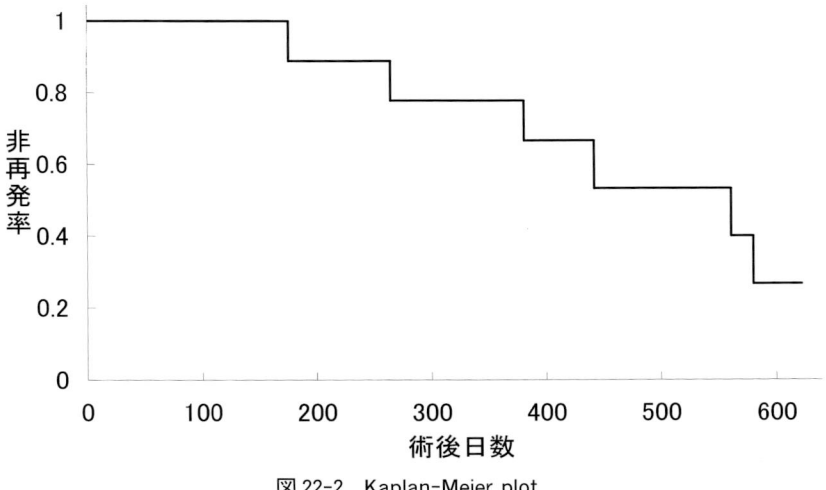

図 22-2　Kaplan-Meier plot

0.89×0.875＝0.78 が非再発率となるわけである。以後のイベントが起こった時点も同様にその時点でのリスク集合の数とイベントの数から再発率を計算し，その値を1から引いた値をそれまでの非再発率とかけ合わせることによって計算が可能性である。このように，イベントの起こった時点で非再発率をかけ合わせて計算していることから，1958年に Kaplan と Meier がこのカプラン・マイヤー推定量を提案したときには積・極限推定量（product limit estimator）と呼んだ。しかし，現在ではカプラン・マイヤー推定量と言うことが一般的である。言葉で説明すると，長くなってしまうが，それほど難しい計算をしているわけではないことはご理解頂けると思う。この非再発率をグラフにすると図22-2になる。カプラン・マイヤー法によって生存曲線を描いた場合，打ち切りの有無を表現する目的で，打ち切りのあった時点でグラフにヒゲを着けることもある。

4. 生存曲線推定におけるデータ管理

　繰り返して強調するが，生存曲線の推定を含めた生存時間解析におけるデータ管理のポイントは日付の管理である。特に打ち切り症例において重要である。これには2つの意味がある。1つは追跡不能症例の右側打ち切りが，本当に右側打ち切りと扱ってよいかどうかの吟味が重要という意味である。実は通院しなくなったのは他の疾患で他院に通院中で，そこで再発を認め，再発後の治療を受けているかもしれない。良好な医師患者関係を保ち，通院しなくなったとしてもその後の医療情報を得ることができるようにすることが肝要である。もう1つは，外来通院中であっても，最新の情報が反映されるように注意する必要があるという意味である。特に多施設共同研究で年1回の予後調査を行っているような場合，生存あるいは再発なしという「打ち切り」をあらわす状態が報告されても，生存最終確認日あるいは再発なしを最後に確認した日付の記載がなかった場合は，その「打ち切り」までの期間を計算できない。もちろん，そのような場合は担当医に問い合わせをする事になるのであるが，結局日付データが得られなかった場合はその前の年のデータを使わざるを得ない。記載もれの少ない調査票の設計をする事も重要ではあるが，研究に参加した各医師がデータ解析時にどの値がどのように使われるかを理解してもらうことが最も重要である。

5. 生存時間解析

　生存時間解析と呼ばれる解析の中で，群間比較の検定に用いる手法は，ログランク検定と一般化ウイルコクソン検定がほとんどであろう。細かな

計算式は，詳しい解説書[1]に譲り，おおまかな考え方のみ解説する。ログランク検定も，一般化ウイルコクソン検定も，基本的な考え方は同じで，イベントの起こった時点で，群間に差がないと仮定した（帰無仮説のもとでの）期待イベント数と，実際に各群に起こったイベントの数の差を計算し，その値に「重み」といわれるある値をかけ合わせたスコアを計算する。この「重み」は，ログランク検定では時点によらず一定で 1 であるが，一般化ウイルコクソン検定ではその時点でのリスク集合の数とする。各時点のスコアを足して，ある計算式で算出された分散の値で割ることにより統計量が得られる。群間に差がない時の期待値は 0 であるので，データから得られた統計量が 0 からどれだけ外れているかで，帰無仮説の下で，解析対象としたデータの得られる確率が計算できる。これが p 値で，その p 値の大きさで，帰無仮説が棄却できるかどうかを判断するわけである。ログランク検定と一般化ウイルコクソン検定の違いは，「重み」にあり，初期にはリスク集合の数が大きいので（イベントも打ち切りも少ないことによる），一般化ウイルコクソン検定では初期のイベントのスコアに大きな重みをつけることになる。この「重み」が不変であることから，ログランク検定は一般化ウイルコクソン検定に比べて後期のイベントを重く評価することになる。つまり，各群の症例数とイベントの数が全く同じ 2 群であっても，片方の群に全例初期にイベントが起こり，もう片方の群には全例後期にイベントが起こった場合（あまりこのような極端な場合は起こり得ないが，理解を助けるため極端な例を考える），一般化ウイルコクソン検定では有意な結果となり，ログランク検定では有意とならない場合がある。また，研究途中に大量の打ち切りが生じた場合，その後片方の群にのみイベントが起こったとしても一般化ウイルコクソン検定では有意とならず，ログランク検定のみで有意となる場合もある。表在性膀胱癌の術後再発のような比較的初期に再発のピークがあったり，結局は多くの症例で再発してしまうが，それまでの時間の違いを検出したい場合には一般化ウイルコクソン検定が適切と思われるが，他の疾患の場合には安易に一般化ウイルコクソン検定を用いるべきではないと思われる。

これらの事は以前綜説[2]に述べているが，検定を行う際の注意点としてまとめた。

ログランク検定も一般化ウイルコクソン検定も，生存時間を解析するために特別に考えられた手法ではなく，右側打ち切りを考慮した順序データの解析に用いられる手法を，臨床のデータに応用したに過ぎない。そこでは，イベントの起きた時点の絶対値を無視して，イベントの起こった順番に変えているので情報のロスがある。つまり，たとえば A 群と B 群に 5 例ずつ割付けられたとして，3 ヵ月以内にすべての症例にイベントが起こった場合も，10 年かかってすべての症例にイベントが起こった場合でも，イベントの起る順番が同じなら（たとえば AABAABABBB）検定結果は同じである（例にあげた順序ならばログランク検定で $p=0.047$）。

6. 生存時間解析に関するデータ管理

ややテクニカルな話題になるが，予後データを保存する場合は，手術データや研究への登録データと違い，複数のデータが 1 症例あたり保存できる構造にするべきである。表計算ソフトで，症例番号や手術日の右に最終生存確認日や最終膀胱鏡検査日を記入するカラムを作り，最新のデータが得られるたびに上書きしてしまうのは考えものである。経過がわからないからである。予後データは予後データを保存するワークシートを新しく作り，予後調査を行うたびに，そのデータを入力し，解析時に各症例ごとの最新の値を算出して解析にまわすような手続きにするべきである。そのような手続きを実現するために使用するソフトウエアは，表計算ソフトでは能力不足の場合があるのでリレーショナルデータベースソフトを利用することも考えたほうがよい。多施設共同研究における定期的予後調査では，前回の報告内容を今回の調査票に打ち出し，前回の報告に間違いがないか（事務局での入力ミスも含めて）確認し，今回の予後データを記入する際の参考にするような調査票を作成することもある。何度も繰り返すが，重要なことは日付データの管理であり，打ち切りの吟味である。

II. 多変量解析

生存時間解析における多変量解析は，ほとんどが比例ハザードモデルを用いた Cox 回帰である。ここでは，ハザードについての解説を行った後に Cox 回帰について述べる。ロジスティック回帰については入門書[3]を参考にしていただきたい。

1. ハザード

ハザードについて，簡単にまとめておく。図22-2 を見てもらいたい。術後 176 日，265 日，381 日，442 日，561 日，580 日にイベントが起こっている。各時点でのハザードは，その時点でのリスク集合の大きさを分母に，その時点でのイベントの数を分子にして計算する。たとえば術後 381 日時点でのイベント発生率は $1 \div 7 = 0.14$（単位は/日）である。各々の時点でのハザードをグラフで示したのが図22-3 である。イベントが発生した日以外のハザードは 0 である。図22-2 のカプラン・マイヤープロットと見比べてもらえばわかりやすいが，各時点の単位時間あたりのハザードは，カプラン・マイヤープロットにおける階段の下がり方（減少率）に対応する。つまり，術後 176 日の生存率はこの 1 日のハザード分だけ下がっているわけである。この例のように，癌の再発や死亡をイベントとしたハザードを計算する場合は，図22-3 のように櫛の歯のようなピークがポツポツと見られることになる。仮にとても大きな集団に対してフォローアップ研究ができたとして，イベントの起こる時点も「日」ではなく「分」とか「秒」単位で測定できたとすると 1 分ごとあるいは 1 秒ごとのハザードをプロットすることができるであろう。しかしながら癌の生存・死亡のデータで秒単位の死亡時刻を知ることは困難で，意味があるとは思えないし，実際そのような測定は行われない。ただし，概念としては極限まで短い時間間隔にしたときに，どのような値に近づいていくかをあらわすのがハザードであり，それゆえ「瞬間死亡率」といった訳語が与えられるわけである。一般にフォローアップ期間が年の単位であるような癌の臨床研究においては，日の単位で調べた再発や死亡といったイベントは，十分極限に近い「瞬間」である。

2. 比例ハザードモデル

比例ハザードモデルの説明の前に，比例ハザード性について説明しておく。図22-4 のハザードのグラフを見て頂きたい。これは各時点で

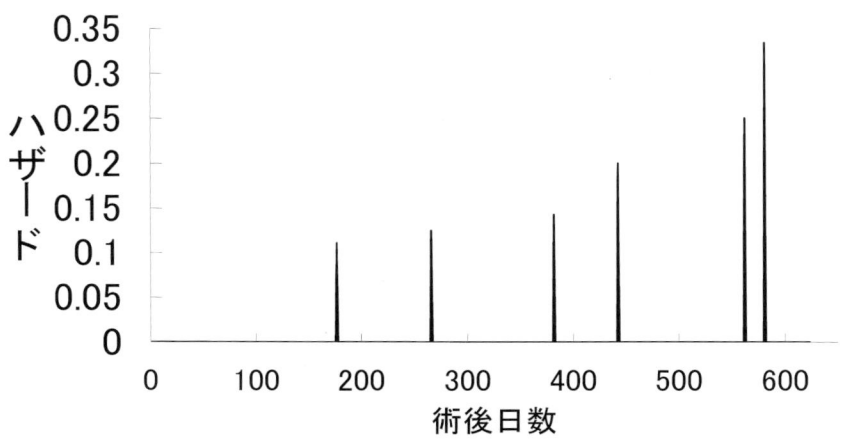

図22-3 各時点でのハザード

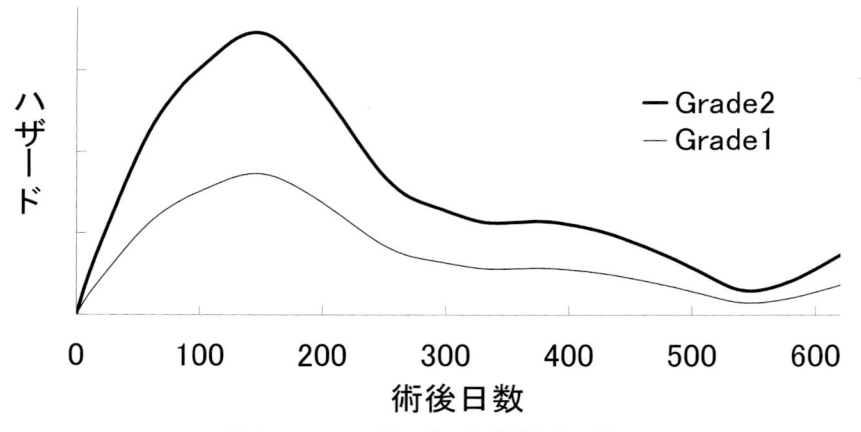

図 22-4　Grade 別ハザード（仮想データ）

　Grade 1 が Grade 2 の 2 分の 1 のハザードであるように作った仮想データである。このような場合は比例ハザード性が成り立っていると言う。比例ハザード性の検証については明確な規定があるわけではない。たとえばデータの分布が正規分布と見なせるかどうかの指標として歪度と尖度があるが，比例ハザード性を検証する際に，このような数値で表され，誰もが納得する，あるいは広く使われている指標がないことも比例ハザード性とその検証を判りにくくしている理由の一つである。生存関数（S）の対数をとり，それの符号を逆にしてもう一度対数（log（－logS））をとってy軸に，時間の対数をとって X 軸にプロットした 2 重対数プロットが多くの場合比例ハザード性の検証に用いられる。ある因子について，因子のあらわす値別に，この 2 重対数プロットを作成して平行な線が得られたとすると比例ハザード性があると判断される。個々の時点でハザードに比例性があれば，このプロットは平行となるが，個々の時点のハザードのバラツキは大きいので生存関数を用いてグラフを描くのである。
　次に図 22-4 のデータに治療の有無という因子もあったとして，Grade の他に治療の有無という因子も考慮したとする。どちらの因子もハザード比が時間に依らず一定と仮定して，一種の平均値として求められるのが比例ハザードモデルのもとでの推定値である。実際には最尤法（さいゆうほう）という考え方で，データとモデルの間の一種のあてはまりの指標（尤度）を最も大きくするように値が求められる。比例ハザード性が保たれている因子の組み合わせであればどの時点でも

ハザード＝（基準のハザード）×（治療の効果）×（grade の効果）

というかけ算の式が成り立つ。これが治療の有無と grade を同時に考えたときの比例ハザードモデルになる。
　変数が幾つあっても考え方は上の変数が 2 つの場合と同様である。実際に解析する場合，比例ハザードモデルが成立しているかどうかいろいろな変数の組み合わせで層別解析を行って検討するようなことはまずなされず，直接比例ハザードモデルをあてはめている例がほとんどである。各変数ごとの 2 重対数プロットぐらいは最低行っておきたいところである。

3. Cox 回帰適用時の注意点

　コンピュータを用いて Cox 回帰を行う場合に，まず注意するべき点は欠損値の有無である。たとえば 3 変数を取り込んだモデルを考えた場合，実際に計算に用いられる症例は，その 3 変数のどれにも欠損がない症例のみである。全体の半数の症例に 3 変数のうちのどれかに欠損があるデータを解析すると，解析に用いる症例は全体の半数に減ってしまうことに注意しなくてはならない。
　次に，3 カテゴリー以上のカテゴリー変数を含む場合も注意が必要である。たとえば Grade と

いう変数を取り込んだ場合，Grade 1，Grade 2，Grade 3 という3カテゴリーが存在し，それぞれ1，2，3という値を与えて解析したとする。すると，grade 1 と grade 2 間のハザード比と grade 2 と grade 3 間のハザード比が等しいとして解析することになる。結果的には，Grade 1 と Grade 2 間のハザード比と，Grade 2 と Grade 3 間のハザード比の平均のようなものを計算することになる。臨床的に，そのような状況が想定できればよいが，Grade 1 と Grade 2 はあまり差がなく，Grade 2 と Grade 3 は大きく違っているような場合は，ダミー変数を用いて各々のハザード比を計算するか，Grade 1 と Grade 2 をあわせて1つのカテゴリーとし，Grade 3 と比較するといった方法も考えられるであろう。ダミー変数を用いる場合は，ソフトウエアが自動的に設定してくれるものもあるが，自分で設定する場合は，カテゴリーの数より1少ない数のダミー変数を作ればよい。Grade の例では，たとえば G 2 という変数と G 3 という変数を作り，Grade 1 の症例は G 2 も G 3 も 0 を設定する。Grade 2 の症例は，G 2 に 1 を入れ，G 3 に 0 を代入する。Grade 3 の症例は G 2 が 0，G 3 が 1 である。このようにして計算すると，G 2 に対応した出力欄は Grade 1 を基準とした Grade 2 のハザード比が，G 3 には Grade 1 を基準とした Grade 3 のハザード比が出力されている。年齢や血小板数などの連続値を比例ハザードモデルに取りこんだ場合も注意が必要である。この場合は年齢1歳あるいは血小板数1万の間のハザード比の平均のようなものを計算する。年齢のように，どの年代の1歳も同じと考えられないような場合や，血小板数のように1万や2万の違いは誤差の範囲内と考えられるような場合は，ある区間を区切ったり基準となる値よりも高いか低いかの2カテゴリー間のハザードを計算するといった工夫が必要になる。

どの因子を比例ハザードモデルに取り入れるかを決める変数選択も注意が必要である。変数選択法として変数減少法（Backward），変数増加法（Forward），変数増減法（Stepwise）などがある。どの方法がよいかは，状況にも研究者の好みにもよるが，臨床研究の場合サンプルサイズの少ない場合が多いので，変数増減法（Stepwise）はあまり薦められない。多くの変数を候補にすると，またイベント数が少なく欠損の多い場合にはとくに，たまたま有意になったり少数の特異的な症例の結果で選ばれる変数が出てくる危険性が大きいからである。また，そのようにして変数を選択したとしても，他の研究との比較ができない場合が多くなってしまう。そこで，臨床的に意味のあると思われる変数は必ずモデルに取り込むようにし，他の変数を取り込むかどうかは変数減少法（Backward）を用いて行うことが比較的問題が少ないのではないかと考える。変数選択を行うときによく聞かれるのが「変数は何個まで入れてよいだろうか」といった質問である。これも決まりがあるわけではないが，取り込もうとする変数に欠損値があるものを除いて，モデルに入れる変数の5倍程度のイベント数が，データの中に存在することが一つの目安である。変数相互に相関が高いような変数をたくさんモデルに取り込むと，結果が不安定になってしまう多重共線性も注意点の一つである。忘れないでいただきたいのは，多変量解析がすべてを解決してくれる魔法の手法ではないということである。良いデザインの研究を計画し，欠損の少ない質の高いデータをいかに集めるかが重要である。解析の際にはモデルの適応に関して十分な注意と，結果の吟味が特に必要である。

III. データ管理について

少し専門的になるが，リレーショナルデータベースにデータを保管することを想定して，データ管理の注意点をいくつか述べる。ここからの内容は，全部理解できなかったとしても全く問題ない。また，著者の経験によるところが多いので，すべての場合に当てはまるわけではないことをあらかじめお断りしておく。

1. テーブルの設計

　テーブルの作成に際して，調査票が何種類かある場合は調査票ごとにテーブルを作成する事をすすめる。各テーブルには症例にユニークなフィールドを用意する。それらでリンクする。正規化は第2正規形までで十分である。施設情報は別テーブルにしてユニークな施設コードを割り当てることが重要である。施設の代表医師が変更したときには，すぐに施設情報テーブルに反映するような連絡体制を作る必要がある。その場合は医師名をテキストで入力する。

　長期フォローアップ研究のデータを管理する場合は，転院症例も考慮して症例ごとに現在どこの施設でフォローアップされているかを記載するフォローアップテーブルを作成する。これは，症例登録テーブルとは別にである。最低限必要なフィールドは，症例番号，施設番号，入力日である。他にフォローアップしている施設内の病歴番号などのフィールドを作成することが必要な場合もあろう。臨床研究に登録した場合は，症例登録テーブルにデータが追加されると同時に，登録施設をフォローアップ施設としてフォローアップテーブルにも1レコード追加されるようなマクロか関数を作成しておけばレコード追加漏れはなくなる。

　各フィールドは，どのようなデータを保管するか十分に考慮して作成する必要がある。たとえば「予後」という文字列型のフィールドを作成して「生存」と「死亡」と「追跡不能」のどれかを入力するように設計したとする。この設計で運用した場合，現在追跡不能であるが1ヵ月前には生存していたことを確認している症例は，このフィールドにどの値を入れればよいであろうか。この場合「予後」という因子における選択肢は「生存」か「死亡」か「不明」とするべきで，追跡可能か追跡不能かは別のフィールドに「今後の追跡」として「可能」か「不能」を入力し，この「今後の追跡」フィールドが「不能」の症例は次回の予後調査票を発行しないようにすればよい。このように，各フィールドをどのように設計するかは，必要な因子を網羅し，選択肢は排他的で重複のないものを選択できるように設計しなくてはならない。複数選択可能な因子（たとえば前立腺癌ホルモン療法後の予後調査における「前治療」など）は各選択肢ごとにフィールドを用意し，それぞれ「Yes」か「No」を入れるようにする。各フィールドで「未記載」あるいは「記載なし」は明示的に入力するように設計するべきである。そうしなければテーブルを開いて値のないカラムに，もともとのデータが無かったのか単に入力し忘れているのかを見分けることができない。なお，ここではフィールドの名前に漢字を使用したが，実際のテーブルを設計をする場合は，半角英数文字を使うことをすすめる。

2. フォームの設計

　イベントと打ち切りに関するデータ管理の項でも述べたが，選択肢で選ばれるような項目は，可能な限り選択肢の記載内容を保管するようにしてコーディングしないようにしたほうがよい。しかし，自由記載のテキストボックスで文字列型フィールドに書き込むと入力ミスや同じ意味で別の表記をしてしまう可能性がある。そのようなことが起こらないようにするため，選択肢のフィールドにはリストボックスかコンボボックスを用意して入力ミスのないように備えるべきである。フォームのレイアウトは可能な限り紙媒体と同じにし，「その他」を選択した場合のみ「詳細」を記入するテキストボックスにフォーカスが行くように工夫すべきである。

3. バックアップ

　データのバックアップは定期的に取る必要がある。リストアの手間を考えて，データベースソフトウエアのバイナリーファイルでバックアップを取ることもあってよいが，その際必ずバイナリーファイルとは別にテキストファイルに変換して（最初の行にフィールド名をつけて）バックアップすることを忘れてはならない。長期フォローアップ研究のデータであればなおさらである。5年後，10年後にどのようなプラットフォーム，システム，OS，アプリケーション環境かは全く想像できない。しかし，テキストファイルに変換して保存しておけば，まず問題なく人間が読める。その際にコーディングしていない明示的な値がどのフィールドにも入っていれば，間違いなく新し

いシステムにデータは渡されるであろう。MOやCD-Rのような大容量のメディアであれば，日付をフォルダー名にしてバックアップをとった日ごとに別ファイルを作ってもよい。

4. データのチェック

欧米の臨床試験データは，多くの場合ダブルエントリーという手続きでデータチェックを行っている。これは調査票のデータを別の日に（できれば別の人が）もう一度入力し，1回目の値と2回目の値を比較して，違っていれば原票に戻ってどちらが間違っているか確認するという方法である。日本の製薬メーカーでは，読み合わせという方法でチェックを行っているところが多いが，最近はこのダブルエントリーも取り入れ，トリプリエントリー＋読み合わせを行っているところもある。いずれにせよ，単純な入力ミスをいかに減らすかという努力は世界中で真剣になされている。

まとめ

予後データの解析を行うためには，適当な観察間隔，検査間隔でイベントをとらえるよう努力しなければならない。可能な限り欠損の少ないデータを用意し，コンピュータへの入力ミスをチェックして作成したデータを適切な解析方法で解析し，その結果を解釈する。良くデザインされた研究から得られた質の高いデータが，明確な結果をもたらす。

文　献

1) 大橋靖雄，浜田知久馬：第2章．生存時間のノンパラメトリックな推定と検定：生存時間解析，東京大学出版会，東京，pp35-50, 1995.
2) 樋之津史郎，大橋靖雄：生物統計学入門序説．臨床泌尿器科 50：7-17, 1996.
3) 高橋善弥太著：医者のためのロジスチック・Cox 回帰入門．日本医学館，1995.

（樋之津史郎）

23. 医療情報開示にむけてのカルテの記載法

　どのような基本理念によって診療録（カルテ）の書き方の教育がなされているのか定かではない，少なくとも統一された見解はないようである。実際の診療録をみると医師個人によりそれぞれ異なる記載の仕方がなされており，メモ替りあるいは備忘録といった批判に対して反論しづらいものといえる。このことについては，実際の臨床の場においては時間的制約などもあり，このような記載法となるのは致し方ないというのが一般的な医師の考え方であろう。筆者自身もその一員であることを否定できない。しかしながら一方では，記録・証拠としての診療録の重要性は高まるばかりであり，その端的な例がインフォームドコンセントや医療情報開示などに現れている。また，患者への説明責任ということばかりでなく，今日の高度化し複雑化した医療を安全，有効，効率的に施行していくためにも，記録として耐えうる診療録を残すことが望まれる。ここでは診療録に求められるもの，どのような記載のしかたをすればよいかなどを改めて考え直してみることとする。

I. 診療録作成の目的

　診療録を作成するための目的について考えてみる。

1. 法律に定められた義務

　医師法，医療法，健康保険法により，医師は診療録を作成し保管する義務がある。

2. 医療の継続性の保証

　患者が継続して診療を受ける場合や複数の医師がいくつかの疾患を合併する患者を診療する場合，あるいは他医への紹介も含めて患者個人に対する医療が的確に行われるためには，それぞれの医師の記載が事実に基づく正確なものであり漏れのないものでなければならない。これにより患者個人に対する医療の継続性が保証される。

3. 行われた医療行為の監査可能性の保証

　診断とそれに至る根拠，診断に基づいた治療の選択とその根拠，患者に対する説明と同意，治療開始後の経過と治療効果の評価，副作用や合併症の評価および必要な場合にはそれに対する治療法の選択とその根拠，追加治療が必要な場合に治療法の選択とその根拠，新しい治療法に対する説明と同意など，個々の問題を解決しつつさらに新たな問題に対処する経過を記載することにより行われた医療行為を明確に追跡検証することができる。このことは医療情報の開示に際して患者に対して的確で説得力のある説明責任を果たすために不可欠であり，医療者側の立場を証明できる唯一の方法である。

4. 診療報酬請求上の根拠

　現在の医療保険制度では診療において必要であった医療費に対する支払いは一部を除いて出来高払いであり，医療機関は月ごとに施行した医療行為を列挙しその行為に割り当てられた点数の合計を記載して診療報酬請求書を作成し，支払機関の審査を受けるべく提出する。支払機関である国民健康保険連合会や社会保険支払基金では，記載された傷病名とそれに対する診療行為の保険点数表上においての整合性（合理性ではなくて）を検討

し，整合性がないと判断すればその分の支払いを差し引き，さらに患者に対して既に支払った自己負担分の返還を勧める．また，整合性が認められたとしても診療録に記載のない診療行為は支払いが認められない．これらに対する医療者側よりの再審査請求で唯一の根拠となるのは診療録であり，したがって診療行為に対する報酬を得るためにも施行された診療行為は正確にもれなく記載されなければならない．

5. 医療従事者間での情報の共有

医師，看護婦，薬剤師，OT，PT，検査技師，放射線技師などによるチーム診療は今日の病院医療の根幹であり，チームにおける診療上の意志の疎通と統一がなければ円滑な診療が行えないことは明らかである．口頭や書面での連絡，あるいはミーティングといった確認方法が行われ意志の疎通と統一が図られるが，さらに個々の持ち場において随時情報交換しあるいは変更追加するためには各チーム構成員により正確にもれなく記載された診療録が必要である．これにより的確な情報交換と診療上の意志の疎通と統一がえられると考えられる．

6. 研究資料としての診療録

大学病院などの研究機関附属の病院に限らず，臨床研究を行う場合にはそのデータは診療録から採取されるものであり，研究の質を高めるためには研究の目的に沿った正確な記録がなされていなければならない．前向き調査の場合には研究のアウトラインを決定しプロトコールが作成されて，それに従ってデータが蓄積されていくが，後ろ向き調査による臨床研究では診療録に残された記録のみが材料となる．臨床研究でデータを採取するときに感ずることは，記録の不備により貴重なデータが残されていないことであり，このような研究でもっとも制限要因となるものである．また，臨床治験についても治験の質を高めるためにプロトコールに沿った正確な記載が要求される．最近では臨床治験コーディネーターの協力を得てより信頼性の高い治験データを得るための努力がなされている．なお，臨床研究や臨床治験の目的で診療録に記載されたデータを利用する際に患者の個人情報の管理が厳格でなくてはならないのは当然であるが，特に患者の身体の一部である病理組織標本の取り扱いについては，プライバシーの保護の観点から予め研究目的で用いることへの同意が必要であるという考え方が当然となってきており，診療録に記録として残すことが必要である．

7. 教育資料としての診療録

教育を受けるものにとって診療録は貴重な学習材料である．たとえば，医学生は診療録に記載された病歴・検査データ，画像検査データ，病理組織標本などから，一人の患者に対してなされた診断，治療，評価あるいは，問題点の認識と解決への努力を読みとることができる．そのためには検査データが正確に記載されているだけでなく，診断の根拠，そこに至る過程，治療の選択と根拠，患者や家族との相談の状況，治療経過，評価など主治医の観察力や思考過程や臨床に対する姿勢が十分読み取れるようなものであることが望まれる．

II. 診療録の内容

前述の診療録作成の目的に沿って診療録が記録されるときに，記載されるべき内容について考えてみる．

1. 医療行為の判断の根拠資料を記述する

検査あるいは治療を行うこと，あるいは行わないことを判断するための根拠となった資料を記述する．また施行された検査の結果あるいはその報告書は全て記録として保存されなければならない．これらは問診により採取される主観的データ（愁訴）と医師による診察や様々な臨床検査の結果である客観的データ（徴候）とであり，施行した（あるいはしなかった）医療行為について後から検証することが可能であるような記録でなくてはならない．

2. 医療行為を行うにいたる判断の思考過程を記述する

集められた主観的データおよび客観的データをもとに鑑別診断しさらに病期を決定して疾患およびその病期に適した治療法の選択がなされるが，その課程がエビデンスに基づいて論理的に説明され記録されることが望ましい。同時に年齢，合併症，家庭環境などの個人的用件についての判断や，本人および家族とのインフォームドコンセントについても記録されなければならない。医療行為を行うにいたる判断に関わる全ての要因が記載され，どの事項が治療を受ける本人にとって重要であるかが判断され，最終的な判断にいたる過程が後から確認できる記載であるべきである。

3. 行われた医療行為の事実を記録する

安全な医療を行うために最低限必要な事項であり，実際に行われた処方，投薬，検査，処置，手術などの医療の内容が正確に記載され，患者に対してどのような医療行為が，何時，誰によってなされたか明確である記録がなされなければならない。

III. POMR (Problem-Oriented Medical Record) について

診療録を作成する目的を達成するにあたって現在推奨されている記載法である POMR (Problem-Oriented Medical Record) について述べる。POMR は Lawrence Weed が提唱し Willis Hurst および Kenneth Walker が発展させた構造化された診療録の記載方法である。この記載方法では診療録は下記のような構造となる。

1. 基礎データベース

主訴，現病歴，既往歴，家族歴，生活像（出生地，教育歴，職業歴，家庭状況，習慣など患者の個人像に関するもの），システマティックレビュー（臓器系統別病歴），診察所見，検査データからなる「基礎データベース」

2. 完全問題リスト

診断，処置，治療のために検討を要するあらゆる問題を列挙したリスト。問題は確認された事実でなければならず症状，症候，診断名などであり疑い病名は問題としない。それぞれの問題は番号がつけられ，個々の問題毎に解決への取り組みがなされるようにする。診断や治療により問題が変化した場合はリストを変更し，いくつかの問題が集約される場合には一つの問題にまとめ，解決された場合には非活動性リストに入れる。これにより現在の問題点，解決された問題点がチーム医療に関わる者にとって容易に認識可能となる。

3. 初期計画

問題リストが作成されたらそれに沿ってそれぞれの問題点を解決する目的で行われる，診断的検索，処置，治療，患者教育に関する「初期計画」を作成し記載する。これにより既に施行された計画，あるいは予定されている計画が明確となる。

4. 経過記録

問題リストにあげられた個々の問題に対応する記述的記録とバイタルサインなどをグラフ化あるいは表化したフローシートからなる。記述的記録では問題番号と問題名をあげて，それぞれ個々の問題点に対してS (subjective data)：患者の自覚症状，O (objective data)：診察所見，検査所見などの客観的データ，A (assesment)：SおよびOに対しての考察や評価，P (plan)：Aにそって導かれる問題解決に向けての計画や方針，というようにSOSPシステムにより記述されていく。医師と看護婦は同じ記録用紙に同じ形式で記載していくことが時間的経過を把握しながら患者の問題の状況および解決への方向を観察するのに便利である。

5. ノート・退院要約

医師が交代する場合あるいは転院や退院する場合などに作成される最終的経過記録である。患者氏名，性別，年齢，住所，入院日，退院日，最終診断名（合併症を含む）とその転機，手術日と術式，組織診断，特記事項，入院後の経過および治療の概要，退院時処方，退院時処方，看護の特記事項，紹介先，死亡退院の場合は死亡時刻と剖検の有無などを書式に従って記入する。入院後の経過および治療の概要については各問題ごと（たいていは最終診断名ごと）に分けて記入する。

この記録方法で診療録を作成することにより，患者が持つ問題点，主観的および客観的データ，問題解決への思考過程が整理され理解し易くなる。これにより診療録作成の目的であげた「行われた医療行為の監査可能性の保証」が容易となるとともに，その他の目的についてもよりよいかたちで実現することが可能となる。このことは提供されている医療の質を評価する資料として十分な記録が作成されることであり，したがってPOMRにより適切な記録が作成されていれば，医療行為の監査可能性は高いと考えられる。

IV. POMRによる診療録作成の実際上の問題点

筑波大学附属病院では開院以来20年以上にわたってPOMRに基づく書式により診療録を作成してきた。しかし必ずしも理想に近いかたちで記録が作成されてきたとはいえない。ここでは実際に存在するいくつかの問題点を列挙する。

1. 書式のうち記入されることが少ない部分がある

入院診療録の書式のうち，診断名，生活歴，家族構成に関する部分，システマティックレビュー，問題リスト，初期計画（検査計画，治療計画）の部分が使用されない例が多く見られる。診断名，問題点，検査計画・治療計画などは経過記録のなかでも記載されるため，あらためてその部分を再度記載することを省略する傾向があるためと思われる。また，既に疾患が特定されて入院してくることが多いため，生活歴，家族構成に関する部分，システマティックレビューなどはその疾患に関連あるものを除いて省かれることが多いためと考えられる。

2. 個々の問題に対応するかたちでの経過記録がなされていない

問題リストの作成が不十分であるため，問題点の把握が不十分となりPOMRの基本である個々の問題に対応するかたちでの経過記録がなされなくなっている。また，問題の集約や変遷あるいは解決による非活動性問題への移行も不明瞭であり，問題が存在するのか解決されたのか判断できないことが多い。

3. 基礎データベースが機能していない

基礎データベースがまったく一般的なかたちでしか情報を残さないものであるため，個々の疾患を検討する際にそこから得られる情報は非常に限られている。そのため基礎データベースは利用されず作成も熱心にはなされていない。

4. 内部審査・同僚審査が必ずしも十分ではない

回診を通して診断と治療の合理性は十分に論じられてはいるが，診療録を通して検証する内部審査・同僚審査が機能しているとは言い難い。このことはPOMRシステムについての理解が十分でないことを現しており，あらためてPOMRの教育プログラムの必要性を考えさせられる。

まとめ

 筆者も含めて学生時代よりPOMRシステムによる診療録作成の必要性について教育を受けた医師のうち,どれだけの者がしっかりとしたPOMRにより診療録を作成しているのか興味深いところである.おそらく現実は,より簡略化され個人により修正されたかたちで使用されているのではないかと想像される.これは,POMRシステムによる記録が,患者さんと相対している現場では煩雑であることに起因するものであろうし,これがこのシステムの欠点といえるものかもしれない.しかし医療についての説明責任をますます厳しく問われるようになることが間違いない現状では,POMRシステムによる診療録の作成が今のところ最適であると考えられる.そのことを認識しつつあらためて医療情報開示にむけてのカルテの記載法について考えてみた.

文 献

1) 田村康二,編:上手いと言われる診療録の書き方.実例で習う考え方,磨き方.金原出版株式会社,1999.
2) Weed LL: Special article-Medical records that guide and teach-, New Eng J Med, 278 ; 592-600, 1968.

(武島 仁)

索引

A

Actinomycin D（AMD） 42
acute phase reactant 21
Adriamycin（ADR） 42, 50, 114
アデノウイルスベクター 147, 148, 149
アジュバント療法 61, 87, 94, 119, 139
悪性間葉腫 118
悪性褐色細胞腫 4
悪性黒色腫 109
悪性リンパ腫 117
悪性 Schwann 腫 118
悪性線維性組織球腫 117
アミノグルコシド 126
アンドロゲン非依存性 93
アンドロゲン依存性 90
アンドロゲン受容体 91
アポトーシス 145

B

BCG 注入療法 13, 14, 50
BEP 療法 99, 100, 123, 154
Bleomycin 114
α-blocker 4
Bowen 病 105
brachytherapy 114
BTA（bladder tumor antigen） 52, 61
バイアグラ 83
梅毒 105
バイスタンダー効果 146
バンコマイシン 124
Beckwith-Wiedemann 症候群 35
米国 National Wilms Tumor Study（NWTS） 41
ビルハルツ住血吸虫症 73

微小癌（潜伏癌） 90
勃起機能障害（erectile dysfunction, ED） 57, 79
勃起神経温存手術 83, 133
膀胱部分切除 73
膀胱扁平上皮癌 73, 74
膀胱鏡検査 7
膀胱内再発 61
膀胱粘膜生検 8
膀胱温存 62
膀胱腺癌 74
膀胱全摘除術 14, 56, 73
紡錘細胞肉腫 109
ブラッシング 8
ブレオマイシン 107, 125
ブレオマシシン軟膏 105

C

Carboplatin（CBDCA） 45, 62
carcinosarcoma 76
CEC 療法 125
CIS（carcinoma in situ） 11, 14, 15, 48, 69
CISCA 療法 14, 61
Cisplatin（CDDP） 59, 74, 114, 124
CMV 療法 14, 61, 75
cold punch biopsy 49, 56
Combined androgen blockade（CAB） 93
Cowper 腺 109
Cox 回帰 175, 176
cryosurgery 24
CT 9
CVD 療法 5
Cyclophosphamide（CPA），（CPM） 43, 61
cytokine 療法 32
cytosine diaminase（CD）遺伝子 146

CYVADIC 療法 118
遅延療法 93
チミジンキナーゼ 145
鎮痛補助薬 166
腸重積法 68
超音波ガイド下生検 90
中皮腫 118
注意深い観察（surveillance） 32
CTL 活性 145

D

DNA ポリメラーゼ 146
dose intensity 123
Doxorubicin（DXR） 59
dysplasia 11
ダミー変数 177
脱管状化 69
動注化学療法 59, 141
導管型尿路変向 65
導入化学療法 123
同種末梢血幹細胞移植 33

E

EBM 153
elective indication 21
Epirubicin（EPI） 51
EP 療法 100, 123
erythropoietin 活性 35
Etoposide（VP-16） 44
永久刺入法 93
会陰部ヘルニア 113
円柱上皮 109

F

Favorable Histology Wilms tumor 37, 45
Floxuridine 27

Fluorourcil 27
5-Fluorouracil 114
αFP 100
腹部超音波断層法 7
副腎原発神経芽細胞腫 36
副腎皮質癌 1
腹腔鏡下副腎摘除術 129
腹腔鏡下腎部分切除術 130
腹腔鏡下腎尿管摘除術 132
腹腔鏡下腎摘除術 23, 131
腹腔鏡下骨盤リンパ節郭清術 134
腹腔鏡下後腹膜リンパ節郭清術 135
腹腔鏡下手術 121, 129
腹腔鏡下前立腺全摘除術 79, 133
フクロウの眼(owl-eye) 39
振子照射 138
フルコナゾール 125
5-フルオロウラシル軟膏 105

G

gap junction 146
G-CSF 59
Gleason score 86, 139
GLP (good laboratory product) 151
GM-CSF 144, 150
GMP (good manufacturing product) 151
Grabstaldの分類 109
外照射法 93
ガンシクロビル(GCV) 146, 149
癌抑制遺伝子 145, 148
外科的去勢 91
原体照射法 94, 138
逆行性腎盂造影法 7
逆行性尿道造影 111
逆行性射精 104
逆流防止弁 68

H

βHCG 100

Heineke-Mikulicz法 69
Houndsfield units (HU) 9
HSV-tk gene 145, 149, 150
肺毒性 123
胚細胞腫瘍 102
排泄性尿路造影法 7
肺塞栓症 82
白血球減少症 59
白板症 105
ハンドアシスト法 23, 130
ハウトマン法 70
平滑筋肉腫 117
ヘミコック法 70
扁平上皮癌 56, 105, 109
変数減少法(Backward) 177
変数増減法(Stepwise) 177
変数増加法(Forward) 177
臍ストーマ 69
左側打ち切り(left-censoring) 170
非ホジキンリンパ腫 117
非移行上皮性膀胱癌 73, 74
比例ハザードモデル 175
非再発率 172
非セミノーマ 98, 99, 101, 123
非失禁型尿路変向 64, 65
ホジキンリンパ腫 117
保険統計法(actuarial method) 171
骨スキャン 9
放射線感受性 59
放射線療法 59
放射線性膀胱炎 138
標準的治療 153
表計算ソフト 171
表在性膀胱癌 48, 51, 56
5-HT受容体拮抗剤 124

I

IFN-γ 32
IFN-α 31
IGCC分類 125
IL-12 144
IL-6 21
imperative indication 21

incidentaloma 121
interferon (IFN) 26
interleukin-2 (IL-2) 26, 27, 32, 144
International Rhabdomyosarcoma Study (IRS) の分類 119
一時刺入法 93
遺伝子治療 33, 95, 144
遺伝子治療に関するガイドライン 150
移行上皮癌 7, 56, 109
インデアナ分類 125
インディアナパウチ 68
陰茎部分切断術 106, 112
陰茎癌 105
陰茎全切断術 106, 112
医療保険制度 180
医療法 180
医療事故 153
医療情報開示 180
医療経済 153
医師法 180
異所性副腎腫瘍 118

J

弱オピオイド 163
自家骨髄移植 102
自己注射 30, 32
自己導尿型尿路変向 65
自己血貯血法 80
腎部分切除術 13
腎部分切除術 (polar partial nepherectomy) 21
腎毒性 123
腎明細胞肉腫 37, 38
腎尿管全摘除術 10, 14
腎温存手術 21
腎横紋筋肉腫様腫瘍 37, 39
腎細胞癌 18
腎盂内薬剤注入療法 13
腎盂尿管腫瘍 15
腎盂腫瘍 7
腎盂切開腫瘍切除 13
自殺遺伝子 145

自殺遺伝子治療　150
女性ホルモン　92
除痛効果　142
上下腹神経叢ブロック　168
樹状細胞　33,145
術前化学療法　62
重粒子線治療　138

K

Ki67　52
γ-knife　32
回腸導管　65,67,69
回転照射　138
看護計画　153
環状切除術　105
間欠的内分泌療法　93
緩和治療　138
カプラン・マイヤー推定量　173
カルバペネム系抗菌剤　126
カルンケル　111
滑膜肉腫　118
活性型ジヒドロテストステロン　91
結腸導管　67
血中レニン活性　35
経腹式（経腹腔）到達法　18
経皮的腎瘻造設術　66
経皮的順行性腎盂造影法　8
経胸腹的到達法　18
経尿道的超音波断層法　56
経尿道的尿管腎盂鏡検査　8
経尿道的腫瘍切除術　56
経腰式（腹膜外）到達法　18
結核　105
血管肉腫　118
健康保険法　180
ケタミン　166
奇形腫　118
キノロン剤　125
基底細胞癌　109
コックパウチ　67
国民健康保険連合会　180
根治的放射線治療　138,140
根治的腎摘除術　18
骨盤前方全臓器摘除　112,113

骨外性骨肉腫　118
骨髄毒性　123
高分化癌　90
後部尿道　110
抗男性ホルモン療法　90
抗男性ホルモン剤　91,92
後腹膜鏡下手術　121
後腹膜腫瘍　117
抗原提示細胞　145
高位精巣摘除術　98
高感度 PSA 測定　84
高クロール性アチドーシス　70
高線量率組織内照射　139
光子線（X 線）　93
区間打ち切り（interval-censoring）　170
くも膜下フェノールブロック　167
クリニカルパス　153,154
クリティカルパス　153
楔状切除術（wedge resection）　21
クッシング症候群　3
局所前立腺癌　140
強度変調照射法　94

L

LHRH アゴニスト　91
Littre 腺　109

M

maximum tolerance dose　30
MEC 療法　59
medroxyprogesterone 療法　26
Methotrexate（MTX）　59,107,114
^{131}I-MIBG（metaiodobenzylguanidine）　4
Mitomycin C（MMC）　50,114
MRI　9
Mucopolysaccharide　35
MVAC 療法　14,59,61,75,154
マインツパウチ　69
マクロファージ　145

末梢血幹細胞移植　100,102
免疫遺伝子治療　95,148,150
右側打ち切り（right-censoring）　170
モルヒネ製剤　165
ムチン産生性腺癌　75
無虹彩症　35
無精子症　104
無射精症　104

N

neobladder（ネオブラダー）　57,64,66,69
NMP-22（nuclear matrix protein）　52,61
NSAIDs　163
内分泌療法　91
内腸骨動脈内注入　62
内視鏡的手術　13
内臓神経ブロック　167
軟骨肉腫　118
軟性下疳　105
粘液肉腫　109
粘膜下埋没（Leadbetter）法　68
粘膜溝埋め込み（LeDuc-Camey）法　70
ネオアジュバント内分泌療法　79,139
ネオアジュバント療法　61,94
二次癌　102
ニップルバルブ　69
ニップル不全　68
囊胞性部分的分化型腎芽腫　41
囊腫　118
尿中腫瘍マーカー　61
尿道膀胱鏡　111
尿道部分摘除　112
尿道癌　109,111,113
尿道移行上皮癌　109
尿道全摘除術　112
尿管部分切除術　10,12
尿管皮膚瘻術　66
尿管カテーテル法　8
尿管腫瘍　7

尿管S状結腸吻合術　65, 70
尿膜管癌　74, 75
尿路変更術　56, 64
尿路上皮腫瘍　7
尿失禁　82, 83

O

occult cancer　23
op'-DDD　3
横紋筋肉腫　117

P

p53　52, 145
Paclitaxel　62, 128
Paget 病　105
Partin ノモグラム　80, 139
Pasteur 株　52
Pirarubicin (THP-ADR)　51
POMR (Problem-Oriented Medical Record) システム　182, 183
Prempree の分類　109
PSA 倍加時間　86
PSA 値　139
PSA density　80
PSA 無再発率 (bNED)　85
PSA noise　85
PSA 再発　85
PSA velocity　86
PVB 療法　99
パス　153
ペプロマイシン　107
プロドラッグ (prodrug)　145

Q

QOL　56
QOL 調査　140
Queyrat 紅色肥厚症　105

R

radiofrequency　24
β-ラクタム剤　126

Ray 分類　109
Rb　145
5α リダクターゼ阻害剤　91
relative dose intensity (RDI)　124
relative indication　21
レトロウイルスベクター　146
レザボア（体内尿貯留槽）　65
リンパ肉腫　109, 118
臨床癌　90
臨床的無再発率　85
リポソーム　147
ログランク検定　174
粒子線　93
粒子線治療　138

S

salvage 療法　87, 127
salvage surgery　115
sarcomatoid carcinoma　76
satellite tumor　23
SCC 抗原　105
sentinel lymph node（前哨リンパ節）　106
Skene 腺　109
SOSP システム　182
split and roll 法　19
staging lymphadenectomy　94
細胞性免疫　145
細胞診　8, 111
再発率　172
再燃前立腺癌　95
最尤法　176
札幌医大式性機能調査票　83
生物学的特性　32
生化学的再発　141
清潔間歇的自己導尿 (CIC)　67
性機能温存　93
生命表法 (life table method)　171
精巣腫瘍　98
生存時間解析　170, 173
生存曲線　171
世界保健機関 (WHO)　162
脊索腫　118

脊髄圧迫症状　142
セミノーマ　98, 99, 101, 123, 141
腺癌　56, 109
線維肉腫　109, 118
尖圭コンジローマ　105, 111
染色体 DNA　147
先天性間葉芽腎腫　37
セロトニン受容体拮抗薬　59, 102
社会保険支払基金　180
脂肪肉腫　117
失禁型尿路変向　64
深部静脈血栓症　82
浸潤性膀胱癌　48, 56, 62, 141
神経ブロック法　166
神経芽細胞腫　118
神経因性疼痛　166
神経血管束　57, 80
神経内分泌系マーカー　75
神経温存前立腺全摘術　79
神経節芽腫　118
神経節腫　118
進行癌　56
進行腎細胞癌　29
進行精巣腫瘍　100
診療報酬請求書（レセプト）　180
診療録（カルテ）　180
皺形成 (plication)　68
職業癌　14
小児腎腫瘍組織分類　37
小細胞癌　75
小線源治療 (Brachytherapy)　138
4 門照射 (box technique)　138
所属リンパ節郭清　18
瞬間死亡率　175
集学的治療　99, 114
腫瘍核出術 (enucleation)　21
腫瘍マーカー　9, 100
腫瘍塞栓摘除術　18, 20
腫瘍単純切除　112
速中性子線　138
即時療法　93
組織内照射法　93
層別解析　176
スチューダー法　70
ステロイドホルモン補充療法　3

T

T1c 癌　80
telomerase　52
TGF-beta　21
thio-TEPA　50
TIP 療法　128
T 細胞　145
TUR-BT　49, 52
多中心性発生　61
多変量解析　175
大量化学療法　100, 102, 125
多重共線性　177
多門照射法　94, 138
単純ヘルペスウイルス　145
多所無作為生検　56
多剤耐性遺伝子（MDR 1）　27
低分化癌　90
低線量率組織内照射　139
テストステロン　91
東京株　52

U

Unfavorable Histology Wilms tumor　37, 46
ウィルコクソン検定　174
ウィルムス腫瘍　35

V

VAB-6　99
VAC 療法　118, 119, 120
viable cell　101, 139
Vinblastine（VBL）　26, 59, 114
Vincristine（VCR）　42
VIP 療法　100, 123

X

X 線陰性結石　9

Y

薬物去勢　92
予後規定因子　20
陽子線　138
陽子線治療　62

Z

前部尿道　110
全人的疼痛　168
全国膀胱癌患者登録調査報告　48
前立腺部尿道ポリープ　111
前立腺癌　90
前立腺特異抗原（PSA）　90, 149

ストーマ管理　66, 67

© 2001

改訂版 2001年9月20日
第1版発行 1995年4月25日

改訂 泌尿器悪性腫瘍 治療ハンドブック

定価 本体 9,000 円＋税

検印省略

編集	勝岡洋治 赤座英之
発行所	株式会社 新興医学出版社
発行者	服部秀夫

〒133 東京都文京区本郷 6-26-8
電話 03 (3816) 2853
FAX 03 (3816) 2895

印刷 明和印刷株式会社　　ISBN4-88002-293-4 C3047　　郵便振替 00120-8-191625

- 本書のおよび CD-ROM (Drill) 版の複製権・翻訳権・譲渡権・公衆送信権 (送信可能化権を含む) は株式会社新興医学出版社が所有します。
- **JCLS** ＜㈱日本著作出版権管理システム委託出版物＞
 本書の無断複写は著作権法上での例外を除き禁じられています。複写される場合は，その都度事前に㈱日本著作出版権管理システム (電話 03-3817-5670, FAX 03-3815-8199) の許諾を得て下さい。